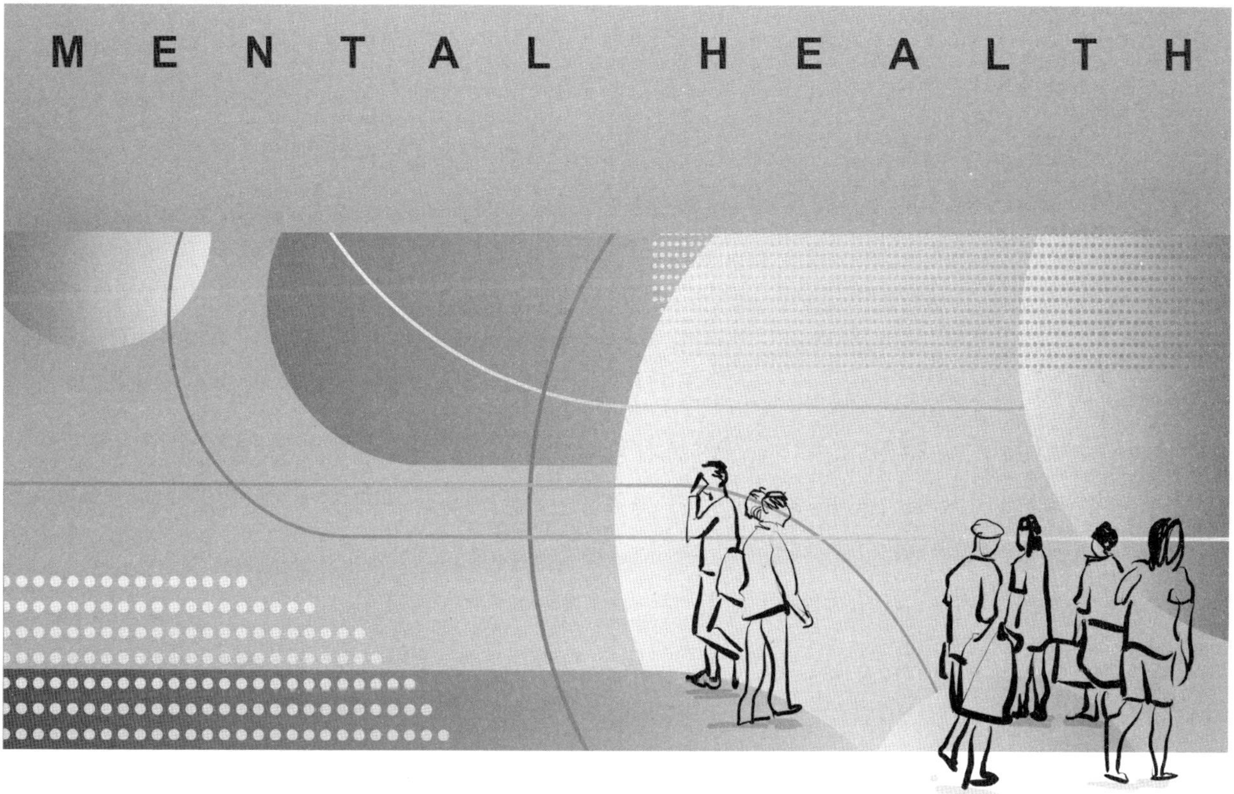

M E N T A L   H E A L T H

정신건강론

김윤재 김진아 이승현 양종승 이재근 공저

YANGSEOWON
양서원

머리말

우리는 제4차 산업혁명시대의 급격한 사회적 변화로 인한 사회구조 및 가족구조의 재구조화, SNS 등의 소통문화의 발달로 인한 인간관계의 단절, 심한 스트레스, 자살의 급증, 또한 여러가지 중독으로 인한 사회적 문제의 발생 등의 문제에 직면하고 있음이 사실이다. 이러한 위협적인 현상들은 인간들로 하여금 바람직한 사회생활을 영위할 수 없도록 해서 여러 가지 고통을 노출된 정신 상태를 만들고 있다. 이에 사회복지전문가들은 인간의 복지 및 인간 전반에 관한 폭넓은 지식과 기술을 가지고 있어야 하며, 정신건강 관련 정책에 대한 이해와 함께 정신건강 문제에 적극적으로 대처할 수 있어야 한다. 그러므로 이 책은 사회복지학을 공부하는 학생이나 관련자 및 일반인들의 이해를 돕기 위해 2025년 개정된 정신건강사업의 정책을 중심으로 집필하였으며, DSM-5의 정신장애 20개의 범주를 반영하여 구성하였다.

이 책은 총 13장으로 구성되어 있다.

제1장은 정신건강의 이해를 중심으로 살펴보았으며, 제2장과 제3장에서는 인간발달과 정신건강에 관한 전반적인 내용을 다루었다. 제4장, 제5장, 제6장에서는 정신건강과 정신장애에 대해 고찰하였다. 제7장, 제8장에서는 현대사회의 정신건강 이슈에 대해 살펴보았고, 제9장은 스트레스와 정신건강, 제10장은 가족상담 및 치료, 제11장은 정신장애 치료법의 종류에 대해 알아보았다. 제12장은 정신건강사업의 이해 그리고 제13장은 사회환경과 정신건강에 대해 다루었다.

각 장을 세부적으로 살펴보면, 제1장 정신건강의 이해 편에서는 정신건강의 개념과 특성, 정신건강의 역사, 정신건강에 영향을 미치는 요인에 대해서 살펴보았다. 제2장과 제3장의 인간발달과 정신건강 편에서는 아동 전·후기의 정신건강과 은퇴 이전과 이후의 정신건강에 대해서 살펴보았다. 제4장과 제5장, 제6장의 정신건강과 정신장애 편에서는 정신질환의 분류와 신경증, 정신증 그리고 성격장애의 종류에 대해서 다루었다.

또한, 제7장과 제8장 현대사회의 정신건강 이슈 편에서는 폭력과 정신건강, 자살과 정신건강 그리고 중독과 정신건강 및 중독의 종류에 대해 살펴보았다. 제9장 스트레스와 정신건강 편에서는 스트레스의 이해와 대처관리, 제10장 가족상담 및 치료 편에서는 가족상담 및 치료의 종류와 인지행동주의 가족치료에 대해 살펴보았다. 제11장 정신장애의 치료 편에서는 정신치료와 기타 심리사회적 치료에 대해 살펴보았다. 제12장 정신건강사업의 이해 편에서는 정신건강사업과 정신건강증진 시설, 정신의료기관에 대해 살펴보았다. 마지막으로 제13장 사회환경과 정신건강 편에서는 지역사회와 정신건강 그리고 지역 기반의 정신건강서비스체계와 운영에 대해서 다루었다.

본 교재가 세상에 태어남으로써 이 땅의 모든 사람이 행복해지고 더 나은 내일을 꿈꾸며, 마음의 평화와 영적 안녕을 노보하기를 간설히 념원해 본다. 향후 부족한 점은 지속적으로 수정 · 보완할 것을 독자 여러분께 약속드리며 아낌없는 지도편달을 부탁드리는 바이다. 그리고 정신건강론 교과목을 수강하는 학생들과 연구자들에게 실질적으로 도움되기를 바라며, 이 책이 나올 수 있도록 지지해 주신 양서원 박세원 대표님과 임직원분들께 진심으로 감사드린다.

2025년 8월

저자 일동

차 례

CHAPTER 04 정신건강과 정신장애(I)

CHAPTER 05 정신건강과 정신장애(II)

CHAPTER 06 정신건강과 정신장애(Ⅲ)

CHAPTER 07 현대사회의 정신건강 이슈(Ⅰ)

CHAPTER 08 현대사회의 정신건강 이슈(Ⅱ)

CHAPTER 09 스트레스와 정신건강

CHAPTER 12 정신건강사업의 이해

차 례

CHAPTER 01 정신건강의 이해

1 정신건강의 개념적 이해

1) 정신건강의 개념

현대사회의 특성을 정리하면 첫째, 현대사회는 조직화되고 거대화되어 가고 있고, 둘째, 경쟁적이고 다원화된 사회이며, 셋째, 경제논리가 지배하며 물질적 가치가 강조되며, 전자통신기술로 인한 네트워크 발전과 시간과 공간의 축소, 가상공간에서의 인간관계 형성과 공동체 형성, 인간관계의 표피화 초래가 특성이라 할 수 있는데 이러한 현대사회의 특성은 인간의 신체질환의 상당 부분이 심리적인 원인에서 유발된다는 현대의학의 통념뿐 아니라, 최근 새로운 관심을 끌고 있는 건강심리학의 등장 같은 현상들이 나타나면서 모두 정신건강의 중요성을 제시하고 있다(고명수 외, 2019: 10-11).

'건강'이란 육체가 아무 탈 없이 정상적이고 튼튼하다는 것과 의식이나 사상이 바르고 건실하다는 뜻을 모두 포함하고 있다. 즉, 신체적 건강과 함께 인간의 정신적 균형이 외부환경에 적합한 사회적 기능을 한다는 의미를 함축하고 있다(장연집 외, 1999; 이영호, 2004).

'정신'은 표면에 드러나 있는 육체와 다르게 인간 내면에 있는 것으로써 생각하는 작용이나 정서적 작용과 대인관계 시 나타나는 모든 자질을 말하며, 이런 정신의 건강을 유지하며 증진하려는 것이 정신건강이다(박선환 외, 2008).

또한 정신건강은 정신위생이라는 용어가 변화한 것으로 정신위생이라는 용어는 정신질환자들의 치료를 위한 설비와 방법을 발전시키는 것을 포함하며 정서적 안정의 지속과 심리적인 안녕을 촉진시키기 위한 교육행위까지도 포함하는 것이다(Barker, 1999).

유엔의 세계보건기구(WHO, 1948)에서 정의한 건강개념은, 건강이란 단지 질병에 걸리거나 허약하지 않은 상태뿐만 아니라 신체적 · 정신적 · 사회적으로 편안한 상태(well-being)라고 되어 있어 인간은 신체적 존재인 동시에 정신적 존재이며 사회적 존재임을 함축한다. 여기서 정신건강이란 건강한 정신 즉 정신적 건강의 향상을 의미한다.

미국정신위생위원회(National Committee For Mental Hygiene)의 보고에서는 정신건강(mental health)이란 '다만 정신적 질병에 걸려 있지 않은 상태만이 아니고 만족스러운 인간관계와 그것을 유지해 나갈 수 있는 능력'을 의미하는 것으로 이것은 '모든 종류의 개인적 · 사회적 적응을 포함하며 어떠한 환경에도 대처해 나갈 수 있는 건전하고, 균형 있고, 통일된 성격의 발달'을 의미한다고 할 수 있다(고명수 외, 2019: 15).

즉, 정신건강은 정신적으로 병적 증세가 없을 뿐만 아니라 자기능력을 최대한 발휘하고, 환경에 대한 적응력이 있으며, 자주적이고 건설적으로 자기 생활을 처리해 나갈 수 있는 성숙한 인격체를 갖추고 있는 상태이다. 정신건강은 자신과 타인을 존중하는 마음이며 자신과 타인의 한계나 모든 행동의 인과관계를 이해하고 자아실현의 욕구를 지니며 계속해서 성취감이나 목표를 향해 노력하는 것을 의미한다(조은숙, 2000).

다음은 정신건강에 관한 학자들의 견해를 살펴보고자 한다(김윤재 외, 2018: 15-16).

(1) 프로이트의 견해

프로이트(Freud)는 개인의 정신 내적 발달과정의 관점을 강조하였다. 프로이트학파에서는 이러한 성숙된 성격을 정신성욕의 발달(psychosexual development)과 관련시켜 각 발달단계에서 욕구가 만족되었을 때 건전한 성격의 사람이 된다고 보았다. 건전한 성격의 사람은 자아가 충분히 강해서 여러 가지 욕구와 현실적 도덕규범과의 갈등을 적절히 해결하여 잘 적응할 수 있다. 그러므로 프로이트는 무리하게 감정을 억압하거나 도피하지 않고 현실을 수용하여 자신을 있는 그대로 자유롭게 표현한다고 주장하였다.

(2) 설리번의 견해

설리번(Sullivan)은 인간으로서의 효율성 · 만족감 · 성공감을 증가시키려는 과정과 사회적 기능, 즉 대인관계적 관점을 강조하였나. 설리번에 의하면 정신적으로 건강한 사람들은 타인과 통합적인 관계를 맺는다. 즉, 비병리적 사고와 과거관계의 상징이 아니라 항상 현실적으로 관계를 맺고 행동한다는 것이다. 따라서 궁극적인 만족과 안정은 정확한 지각과 자기 자신 및 타인에 대한 신념을 가질 때에만 이루어진다고 본다.

(3) 프롬의 견해

프롬(Fromm)은 사회적 환경과의 관계에 초점을 두었다. 생산적으로 자신을 세계에 관계시키는 사람, 객관적으로 현실을 파악하는 데 이성을 사용하는 사람, 자기 자신을 유일한 개체로 경험하며 동시에 자신의 친구로 느끼는 사람, 비합리적인 권위에 복종하지 않고 양심과 이성의 합리적 권위를 받아들이는 사람, 인생을 가장 가치 있는 선물로 여기는 사람을 정신적으로 건강한 사람으로 보았다.

(4) 에릭슨의 견해

에릭슨(Erikson)은 성장 발달단계 과정에서 개인체계의 과제 달성 관점을 강조하였다. 정신건강의 척도는 인생의 각 단계에서 습득되는 기본적 신뢰감 형태에 따르는 것으로 보았다. 에릭슨은 정신건강의 자질로 신뢰감, 자율성, 진취성, 근면성, 자아의 주체의식, 친교능력 및 생산능력 등을 들었다.

정신건강에 대한 성격학자들의 정의를 통합하여 정리하면 다음과 같다(이영호, 2004).

첫째, 자신이 무엇을 해야 하는지 제대로 인식하는 선명한 자기를 가지고 인생의 목표를 자발적으로 추구해 나간다.

둘째, 현실이 괴로워도 그것을 수용하고 환경의 변화에 적극적으로 적응하는 능력이 있다.

셋째, 대인관계 면에서는 상대방의 입장에서 생각할 줄 알고 상대방의 요구를 이해할 수 있어서 대인관계를 지속적으로 유지할 수 있다.

넷째, 만족스러운 이성관계를 유지할 수 있다.

다섯째, 자신의 능력의 한계를 현실적으로 받아들인다.

여섯째, 직업 적응을 잘하고 자신이 갖고 있는 능력의 실현을 통한 성취감을 경험하고 있는 사람이라고 언급하였다.

2) 정신건강의 특성

(1) 건강한 인간의 성격특성

슐츠(Schultz, 1977)는 각 심리학자들의 건강한 성격의 모습을 다음과 같이 제시하였다(김윤재 외, 2018: 16-20).

① 로저스의 완전하게 기능하는 인간

로저스(C. Rogers)는 건강한 인간이 갖는 특징을 다음과 같이 다섯 가지로 설명하였다.

- 경험의 개방성(openness): 삶이 제공하는 경험을 수용하고, 지각과 경험의 새로운 길을 열기 위해 활용하는 데도 융통성이 있다.

- 실존적 삶(existential life): 순간순간 일어나는 모든 일은 개방되어 있고 적응력이 있다.
- 자신유기체(one's own organism)에 대한 신뢰: 상황에 대한 유기체적 감각 전체를 신뢰할 수 있다.
- 자유감(a sense of freedom): 선택이나 행동에 자유로움을 경험한다.
- 창조성(creativity): 자기실존의 모든 영역에서 독창적 사고력과 창조적 삶으로 스스로를 표현한다.

② 프롬의 생산적 인간

프롬은 다섯 가지 사회적 성격유형을 제시하였다.

- 수용유형: 인생에서 좋은 것의 근원은 자신들 밖에 있다고 믿는 유형이다.
- 착취유형: 필요하거나 원하는 것은 힘이나 간교로 타인에게서 무엇이나 뺏는 유형이다.
- 저장유형: 물질적 소유, 힘, 사랑을 축적하려고 애쓰며 그들의 저장물 중 어느 것도 나누려고 하지 않는 유형이다.
- 매매유형: 성격이나 자신의 성공을 위해서 팔리거나 교환될 수 있는 상품으로 가치를 가진다는 준거의 틀에서 행동하는 유형이다.
- 생산유형: 인간발달의 궁극적인 목표의 유형이다.

③ 매슬로의 자아실현하는 인간

매슬로(Maslow)는 정신적으로 건강한 사람을 '자아실현하는 사람(self-actualizers)'으로 보고, 이들이 갖는 특징을 다음과 같이 15가지로 설명하였다.

- 효율적인 현실 지각: 주변 세계에 있는 물체와 사람을 객관적으로 지각한다.
- 본성, 타인 그리고 자신에 대한 일반적인 수용: 약점과 장점을 포함하여 자기 자신에 대해 불평이나 걱정 없이 받아들인다.

- 자발성, 솔직성, 자연스러움: 삶의 모든 측면에서 가식 없이 솔직하고 직접적인 방식으로 행동한다.
- 자기 밖의 문제에 관심 집중: 스스로 열중하며, 온 정열을 쏟을 사명에 대한 의식이 있다.
- 사실적 생활과 독립의 욕구: 자아중심적이고 자아주도적이다.
- 자율적 기능: 자신들이 특혜와 능력으로 사회물리적 환경에 자율적으로 기능한다.
- 계속적인 신선한 감상력: 경험들이 아무리 반복되어도 즐거움, 경의, 놀라움과 같은 신선한 감각으로 경험한다.
- 신비로운 경험, 절정 경험: 종교적 경험과 비슷한 강렬하고 저항할 수 없는 황홀경과 경의를 경험한다.
- 사회적 관심: 모든 인간에 대해 감정과 애정을 강하게 느낀다.
- 대인관계: 타인들과 확고한 인간관계를 갖는다.
- 민주적 성격구조: 모든 사람에게 관대하고 수용적이다.
- 수단과 목적, 선과 악의 구별: 수단과 목적을 구별하고, 목적 또는 목표가 그에 있어서 도달하는 수단보다 훨씬 중요시된다. 정리된 윤리적 · 도덕적 기준을 가지고 있다.
- 적대감 없는 유머감각: 인간성 전체에 대해 조소하기는 하지만 특정한 개인을 조소하지 않는 철학적 재치를 나타낸다.
- 창의력: 독창적이고 창작적인 재능이 있으며, 혁신적이다.
- 문화적 동질화에 대한 저항: 타인에 의해서라기보다는 스스로 방향을 정하고 문화로부터 내적으로 이탈하여 초연함을 유지한다.

④ 올포트의 성숙한 인간

개인마다 다르게 나타나는 성격은 사람들이 서로 상호작용하며 관계를 맺어 나가는 데 중요한 영향을 미친다. 그렇다면 성격이란 무엇인가? 성격은 학자들마다 다양하게 정의되어 왔다. 다음은 성격의 정의 가운데 가장 널리 받아들여지고 있는 올포트(Allport)의 정의이다.

- 자아감 확장: 인간능력의 어떤 중요한 국면에 있어서 자신의 진정한 참여이다.
- 타인과 우호관계를 가진 자아: 타인에 대해 친밀력(capacity)과 연민력(capacity of compassion)을 가진다.
- 정서적 안정감: 자아수용(self-acceptance)과 좌절에 대한 관용(frustration tolerance)을 가진다.
- 현실적 지각: 그들의 세계를 객관적으로 본다.
- 기술과 연구과제: 일에 대한 능력과 책임감이 있다. 삶을 지속하는 유일한 방법은 완수할 과업을 가지는 것이다.
- 자아객관화: 너 자신을 알라.
- 일관성 있는 생의 철학: 미래지향적이고 긴 안목의 목표와 계획에 의해 동기가 유발된다.

⑤ 프랭클의 자기를 초월한 인간

프랭클(Frankl)은 자기를 초월한 인간에 대해 다음과 같이 설명하였다(박아청, 2006).

- 자기행동 과정을 자유롭게 선택한다.
- 자기가 살아가며 행하는 행위와 운명을 보는 태도에 개인적 책임의식이 있다.
- 자기 외부의 힘에 의해 제한을 받지 않는다.
- 자기에게 적합한 삶의 의미를 가지고 있다.
- 자기생활에 의식적 통제력이 있다.
- 창조적 · 경험적 · 태도적 가치를 표현할 수 있다.
- 자신에게 향하는 관심을 초월한다.

또한 동 · 서양의 성숙 인격관은 다음과 같다(고명수 외, 2019: 23-25).

⑥ 공자의 성숙 인격관

- 정의를 추구하는 사람
- 배우기를 게을리하지 않는 사람
- 언행이 일치하는 사람
- 친화의 인간관계를 가진 사람
- 정서적으로 안정된 사람
- 자기통찰을 통해 스스로 잘못을 고치는 사람
- 남의 인정에 급급해하지 않는 사람
- 물욕에 빠져 있지 않은 사람
- 신의가 있는 사람
- 의로운 일에 용기가 있는 사람
- 예의를 존중하는 사람
- 자기 구실에 충실한 사람
- 확고한 주체성을 가지고 남에게 의존하지 않는 사람
- 인내하고 자제할 줄 아는 사람

⑦ 예수의 성숙 인격관

- 이웃을 자기 몸 같이 사랑함
- 정직하고 올바르게 살아감
- 겸손하게 자신을 낮춤
- 위선적인 행동을 하지 않음
- 재물을 탐하지 않음
- 다른 사람의 잘못을 용서함
- 말을 앞세우지 않고 행동과 실천을 중히 여김
- 다른 사람과 평화롭게 지냄

- 마음이 순수하고 밝음
- 작은 일에 충성함
- 남을 비판하기에 앞서서 자기 허물을 통찰하고 과감하게 고침
- 확신과 소망 속에서 살아감
- 모든 일에 인내하며 고통을 수용함
- 음욕을 품지 않음
- 부모를 공경함

(2) 정신건강의 조건과 기준

정신건강의 평가기준이 되는 조건에 대한 학자들의 견해를 살펴보면 다음과 같다 (김윤재 외, 2018: 20-25).

① 야호다의 정신건강

야호다(M. Jahoda) 정신건강의 조건은 다음과 같다.

- 자신에 대한 긍정적인 태도와 성장: 정신적으로 건강한 사람은 자기 자신을 하나의 인간으로서 수용하고, 자신의 욕구와 행동 그리고 자신에 대한 객관적인 통찰력이 있어서 자기인식을 할 수 있다. 때로는 자아개념을 수정하기도 하며, 자아정체감을 가지고 있다.
- 성장 · 발달 그리고 자기실현: 자신의 자아를 인정하고 성장 · 발달하려는 욕구를 가지고 있으며, 궁극적으로는 자기실현의 욕구를 갖고 있다.
- 통합력: 정신적으로 균형 잡혀 있고 삶에 대한 통합적인 노력을 하며, 스트레스 상황에서도 항상 안정된 행동을 한다.
- 자율성: 행동의 결정과정에서 자율적으로 행동하고 타율을 배척하면서 독립적인 행동에 대해 스스로 통제하는 자율성을 보인다.

- 현실지각능력: 정확한 현실지각능력과 현실에 대한 민감성을 가지고 있어서 사물을 왜곡하지 않을 뿐만 아니라 타인에게도 좀 더 적절히 대응할 수 있다. 또한, 자신의 감정을 적절히 주고받을 수 있다.
- 주변환경의 지배: 새로운 사람과 우정관계를 이루고 만족한 집단생활을 하는 것 등으로 자기 주변환경을 지배한다. 또한, 환경의 적응능력 및 조정능력도 갖추고 있어서 사랑할 수 있는 능력과 효율적인 문제해결능력이 있다.

② 올포트의 정신건강

올포트는 정신과 의사들이 보편적으로 강조하는 정신건강의 조건을 다음과 같이 10가지로 요약 · 정리하였다(설진화, 2010).

- 유쾌함과 즐거움을 누릴 수 있다.
- 낙관적이고 평온함이 있다.
- 일을 즐기는 능력이 있다.
- 놀이를 즐기는 능력이 있다.
- 사랑할 수 있는 능력이 있다.
- 설정한 목표를 달성할 수 있다.
- 감정을 극단적으로 표현하지 않는다.
- 자기통찰력이 있다.
- 상황에 따라 적절하게 반응한다.
- 사회적 책임이 강하다.

③ 박아청의 정신건강

심리학이나 정신의학의 분야에서 논의되어 온 정상과 비정상을 판정하는 규준은 일반적으로 다음과 같이 세 가지로 분류할 수 있다(박아청, 2006).

- 정신병리학적 견해: 환각 · 망상 · 발작 등의 임상적인 정신증상을 가진 사람을

이상자(異常者)로 생각하는 견해이다. 정상자는 이와 같은 정신증상을 가지지 않은 사람이다. 그러나 사람이 일생을 살면서 심리면의 증상이 일평생에 걸쳐 한 번도 나타나지 않는 경우는 거의 없고, 그 이상성이 관찰되지 않는다고 해서 곧 정상이라고 판단할 수도 없기 때문에 이 견해에는 다소 문제가 있다.

- 통계적 기준: 일반적으로 무선표집의 동연령집단에 실시한 지능검사의 점수는 정상분포곡선을 그리는 것으로 보고 있다. 그러나 측정 가능한 지능은 물론 그 이외의 성격특성 등은 어떤 특성을 선정하는가에 따라 결과가 달라지므로 정상인가, 비정상인가 하는 판정에는 반드시 충분하다고 볼 수 없는 문제점이 있다.
- 문화의 상이성의 문제: 미개 민족과 문명 민족의 사회는 이상성에 대한 판단기준이 크게 다르고 동일 민족이라도 시대에 따라 기준이 달라지며, 동일한 시대라도 장소에 따라 정상과 이상의 판정기준에 미묘한 변화가 일어나기 때문에 이 견해에서는 정상인가, 비정상인가 하는 판단기준이 사회적 환경 내에 있는 가치기준에 의해 결정된다고 보는 입장이다. 그러나 현대사회는 다양하고 복잡하여 건강의 조건을 포괄적 개념으로 파악해야 한다.

④ 전석균의 정신건강

건강의 개념은 포괄적으로 신체적 건강, 정신적 건강, 정서적 건강, 사회적 건강, 영적 건강으로 분류할 수 있다. 그중 신체적 건강을 제외한 정신적 건강, 정서적 건강, 사회적 건강, 영적 건강을 포괄적 정신건강으로 본다(전석균, 2016).

- 정신적 건강: 심리적 · 이성적 · 지적 차원이지만 지적 건강에만 국한되지 않고 추론하는 능력, 즉 정보에 접근해 의사결정 과정에 활용하는 능력, 상황에 대한 정확한 평가, 유용한 선택과 필요한 자원 활용, 적절한 결정이 가능한 것을 의미한다.
- 정서적 건강: '감정에 기초한 행동'으로 이성적으로 대처하기 전에 자신의 경험 · 지각 · 환경에 따라 정서적 반응을 나타내 정상적인 생각이나 기능을 방해하는 것이다. 정서적으로 건강한 사람은 두려움, 슬픔, 즐거움, 분노, 수치심, 불안,

경악, 만족감, 격노, 분개, 죄책감, 미움, 초조함, 안도감, 환희, 놀라움, 다정함 등 정서적 상황에 맞는 적절하고 적합한 정서적 반응을 보인다.

- 사회적 건강: 조화로운 대인관계, 사람들과 협력하려는 태도, 부조화 해결, 갈등 관리기술, 자신과 타인의 권리 존중, 부하직원과 동료 그리고 윗사람과의 관계에서 협력적인 사람이 사회적으로 건강하다. 인간관계는 양보다 질이 중요하다.
- 영적 건강: 확고한 신념체계, 인간경험을 초월하는 힘과 세력 그리고 목표에 대한 생각, 초월한 신념에 대한 믿음, 타인에 대한 수용으로 긍정적인 정신건강을 위한 기초를 제공해 준다. 사람들이 자신에 대한 이해와 의미를 갖도록 해 준다.

⑤ 사독과 사독의 정신건강

사독과 사독(Sadock & Sadock)은 정상행동과 이상행동은 어떤 명확한 기준에 입각해 있다기보다는 일련의 연속선상에 위치하기 때문에 어떤 행동이 이상적이라고 결정하기 위해서는 다음과 같이 다양한 요소를 고려할 필요가 있다고 주장한다(Sadock & Sadock, 2007; 전석균, 2016).

- 심리적 고통: 이상행동은 심리적 고통을 수반한다. 그러나 이상행동으로 정의하기 위해 반드시 고통이 있어야 하는 것은 아니며, 고통은 이상행동의 충분조건도 아니다.
- 부적응: 적응적인 행동이란 특정한 목적을 성취하는 것을 어느 정도 가능하게 해 주는 것과 관련 있다. 반면 이상행동은 부적응적인 행동을 포함하는데, 이는 개인과 사회에 어떤 영향을 주느냐에 따라서 구분된다.
- 비합리성과 불가해성: 어떤 사람의 행동이 비합리적이어서 주위 사람들이 그 행동을 이해하기 힘들 때 그 행동을 비정상적이라고 간주한다.
- 예측 불가능성과 통제력의 결핍: 어떤 사람의 행동이 일관성이 있고 자기통제하에 있다면 그 행동에 대한 예측이 가능하지만, 그렇지 않은 경우에는 그 행동을 예측할 수 없어서 위협적으로 보인다. 특히, 통제력이나 자기조절능력을 상실한 상태

에서 나타나는 행동은 자신뿐만 아니라 주위 사람들을 당황하게 만든다.

- 사회적 기준에서 벗어남(비인습성): 사회적 기준이란 사회구성원들 간에 묵시적으로 합의한 행동규범으로 어떤 사람의 행동이 사회적 기준을 크게 벗어날 경우 비정상으로 간주한다. 즉, 사회적 기준은 사회문화적인 면에서 차이가 있고 시대에 따라서 변할 수도 있지만, 그 사회의 행동규범에서 크게 벗어난 행동은 비정상적인 것으로 간주된다.
- 통계적 평균에서 벗어남: 우리 사회는 어떤 집단의 통계적 평균치에 따라서 정상군과 비정상군을 구분하는 경우가 많다. 그 사람의 행동이나 조건이 통계적 평균치에서 많이 벗어날수록 비정상적인 것으로 간주한다. 따라서 정신병리는 정신건강과 상반되는 개념으로, 내부나 외부로부터 그 개인에게 가해지는 힘이 지나치게 강해 그 사람의 순응기제가 역동적 균형을 유지할 만큼 효과적이지 못할 때 발생한다.

인간의 정신건강을 형성하는 요소 중 정신병리와 관련된 종류의 요소는 〈표 1-1〉과 같다(김윤재 외, 2018: 25-28).

〈표 1-1〉 정신병리와 관련된 종류와 요소

구분	종류		내용
행동 장애	과잉행동		안절부절못하고 공격적 · 파괴적인 활동으로서, 대부분 비생산적이고 내부 긴장에 반응한다.
	저하된 행동		행동의 빈도, 감정의 저하와 침체, 우울증에서의 허무감, 조현병에서의 자폐행동, 기괴한 망상적 행동
	상동증적 행동		신체적 동작이나 말하기가 반복적으로 고정된 패턴
	납굴증		개인이 취한 자세가 마치 밀랍으로 만들어진 것처럼 그 자세가 유지됨
	자동증		무의식적인 상징적 활동으로 표현되는 행동의 자동적인 수행
	거부증		움직이려는 모든 시도나 지시에 대해 동기 없는 저항을 보인다.
	강박행동		자신의 행동이 무의미하고 불필요한 것을 알면서도 그런 행동을 하지 않고는 견디지 못하는 병적 행동
	충동행동		순간적 감정의 지배에 따라 예기치 않은 행동을 폭발적으로 일으키는 현상
	자살행동		사랑의 결핍, 무능감, 좌절감, 분노감, 거부감을 느낄 때 자기를 버린 사람에게 죄책감을 불러일으키기 위한 행동
지각 장애	착각		실제로 외부에 존재하는 감각자극을 왜곡해서 지각하는 것
	환각		외부자극이 없음에도 불구하고 마치 외부에서 자극이 들어오는 것처럼 지각하는 현상(환청, 환시, 환촉, 환취, 환미, 반사환각, 운동환각 등)
	이인증		자신의 몸을 비롯해 감정까지도 자신의 것이 아닌 것처럼 생각하는 것
	비현실감		자신을 둘러싼 현실이 달라진 것처럼 느끼는 현상
사고 장애	사고 형태의 장애	자폐적 사고	내부적이고 사적인 세계에 몰두한다.
		마술적 사고	자신의 생각, 말, 행동이 힘을 갖고 있다고 생각하는 비현실적인 사고
		비논리적 사고	잘못된 결론이나 내부적 모순을 포함하는 사고
	사고 진행의 장애	사고비약	연상활동의 증가로 인해 사고가 빠르게 진행되고 엉뚱한 결론에 도달
		사고지연	연상 속도가 느려서 결론에 도달하지 못한다.
		사고단절	한 가지 사고나 관념이 끝나기 전에 사고의 흐름이 갑자기 중단된다.
		보속증	새로운 자극이 주어진 다음에도 이전 자극에 지속적으로 반응하여 다음 단계로 넘어가지 못한다.
		신어 조작증	자기만 아는 새로운 단어를 만들어 낸다.
		지리멸렬	일관되지 않고 서로 연결되지 않아 줄거리를 도저히 알 수 없다.
		반향언어	앵무새처럼 다른 사람의 단어나 구를 반복한다.
		부적절한 대답	주어진 질문에 맞지 않는 대답을 한다.
		연상의 이완	한 가지 주제에서 다른 주제로 넘어갈 때 상관없는 방식으로 이루어지는 사고의 흐름

구분	종류		내용
	사고 내용의 장애	망상	사실과 다른 비합리적이고 비현실적인 잘못된 믿음
		사고의 집착	강한 감정과 연관된 특정한 생각
		건강염려증	신체 질병이 없음에도 불구하고 비정상적으로 해석하고 건강에 지나치게 관심을 가진다.
		강박사고	불안과 연관되어 있으며 논리적인 노력에도 의식적으로 없어지지 않는 불가항력적인 생각
		과잉사고	남들이 대수롭지 않게 생각하는 것에 지나치게 집착하여 생각이 그곳에서 떠나지 못하고 큰 가치나 의미를 부여한다.
감정 장애	정동	부적절한 정동	개인의 사고내용과 감정이 일치하지 않은 상태
		둔마된 정동	외면화된 감정적 톤의 강도가 심하게 감소
		제한된 정동	둔마된 정동보다는 덜 심하지만 분명하게 보이는 감정적 톤의 강도가 감소
		유동 정동	쉽게 화내거나 기분이 좋아지며 외부의 영향을 잘 받아서 기분의 지속성에 장해가 된다.
	기분	확대 기분	개인의 느낌을 제한 없이 표현하고 흔히 개인의 중요성을 과대평가한다.
		자극성 기분	쉽게 화를 내고 자극이 되어 분노를 나타낸다.
		기분 동요	다행감과 우울 또는 불안 사이의 동요
		황홀감	강렬한 환희의 느낌
		우울	오래되고 심한 병적인 슬픈 감정
		쾌감	병적으로 즐거운 다행감, 가벼운 행복감에서 오는 의기양양, 감정의 고양과 황홀감
		무쾌감증	일상적이고 즐거운 모든 활동에 흥미가 없으며 종종 우울이 동반된다.
		감정표현 불능증	개인의 감정이나 기분을 서술하거나 인식하는 능력이 결여된 어려움
		불안정한 기분	병적 불쾌감의 흥분성이 항진하여 불쾌감이 쉽게 외부로 발산되는 상태
	기타 감정	불안	임박한 위험에 대한 지나친 두려움, 대상이 분명하지 않은 공포
		공포	의식적으로 인식되고 현실적인 위험에 의해 야기되는 불안
		초조	운동성의 안절부절증이 동반되는 심한 불안
		긴장	유쾌하지 않은 운동성 및 심리적 활동이 증가한다.
		공황	급성적이고 삽화적인 강렬한 불안발작으로서 압도적인 공포감과 자율신경계 방출이 동반된다.
		무감동	탈착이나 무관심이 동반되는 둔감한 감정적인 톤
		양가감정	특정 대상이나 상황에 대한 정반대의 감정이나 태도, 욕구를 동시에 가지고 있는 것

<table>
<tr><th>구분</th><th colspan="2">종류</th><th>내용</th></tr>
<tr><td rowspan="7">의식 장애</td><td colspan="2">의식의 혼란</td><td>자극에 대한 반응이 신속하지 않고, 주의력이 산만해 사물 이해능력이 감퇴된다.</td></tr>
<tr><td colspan="2">의식의 혼탁</td><td>자극을 제대로 지각하지 못하고 주의력이 감퇴되며, 이해력 상실과 기억 상실</td></tr>
<tr><td colspan="2">몽롱한 상태</td><td>주로 심이성으로 나타난다. 예 꿈속에 있었다.</td></tr>
<tr><td colspan="2">섬망</td><td>지남력 장애, 환각이나 착각, 감정의 불안정성을 수반한다. 어두운 곳이나 밤에 더 심해진다.</td></tr>
<tr><td colspan="2">혼미</td><td>운동능력의 상실, 외부자극에 거의 반응이 없다. 수면 중 심한 통증으로 일시적으로 깰 수 있다.</td></tr>
<tr><td colspan="2">혼수</td><td>의식은 정지되어 있고 단지 폐와 심장만 살아 있는 상태</td></tr>
<tr><td colspan="2">기면</td><td>뇌의 기질적 기능의 저하, 자발적 운동 없이 깊은 수면에 빠진 상태</td></tr>
<tr><td>지남력 장애</td><td colspan="2">공간, 시간, 사람에 대한 인지능력</td><td>지남력 장애의 순서: ① 시간, ② 장소, ③ 사람</td></tr>
<tr><td rowspan="5">기억 장애</td><td colspan="2">기억과잉</td><td>과거에 지각된 인상을 사소하고 지엽적인 것까지 자세하게 기억해 내는 것</td></tr>
<tr><td colspan="2">기억상실</td><td>부분적 또는 전체적으로 과거를 회상하는 능력 상실</td></tr>
<tr><td rowspan="3">기억 착오</td><td>작화증</td><td>상상이나 사실이 아닌 경험으로 기억에 장애가 있는 사람이 무의식적으로 가상의 이야기로 이를 메우는 것</td></tr>
<tr><td>기시증</td><td>과거에 경험하거나 본 적이 없는 사물을 대하고도 마치 전에 많이 경험해 본 것처럼 느낌</td></tr>
<tr><td>미시감</td><td>이전에 경험했던 실제 상황을 낯설게 느낌</td></tr>
<tr><td rowspan="4">병식과 판단</td><td rowspan="3">병식</td><td>지적 병식</td><td>객관적인 사실만 지식적으로 인식하는 수준</td></tr>
<tr><td>진성 병식</td><td>객관적 사실뿐 아니라 이와 관련된 동기와 감정까지도 이해하는 수준</td></tr>
<tr><td>손상된 병식</td><td>자신의 병과 관련된 상황을 객관적으로 이해하는 능력이 감소한 상태</td></tr>
<tr><td colspan="2">판단</td><td>상황을 정확하게 파악하고, 여러 가지 생각 사이의 진정한 관계를 인식하는 능력</td></tr>
</table>

출처: Sadock & Sadock(2007); 전석균(2016). 정신건강론, p.34-37.

2 정신건강의 역사

1) 정신건강의 관점

정신건강 관점의 내용은 다음과 같다(김윤재 외, 2018: 29-30; 고명수 외, 2019: 30-31).

(1) 생물학적 관점

정신장애가 발생하는 원인을 유전 또는 생물학적 구조나 기능의 이상에서 찾으려는 접근방식이다. 생물학적 관점에 따른 정신장애의 원인은 뇌 조직의 손상과 뇌의 신경생화학적 기능 이상 그리고 유전자의 이상으로 본다.

(2) 정신분석적 관점

프로이트는 원초아(id), 자아(ego), 초자아(superego) 이들 사이에 갈등이 발생하면 그 결과로 불안이 증가하고 그로 인해 정신장애가 발생할 수 있다고 보았다. 인간이 방어기제에 과도하게 의존하거나 불안을 제대로 방어하지 못하면 정신장애가 발생한다. 예를 들면 비정상적 성적 욕망과 강박적으로 손을 씻는 행위(전위)나 어린아이가 심리성적 발달단계 중 특정 단계에서 적절한 만족을 얻지 못하면 고착이 발생하는데 이것이 정신장애의 주요 원인으로 보기도 한다. 구강기의 고착 성격을 흡연과 음주로 볼 수 있다.

(3) 행동주의적 관점

스트레스에 대처하거나 주변과 원만한 관계를 이루는 방법을 학습하지만, 또 어떤 사람들은 스트레스에 제대로 대처하지 못해 우울이나 공격성을 보이고 주변사람들과 갈등을 겪는 등의 부적응행동을 학습한다.

따라서 부적응행동의 유형에 대해 살펴보면 다음과 같다.

첫째, 사회생활을 하면서 일반적으로 기대되는 행동을 전혀 습득하지 못하거나 결손되어 심리적 장애가 발생하는 경우로 예를 들면 발표를 제대로 못 해 생기는 발표공포증이 있다. 둘째, 일반적 기준보다 더 자주 어떤 행동을 하여 정신장애로 여겨지는 경우로 예를 들면 같은 행동을 지나치게 반복하는 자폐증이 있다. 셋째, 자극과 반응 간의 관계에 대한 기대가 붕괴되어 발생하는 정신장애로 예를 들면 노력해도 좋은 성적을 못 얻어 생기는 우울증이 있다.

(4) 인본주의적 관점

자아실현의 욕구가 좌절된 채 타인의 기대에만 의존하거나 자신의 가치가 부정되는 상황에 처할 경우, 실제 자아와 이상적 자아의 불일치가 커지는 경우 정신장애가 발생하게 된다고 본다.

(5) 인지적 관점

인지란 정보를 지각하고, 인식하고, 판단하고, 추론하는 과정을 총칭하는 용어이다. 인지적 관점에 따르면 사람은 세상과의 상호작용을 통해 세상을 받아들이는 틀인 도식을 형성하게 되는데, 그 도식이 적응적이지 못하면 정신장애가 발생한다. 벡(Beck, 1974)은 유아기나 아동기에 형성되는 역기능적인 태도나 신념은 부정적인 사건이 발생할 때마다 부정적인 자동적 사고를 활성화시키며 이것이 정신장애를 유발한다고 보았다.

2) 정신건강의 성립과정

정신건강의 성립과정을 정신건강론의 탄생기, 정신건강론의 형성기, 정신건강론의 확립기로 구분하여 살펴보고, 한국의 정신건강론에 대한 성립과정을 살펴보면 다음과 같다(김윤재 외, 2018: 31-33).

(1) 정신건강론의 탄생기

정신건강론의 발달과정은 정신건강과 밀접하게 관련 있는 정신의학의 발달과정을 통해 살펴볼 수 있다.

① 고대

고대에서는 대부분 정신장애를 악마나 귀신의 장난, 신의 저주라고 생각하여 가혹하게 다루었고, 초월적인 힘을 빌려서 굿, 주문, 부적, 귀신 쫓기, 황홀 상태의 유도 등 마술적·종교적 의식으로 치료하였다. 정신질환을 자연과학적으로 본 흔적이 있는데 고대 이집트·인도·동양 등 고대문명에서 정신질환에 해당하는 증상들에 대한 기록이나 두개골에 일부러 뚫은 듯한 구멍 등의 자료들은 정신질환을 뇌의 병이나 병적인 감정이나 인격이라고 보았음을 암시한다.

② 그리스 로마시대

그리스 로마시대에는 히포크라테스가 정신장애를 두뇌의 장애로 규정하였다. 치료는 되도록 자연 상태에서의 신체와 똑같이 만들어 주어야 한다는 과학적 견해를 내세운 것이 중요한 계기가 되어 정신장애에 대한 관찰과 과학적 탐구가 시작되었다.

③ 중세

중세도 고대와 마찬가지로 미신이 꽃을 피워 정신장애인은 악마를 숭배하는 배교자라고 생각하여 종교 재판에 의해 화형에 처하였다. 15세기에 이르러 인간에 대한 존중 사상이 널리 퍼지기 시작하면서 정신장애가 심리적 원인에 의해 생길 수 있다는 것과 정신기능도 자연적 법칙에 따른다는 견해가 나타나기 시작하였다. 스위스 정신의학자 플라터(Plater)는 뇌의 손상이 정신장애를 일으키는 주원인이라 하였고, 영국의 시드넘(Sydenham)은 기질적인 뇌 손상이 히스테리의 원인이며, 여성에게만 발생하는 것이 아니라 남성에게도 발생한다고 하였다. 레일(Reil)은 음악치료, 작업치료를 포함한 심리적 치료에 관심을 쏟았다.

(2) 정신건강론의 형성기

18세기 후반 계몽사상과 인본주의 영향으로 정신장애에 대한 미신적 이해에서 벗어나 과학적인 연구와 접근이 시작되었다. 비세트르(Bicetre) 병원에 부임한 피넬(Pinel, 1745~1826)이 1793년 환자들을 치료하기 위해 주위의 반대를 무릅쓰고 정신병자들에게 묶여 있던 쇠사슬을 풀어 주고 자유롭게 산책하게 했으며, 편안하고 위생적인 주거 공간을 마련해 주면서 개방치료를 시도하였다. 그는 마음을 고치는 의사로서 그의 치료방법을 도덕적 치료라 불렀고, 19세기에 이르러서는 모든 질병의 연구에 있어서 임상적 및 병리학적 방법이 주류를 이루게 되었다(김혜련 외, 2001; 박선환 외, 2008; 임창재, 1997; 설진화, 2010).

(3) 정신건강론의 확립기

20세기에 들어서면서 정신건강과 정신의학에 대한 연구는 눈부시게 발전하여 정신분석학자들에 의해 정신장애는 생물학적인 근원뿐만 아니라 무의식, 정서적 근원, 사회문화적 환경에 기인한다는 점이 밝혀졌다. 또한, 1950년대에 제2차 세계대전을 경험한 정신과 의사들 사이에서 정신장애인들을 지역사회에서 치료를 해야 하며, 장기입원보다는 단기적인 지지와 치료 후 사회로 바로 복귀시키는 것이 가능하다는 생각을 가지게 되었다. 지역사회에서 이루어지는 모든 정신건강에 관련된 활동을 지역사회 정신건강이라고 하며, 전통적인 정신건강 활동과 구분되는 특징은 다음과 같다(Bloom, 1984).

- 수용 및 입원시설이 아닌 지역사회에서의 실천을 강조한다.
- 개인보다는 전체적인 지역사회 또는 집단을 강조한다.
- 치료보다는 정신장애의 예방과 건강을 증진시키는 서비스를 강조한다.
- 직접적인 서비스보다는 자문과 같은 간접적인 서비스를 강조한다.
- 단기치료, 위기개입과 같은 신속하고 효과적이며, 효율성이 높은 임상전략을 강조한다.
- 신중하고 현실적인 정신건강 프로그램의 계획을 강조한다.
- 병원 내의 의료인력이 아닌 지역사회의 새로운 자원에 관심을 가진다.
- 지역사회와 깊은 연관을 맺게 되어 지역사회에 대한 기여도가 높다.
- 정신장애의 원인을 인간의 내적인 것에서만 찾기보다는 지역사회 전체를 살피고 확인하게 되어 관심 영역이 넓고 다양해졌다.

또한 정신역동적 모델, 행동주의는 정신건강운동의 모체가 되었고 제임스(James), 마이어(Meyer) 등 당대의 유명한 정신과 의사에게 영향을 미쳐 1909년 미국정신위생위원회 결성의 기초를 마련하였다. 이것이 오늘날 정신건강운동의 기원이 되었다. 그 후 정신건강운동이 세계 여러 나라에 전파됨에 따라 군소학회를 흡수 · 통합하여 국제정신건강협회로 발전하였다.

3 정신건강에 영향을 미치는 요인

1) 뇌의 이상 요인

뇌의 이상 요인을 파악하기 위해 신경세포인 뉴런과 뇌구조와 기능에 대해 살펴보면 다음과 같다(김이영 외, 2019: 45-56).

신경세포인 뉴런은 운동뉴런, 감각뉴런, 개재뉴런으로 나눌 수 있다. 감각뉴런은 감각 수용기에서 받은 정보를 뇌나 척수로 보내는 역할을 하며, 운동뉴런은 뇌나 척수에서 근육이나 분비선으로 정보를 전달하는 역할을 한다. 그리고 개재뉴런은 감각뉴런과 운동뉴런 사이를 연결시켜 주는 일을 한다.

이러한 뉴런은 수상돌기, 세포체, 축색, 종말단추로 구성되어 있다. 수상돌기는 세포체에서 뻗어 나온 여러 개의 돌기로 이루어져 있으며, 정보를 받아들이는 역할을 한다. 세포체는 일반적인 세포의 기능을 가지고 있는 부분으로 유전자가 들어 있는 세포핵과 에너지를 생산하는 미토콘드리아 등이 있으며, 수상돌기로부터 들어온 정보를 통합하는 역할을 한다. 수상돌기와 세포체를 통해 다음 뉴런으로 정보를 전달하는데, 이때 축색을 통해 전달하게 된다. 축색의 끝에 도착한 정보가 종말단추라는 곳에 도달하면 다음의 뉴런으로 정보를 보내게 된다. 종말단추에서 다음 뉴런의 수상돌기는 붙어 있는 것이 아니라 떨어져 있고, 이 공간을 시냅스 공간이라고 한다.

다시 말하면 뉴런의 신경축색을 통해 전달된 정보는 종말단추에 있는 화학물질인 신경전달물질에 의해 시냅스를 건너 시냅스 후에 있는 뉴런이나 다른 세포에 정보를 전달한다. 이런 종말단추로 이루어진 시냅스가 약 1,000개 정도 있는 것으로 추정되는데 뉴런 간 시냅스 연결은 경험을 하거나 나이를 먹으면서 계속 변한다. 경험이나 알코올과 같은 약물에 의해서도 뉴런의 모양과 시냅스 형성은 계속 변화하게 된다.

노인 중에도 건강한 사람은 뉴런들이 더 많은 시냅스 연결로 시냅스의 총수는 계속 증가한다. 그러나 치매노인은 살아 있는 뉴런이 가지 뻗기가 증가하지 못해 시냅스 수는 감소하고 정보처리능력이 감소하게 되어 치매가 심각해진다.

1976년에 개발된 컴퓨터 뇌단층촬영술과 1984년에 개발된 자기공명술 등의 개발로 인하여 뇌를 과학적이고 체계적으로 연구할 수 있게 되었다. 이를 통해 정신장애를 가진 사람들의 뇌를 연구한 결과, 조현병 환자는 뇌의 전두엽 부분이 정상인에 비해 위축되었으며, 전반적으로 뇌의 크기가 작았다.

2) 회복탄력성과 자기개념 요인

김주환(2011)은 회복탄력성을 '회복' 즉 어려움에서 적응으로 돌아오는 것을 의미하는 단어와, '탄력성' 정신적 저항력의 향상 즉, 역경을 딛고 더 튀어 오르는 성장을 합친 개념이라고 하였다. 회복탄력성은 역경이나 위기를 극복하여 이전의 안정적인 상태로 돌아가려는 추상적인 인지 개념이며, 대처기전을 이용하여 원래의 기능으로 회복하려는 힘과 능력으로 알려져 있다(김다정, 2020: 10).

이러한 회복탄력성은 역경으로 밑바닥까지 떨어졌다가도 다시 튀어 오를 수 있는 힘을 의미하는데, 이는 궁극적으로 회복탄력성을 통해 위기상황을 극복하고 더욱 성장해 나갈 수 있는 계기가 될 수 있음을 의미한다. 개인마다 회복탄력성의 정도가 다르며 대부분 원래 있었던 위치보다 더 높은 곳까지 튀어 오를 수 있다고 하였다(문인오, 박숙경, 정정미, 2013; 김다정, 2020: 10-11).

그러므로 회복탄력성이 있는 사람들의 특징은 긍정적인 사고를 한다는 것이고, 이들은 자신이 속한 곳에서 선한 동기를 갖고 긍정적 변화를 일으키게 된다. 또한 여러 연구에서도 검증된 바와 같이 회복탄력성이 높은 사람에게는 자신감이 있으므로 실패를 경험하더라도 이를 극복하고 성공할 가능성이 매우 큰 것으로 나타났다.

한편, 자기개념(Self-concept)은 개인의 기본적인 본성과 독특한 속성, 선형적인 행동에 대한 신념의 집합체이다. 자기개념에는 신체적 자기, 지적 자기, 정서적 자기, 사회적 자기 등 네 가지가 있는데, 각각의 자기개념은 그 기능이 분화되어 있는 동시에 상호 연관되어 있는데, 즉 어떤 자기개념이 작동하면 그에 수반되는 생각과 감정이 그와 관련된 정보를 처리하는 데 중요한 영향을 미치게 되고, 각각의 자기개념이 잘 분화되어 제 기능을 발휘하면서 전체적인 자기개념의 통합을 잘 이루고 있고, 실제적인 자기와 이상적인 자기가 일치할수록 정신건강에 긍정적인 영향을 미친다(전석균, 2016: 40).

3) 사회적·영적 요인

사회적 고립이나 경험의 박탈은 불안과 스트레스에 대처하는 능력을 저하시키고 의미 있는 대인관계 능력을 감퇴시킨다. 특히 빈곤, 성차별, 인종차별로 인한 생활스트레스는 정신건강에 영향을 미치며 부적응을 야기한다. 이에 대해 사회적 지지는 개인 상호 간에 신뢰하고 도움을 주며, 사회적 욕구를 충족시켜 주어 스트레스 발생을 예방할 뿐 아니라 스트레스 상황에서 도움을 주는 완충제 역할을 하여 정신건강에 보호요인으로 작용한다. 사회적 지지와 정신건강의 관련성에 대한 여러 연구에서는 사회적 지지가 높을수록 불안, 우울, 분노 등이 감소하고 개인의 심리적 적응을 도우며, 문제해결 능력을 강화하고, 부정적인 충격을 완화시켜 심리적인 안정감이 향상된다고 하였다.

또한 영적요인으로 많은 종교이론가들은 종교가 신체적·정신적 건강에 긍정적 영향을 미친다고 보고한다. 즉, 종교를 갖는 것은 간접적으로라도 혈압을 낮추고 심장질환이나 어떤 종류의 암으로부터 보호하는 데 영향을 미치며 육체적 생명도 연장하는 데 기여한다고 볼 수 있으며, 영적으로 건강한 사람은 확고한 신념체계를 가지고 있으며, 자신을 초월한 신념에 대한 믿음을 통하여 힘을 얻으면서도 다른 사람의 영적인 측면을 축소하거나 과소평가하지 않는다. 반면에 사람들은 자신의 영성을 표현하거나 행동화하는 특별한 방법 때문에 상대를 차별하고 심지어 해를 끼치는 경우도 있다. 영적 건강은 긍정적인 정신건강을 위한 기초를 제공해 주며, 사람들이 자신에 대한 이해와 의미를 찾을 수 있도록 해준다(김윤재 외, 2018: 48).

CHAPTER 02 인간발달과 정신건강(Ⅰ)

1 아동 전기의 정신건강

1) 태아기의 정신건강

임부가 임신 후 출산 시까지 모든 일에 대해서 조심성을 간직하고 나쁜 생각이나 거친 행동을 삼가며 편안한 마음으로 말이나 행동을 할 때 태아에게 정서적 · 심리적 · 신체적으로 좋은 영향을 준다고 생각하는 태중교육이고, 태교의 종류에는 음식, 태담, 시각, 청각 태교 등이 있으며, 이 시기에 임산부는 신체적인 건강도 중요하나 심리적 · 정서적 불안, 특히 부모가 되는 부부의 따뜻한 애정이 임신 때부터 아기의 원만한 발육에 중요한 요소가 된다(https://hasaja98.blog.me/220551222937).

(1) 태아기의 이해

인간의 정신건강은 부모에게서 시작된다. 특히 태아기는 임산부의 신체적 건강과 정신 상태가 태아의 정신과 신체발달에 직접적인 영향을 미치므로 임신 중 어머니의 태교가 직접 태아에게 영향을 미치는 것은 옛날부터 잘 알려져 왔다.

(2) 태아기의 발달특성

① 배란기

난자와 정자가 수정된 접합자가 자궁벽에 착상하고 세포분열이 시작되는데, 10일에서 14일 사이가 되면 자궁에 착상하는 것을 의미한다.

② 배아기

적합자가 자궁벽에 착상한 후 성장하게 되는 약 3주에서 8주 사이의 기간을 의미한다.

③ 태아기

임신 3개월부터 출생까지의 기간을 의미한다.

(3) 태아의 발달단계

임신기간 동안 태아의 발달은 3개월씩 세 단계로 구분하여 살펴볼 수 있다. 즉, 임신 1단계(1~3개월), 2단계(4~6개월), 3단계(7개월~출산)를 거치면서 태아가 성장하게 된다.

① 임신 1단계의 발달(1~3개월)

임신 초기 3개월은 매우 중요한 시기이다. 배아가 빠른 속도로 분화하고 조직이 발달하기 때문에 임산부가 유해한 약물을 복용하거나 건강 상태가 좋지 않을 때는 태아에게 나쁜 영향을 미친다.

- 임신 1개월: 심장과 소화기관이 원초적인 형태로 나타나기 시작하고, 두뇌와 신경계의 기본 구조도 나타나고, 팔과 다리가 될 부위도 생겨난다.
- 임신 2개월: 배아는 인간의 모습을 갖추기 시작한다. 내부기관이 복잡해지고 눈, 코, 입을 비롯한 얼굴의 전체 모습이 드러나기 시작한다.

- 임신 3개월: 팔, 다리, 손, 발의 형태가 나타난다. 아직 덜 발달한 상태지만 모든 기관들이 기본적인 형태를 갖추게 되며, 임신 1~3개월 동안 임산부는 호르몬 분비의 증가로 인해 다양한 증상을 경험하는데, 종종 피로, 유방 확대, 잦은 소변, 식욕 증가, 메스꺼움 등을 나타낸다.

② 임신 2단계의 발달(4~6개월)

태아는 임신 4~6개월 동안에도 계속 성장하고, 발가락과 손가락이 나뉘고, 피부, 손금, 머리카락, 눈이 발달한다. 심장박동도 규칙적으로 이루어지고, 태아는 정해진 시간에 자고 일어나기 시작하며, 엄지손가락을 입에 넣기도 한다. 임산부가 1~3개월에 느꼈던 대부분의 증상이 없어지고, 이 시기에 임산부는 태아가 활발하게 움직이는 것을 더욱 느끼게 되며, 태아가 성장함에 따라 임산부의 복부가 팽창되며, 부종으로 인해서 얼굴, 손, 발, 발목이 부어오를 수 있다.

③ 임신 3단계의 발달(7~9개월)

태아의 발달이 완성되는 시기로 피부 아래 지방조직이 만들어지고, 내부조직뿐만 아니라 두뇌와 신경계도 완전히 발달되고, 임신 3단계에서 가장 중요한 것은 태아의 생존능력(데이기 어머니로부터 분리되어 자신의 힘으로 생존할 수 있는 능력)이며, 임산부에게 이 시기는 매우 불편한 기간(몸무게가 증가하면서 근육과 골격에 무리가 오게 되고, 통증과 근육경련을 일으킬 수 있으며, 자궁의 팽창으로 주위 장기들이 압박을 받아 불편을 느끼게 됨)이다.

(4) 모체의 영향

모체의 영향에 의한 내용을 살펴보면 다음과 같다(이근홍, 2012).

① 모체의 요인

태아에게 영향을 끼치는 모체의 요인은 다음과 같다.

- 모체의 영양: 어머니가 빈곤, 전쟁, 기근, 다이어트 등으로 적절한 영양을 섭취하지 못하면 유산, 사산, 조산, 높은 영아사망률, 정신발달지체, 성장지체 등을 초래할 수 있다.
- 모체의 정서 상태: 피로, 불안감, 공포, 슬픔 등은 태아의 활동을 촉진시켜 태아의 발달에 영향을 미친다.
- 모체의 질병: 매독이나 임질, 풍진, 당뇨병 등은 태내발달에 지장을 초래한다.
- 모체의 연령: 16세 이하의 산모는 신경학적 결함을 갖는 미숙아를 출산할 수 있으며, 35세 이상의 산모는 미숙아 출산, 자연유산, 임신중독증 및 난산이 되기 쉽다. 40세 이상의 산모는 다운증후군의 아기를 출산할 가능성이 높다.
- 모체의 분만 횟수: 첫아이는 이후에 태어나는 아이들보다 출산 합병증과 기형을 더 많이 나타내는 경향이 있다.
- 모자의 혈액 불일치: Rh+의 남성과 Rh-의 여성이 Rh+의 자녀를 임신할 때 발생한다(이근홍, 2012).

② 모체의 요인에 의한 질병

태아에게 영향을 끼치는 모체의 요인에 의한 질병은 다음과 같다.

- 헌팅턴병: 우성인자에 의한 질병 중 대표적인 것으로 심각한 신경계의 장애로 정신적·신체적 기능이 급격히 저하된다.
- 테이삭스병: 중추신경계가 쇠퇴하는 악성질환으로 출생 후 3~4년 내에 사망한다.
- 페닐케톤뇨증: 아미노산을 변형시키는 열성유전자의 결함으로서 아미노산인 페닐알라닌을 분해하지 못하는 신진대사의 장애이다. 뇌에서 세포를 손상시켜 과민성 활동 과다, 경련성 발작, 심각한 정신지체 등을 일으킨다.
- 낫적혈구빈혈증; 빈혈과 질병에 대한 저항력이 떨어지는 것이 특징이다.
- 낭성섬유증: 폐, 소화기 이상과 관련 있다(임혁, 채인숙 외, 2011).
- 클라인펠터증후군: 남성으로서 X염색체를 더 많이 가지고 있는 것으로 XY 대신

XXY형을 이룬다. 정소의 발달이 불완전하여 생식이 불가능하다. 가슴이 크고 키가 크며 약 25%가 정신지체를 가진다.

- 터너증후군: 여성으로서 X염색체 하나가 없는 것으로 XX 대신 XO형을 이룬다. 생식기관이 발달하지 않아 2차 성 특징이 나타나지 않고 생식능력이 없다. 키가 작고 정신지체를 가지고 있다.
- 다운증후군: 21번 염색체가 하나 더 있어 염색체의 수가 47개이다. 둥근 얼굴, 평평한 두개골, 작은 머리, 눈 아래쪽의 피부 주름, 납작한 코, 내민 혀, 짧은 손발, 운동신경지체 등의 특징이 있다.
- 혈우병: 혈액이 혈관 밖으로 나와 일정 기간이 지나도 응고되지 않고 계속 출혈하는 증상이다. 여성은 혈우병의 유선인자를 갖고 있지만 발병하지 않고 남성에게만 발병한다.
- 거대 남성 증후군: 남성으로서 Y염색체를 더 많이 가지고 있는 것으로, XY 대신 XYY형을 이루며 평균보다 키가 크고 지능이 낮은 경향이 있다.

③ 외부적 요인

태아에게 영향을 끼치는 외부적 요인은 다음과 같다.

- 약물: 모체가 약물에 취할 경우에 태아에게 그대로 전달된다.
- 항생제: 청각장애, 저체중아 출산, 골격 성장 이상 등이 있다.
- 안정제: 기형아 출산, 청각장애, 호흡곤란 등이 있다.
- 아스피린: 저체중아 출산, 낮은 지능, 운동능력 부족, 위장장애 등이 있다.
- 카페인: 저체중아 출산, 반사운동 이상 등이 있다.
- 마약: 저체중아 출산, 운동기능장애, 주의력결핍, 지적 발달의 지체, 심장기능장애 등이 있다.
- 환각제: 저체중아, 체중 미달아 등이 있다.
- 코카인: 출생 후 유아의 불안정, 수면장애, 공포, 과민성, 성장지체 등이 있다.

- 호르몬제: 저체중아, 태아의 남성화 등이 있다.
- 흡연: 조산, 저체중아, 유산, 사산, 신생아의 출생 직후 사망 등이 있다.
- 음주: 태아 알코올증후군을 유발시킨다.
- 방사선: 기형아, 정신지체아, 태아의 성장지체, 중추신경계의 기형 등이 있다.
- 환경오염: 중금속 및 유해 화학물질로 인한 조산, 출생 후 감각기능 저하, 지각 변별장애, 단기 기억장애 등이 있다(이근홍, 2012).

2) 영유아기의 정신건강

영유아기의 정신건강에 영향을 미치는 발달특성 및 정신건강문제를 살펴보면 다음과 같다(전석균, 2016: 217-223).

(1) 영아기의 발달특성(출생~만 2세)

① 신체적 특성

영아기는 신체적 성장과 발달이 매우 빠르게 이루어지는 시기이므로 충분한 영양을 섭취하여 건강을 유지하는 것이 중요하다. 몸통, 팔다리, 손발의 순서대로 성장하고, 신체적 성장뿐 아니라 뼈와 근육의 성장, 신경계 성숙의 결과로 대근육 운동과 소근육 운동이 발달하는 시기이다. 또한, 감각 및 지각의 발달이 빠르게 이루어지며, 6개월이 되면 영아가 자신의 환경에 대한 지식을 습득하는 주요수단인 촉각을 사용해 주변의 물체를 탐색하게 된다.

② 심리 · 정서적 특성

영아기에는 양육자와의 애착관계 형성에 많은 영향을 받고, 부모의 적절한 양육과 보호가 중요하다. 이 시기에 보이는 불안은 주로 공포와 관련되어 있고 애착행동과 낯가림, 양육자와의 분리가 주된 원인이 된다. 인지발달은 감각운동기로 출생 후~1개월에 환경자극에 대한 자동적인 반응인 반사기능이 빠른 속도로 발달한다. 4~8개월에는 환경 내의 사물이나 사태에 관심을 가지기 시작하며, 의도적으로 행동수정이 가능하다. 12~18개월에는 사물을 탐색하여 새로운 도식이 형성되고, 18~24개월에는 눈앞에 없는 사물이나 사태를 내재적으로 표상하는 심상을 형성한다.

③ 사회적 특성

부모와의 애착관계 형성으로 기본적인 신뢰감을 형성하는 계기가 되며, 또래와의 관계도 중요한 요인으로 작용한다. 애착관계 형성이나 대상의 영속성에 문제가 생기면, 분리불안의 문제가 발생하여 사회적 발달이 저해된다. 영아기에는 언어발달, 인지발달, 사회성 발달이 서로 밀접하게 관련 있고, 상징적 사고의 범위를 확대시키는 데에 매우 중요하다. 부모는 아동의 질문에 성실하고 지혜롭게 답변하여 새로운 세계를 경험할 수 있는 기회를 제공한다.

(2) 유아기의 발달특성(만 3~6세)

① 신체적 특성

유아기는 신체의 크기나 모습에 현저한 변화가 일어나고, 전신운동의 발달 및 손가락 끝의 세부적 · 기교적 운동이 발달하는 시기이다. 신체적 발달에서 대소변 가리기와 통제는 신경과 근육의 성숙과 관련 있다. 일반적으로 대소변 가리기 훈련은 3세경이 적당하고, 부모는 엄하고 억압적인 방법보다 칭찬과 격려를 하는 것이 좋다.

② 심리 · 정서적 특성

유아기는 호기심이 발달하는 시기로 부모에게 보였던 애정관계가 타인에게로 그 범위가 확대된다. 유아의 공포와 분노, 호기심, 질투, 애정 등의 감정이 사회적으로 용납되는 방법으로 표현될 수 있도록 적절한 사회화가 이루어지도록 훈육해야 한다. 이 시기는 인지발달의 전조작기에 해당하며, 2~4세에는 전개념적 사고기로서 상징적 사고, 자기중심적 사고, 물활론적 사고, 인공론적 사고, 전환적 추론의 특징이 있다. 4~6세는 직관적 사고기로 보존개념, 유목화·서열화 개념의 획득이 가능하다.

③ 사회적 특성

유아기에는 3~4세 또래와의 상호작용에 적극적으로 참여하게 되며, 또래와의 놀이는 사회성 발달에 매우 중요하다. 이 시기에는 사회적 관계를 형성하므로 사회기술과 역할 습득, 또래관계 확장, 성역할과 차이에 대해 인지하기 시작한다. 4~5세에는 자신의 성에 적합한 행동과 사회적 관계에 관심을 보이며, 동성 친구들과 어울리는 경향이 있다(전석균, 2016).

(3) 영유아기의 정신건강문제

① 반응성 애착장애

가. 정의

반응성 애착장애(reactive attachment disorder)란 애착 형성의 실패로 인해 사회적 관계 형성에 심각한 문제를 일으키는 장애이다. 애착은 주 양육자의 정서적 유대감으로 영유아발달에 큰 영향을 미치게 되는데 반응성 애착장애 영유아는 신체적·지적·정서적 발달이 지체될 수 있다. 반응성 애착장애 영유아는 아무에게나 강한 애착을 보이거나 반대로 지속적으로 접촉을 거부한다. 반응성 애착장애 영유아는 눈 맞춤이 어렵고 혼자서만 놀려고 한다. 이름을 불러도 반응이 없어 자폐범주성 장애와 유사한 행동특성을 보이지만 자폐범주성 장애와는 달리 심각한 의사소통 장애와 상동 행동은 보이지 않는 경우가 많다. 또한, 사회성 발달능력이 있기 때문에 바람직한 환경이 주어지면 정상 발달의 가능성도 높다.

나. 원인

반응성 애착장애의 원인은 병명에서 나타나듯이 학대나 유기 또는 방치와 같은 부적절한 양육에 대한 반응으로 인해 발병한다. 양육자에 의한 병적인 보살핌, 즉 어머니의 산후우울증, 출산 후 산모의 장기입원, 부모가 정신지체인 경우, 부모로서 양육기술이 부족한 경우, 너무 이른 나이에 부모가 된 경우에 발생 가능성이 높다. 또한 미숙아, 저체중아, 타고난 기질, 유대관계 형성의 결함, 발달장애 또는 시청각 장애, 양육자와 영유아 사이의 궁합이 너무 맞지 않아 발생할 수도 있다.

다. 증상

반응성 애착장애의 증상이 있는 영유아는 우선 먹고, 자고, 크는 기본발달이 원만하지 못하고, 체중과 키가 평균에 미달하고 눈치를 보거나 기가 죽는 경우가 많다. 작은 소리에도 깜짝 놀랄 정도로 불안과 긴장을 보이기도 하고, 심한 경우 사회성이 결여되어 대인관계를 맺지 못한다. 옆에 누가 있어도 무관심하고 눈을 맞추지 않으려고 하며 불러도 쳐다보지 않을 수 있다. 산만해 보이기도 하고 지능과 언어발달도 떨어진다. 반응성 애착장애가 있는 아이들의 합병증은 발육지체, 잦은 병치레의 위험이 높고 영양실조 또는 감염 합병으로 인해 사망에 이를 수도 있다. 비록 영양실조와 감염이 아니더라도 이러한 영유아들은 지속적으로 사회적 · 정서적 · 신체적 발달에 심각한 이상이 생길 위험이 높다.

라. 치료

반응성 애착장애의 치료는 어머니나 다른 돌보는 사람들에게 지침을 주고 적절한 부모-영유아관계를 형성하여 적절한 양육태도가 증가되도록 용기를 주어야 한다. 또한, 영유아가 자라면서 영유아에게 기대되는 것이 어떻게 달라지는지 교육하여 영유아가 필요한 것과 영유아의 행동을 이해할 수 있도록 도와준다. 만약 어머니가 소외되었거나 사회적으로 고립되어 있다고 느끼면 지지적인 집단치료가 도움이 된다. 만약, 어머니 자신이 우울증이 있으면 심리치료와 약물치료를 해야 한다. 반응성 애착장애는 생명을 위협할 수도 있으므로 상태가 심각하거나 시기가 늦었다고 생각되면 입원치료가 필요할 수도 있다. 대부분의 경우 영유아는 영양이 좋아지고 병원에서 제공되는 양육으로 인해 곧 좋아지지만, 어머니로부터 영유아를 떼어서 병원에 두는 경우, 어머니가 더욱 힘들어질 수 있다. 어머니는 소외감, 고립감, 우울감 그리고 부적절감을 느끼게 될 수 있으므로 가능하면 치료계획은 영유아를 집에서 돌보는 방향으로 잡는다. 영유아의 신체적 상태가 입원을 요하게 되면 영유아를 돌보는 사람도 치료과정에 개입해야 한다. 일단 영유아가 안정되면 퇴원 후에 영유아를 돌보는 사람이 영유아의 건강과 안정에 더 주의하는 기술을 갖도록 계획을 고안해야 한다. 시기적절하고 효과적인 치료로 애착장애를 가진 영유아는 계속 발달할 수 있고 청소년, 성인이 되었을 때 만족스러운 사회성을 갖는다(질병백과 서울아산병원).

마. 반응성 애착장애의 진단기준(DSM-5)

반응성 애착장애의 진단기준은 다음과 같다.

반응성 애착장애 DSM-5 진단기준 313.89(F94.1)

A. 성인 보호자에 대한 억제되고 감정적으로 위축된 행동의 일관된 양식이 다음의 두 가지 모두로 나타남.
  1. 아동은 정신적 고통을 받을 때 거의 안락을 찾지 않거나 최소한의 정도로만 안락을 찾음.
  2. 아동은 정신적 고통을 받을 때 거의 안락에 대한 반응이 없거나 최소한의 정도로만 안락에 대해 반응함.

B. 지속적인 사회적 · 감정적 장애가 다음 중 최소 두 가지 이상으로 나타남.
  1. 타인에 대한 최소한의 사회적 · 감정적 반응성
  2. 제한된 긍정적 정동
  3. 성인 보호자와 비위협적인 상호작용을 하는 동안에도 설명되지 않는 과민성, 슬픔 또는 무서움의 삽화

C. 아동이 불충분한 양육의 극단적인 양식을 경험했다는 것이 다음 중 최소 한 가지 이상에서 분명하게 드러남.
  1. 성인 보호자에 의해 충족되는 안락과 자극, 애정 등의 기본적인 감정적 요구에 대한 지속적인 결핍이 사회적 방임 또는 박탈의 형태로 나타남.
  2. 안정된 애착을 형성하는 기회를 제한하는 주 보호자의 반복적인 교체(예: 위탁보육에서의 잦은 교체)
  3. 선택적 애착을 형성하는 기회를 고도로(심각하게) 제한하는 독특한 구조의 양육(예: 아동이 많고 보호자가 적은 기관)

D. 진단기준 C의 양육이 진단기준 A의 장애행동에 대한 원인이 되는 것으로 추정된다(예: 진단기준 A의 장애는 진단기준 C의 적절한 양육결핍 후에 시작하였다).

E. 진단기준이 자폐스펙트럼장애를 만족하지 않는다.

F. 장애가 5세 이전에 시작된 것이 명백하다.
G. 아동의 발달연령이 최소 9개월 이상이어야 한다.
다음의 경우 명시할 것
지속성: 장애가 현재까지 12개월 이상 지속되어 왔다.
현재의 심각도를 명시할 것
반응성 애착장애에서 아동이 장애의 모든 증상을 드러내며, 각각의 증상이 상대적으로 높은 수준을 나타낼 때 고도로 명시한다(APA, 2013).

출처: American Psychiatric Association(2013). DSM-5.

② **배설장애**(유뇨증)

가. 정의

5세 이상으로 당뇨, 요도감염과 같은 다른 신체적 문제가 없는데 밤이나 낮에 잠자리나 옷에 소변을 보는 것이다. 아동이 처음부터 소변을 가리지 못했으면 1차 유뇨증이라 하고, 한동안 소변을 가리다가 다시 못 가리게 되면 2차 유뇨증이라고 한다.

나. 유뇨증의 현황

- 유뇨증의 85%는 1차 유뇨증에 해당한다.
- 아동들 중 10%가 유뇨증을 보인다.
- 남아가 여아에 비해 2배 많다. 유뇨증은 연령에 따라 계속 감소하고 18세가 되면 남자 1%, 여자 1% 이하로 감소한다.

다. 진단

- 5세 이상의 아동이 신체적 이상이 없음에도 옷·침구에 반복적으로 소변을 보는 경우
- 3개월 동안 일주일에 2회 이상 부적절하게 오줌을 싼다.
- 오줌 싸는 것이 임상적으로 의미 있는 스트레스나 주요 기능영역의 장애와 관련 있을 때에는 오줌 싸는 것이 덜할 때 진단되기도 한다.

라. 원인

- 유전적 요인: 수면장애로서의 유뇨증과 발달지연이 있다.
- 심리적 요인: 사회활동의 제약, 놀림, 배척, 부모에 대한 불안과 분노, 낮은 자아존중감 등의 문제를 보인다.
- 사회문화적 요인: 대소변 가리기 훈련과정에서 지나치게 강요하는 경우 부모에 대한 적대감으로 유뇨증상이 지속되거나 전혀 훈련받지 못한 경우에는 적절한 통제력 발달이 지연되어 유뇨증상이 지속되거나 새롭게 나타날 수 있다.
- 정신사회적 스트레스: 스트레스를 경험한 것으로 동생의 출생, 유치원 및 학교 입학, 이사, 친구와의 갈등, 부모로부터 격리(이혼 · 죽음 · 여행 등), 부모로부터의 벌, 예상치 못한 사고 등으로 일시적으로 나타났다가 없어지지만 6개월 이상 지속될 가능성도 있다.
- 정신과적 질환의 한 증상

마. 치료

- 부모 및 아동상담: 행동기술

  기본적으로 소변을 실수한 날과 그렇지 않은 날을 기록하여 아이의 소변 조절의 진행을 객관적으로 측정한다. 기록과 치료계획에 아이가 적극적으로 참여할 수 있도록 하는 것이 아동의 협조를 얻어내는 방법이다. 미리 결정한 횟수만큼 연속적으로 소변을 누지 않을 경우 부가적으로 긍정적인 강화를 하여 보상한다. 수분을 제한하고 초저녁에 아이를 깨우는 것은 야뇨증에 거의 영향을 주지 않는다.
- 아동상담: 놀이치료

  유뇨증은 다른 아동들과 함께 있을 때는 잘 나타나지 않지만 보통 냄새로 인해 다른 아동들이 알게 되고, 이러한 사실은 아동들 사이에 흥밋거리가 되면서 문제가 된다. 이는 결과적으로 또래관계에 어려움을 초래하여 아동의 자아존중감에 결정적인 타격을 주게 되며, 부차적으로 다른 심리적인 문제들을 야기한다.

놀이치료는 아동이 안전한 환경에서 유뇨증에 수반되는 좌절감, 분노, 무력감을 표출시켜 자기인식감을 회복시켜 준다. 놀이치료는 다양한 정서적인 문제로 인한 신체상의 부작용으로 추정될 여지가 있기 때문에 거부와 유기를 경험한 아동들에게 효과적인 개입이다.

- 약물치료

데스모프레신 아세테이트(DDAVP)가 다른 약물보다 부작용의 위험이 낮아 주로 사용된다. 수면 중 지나치게 많은 소변이 만들어지는 것을 통제하는 효과가 있으나 약물복용을 중지할 경우 증세가 재발한다(한국아동청소년심리상담센터, www.kccp.kr).

바. 유뇨증의 진단기준(DSM-5)

유뇨증의 진단기준은 다음과 같다.

유뇨증의 진단기준(DSM-5)

A. 침구나 옷에 반복적으로 소변을 본다.
B. 이 행동이 적어도 연속 3개월 동안 주 2회의 빈도로 일어나고, 사회적 · 학업적(직업적) 또는 다른 중요한 기능영역에서 임상적으로 심각한 고통이나 장애를 일으킨다는 점에서 임상적으로 중요하다.
C. 생활연령이 적어도 5세(또는 이에 해당하는 발달 수준)이다.
D. 이런 행동이 전적으로 물질(예: 이뇨제 등)이나 일반적인 의학적 상태(예: 당뇨병, 척수이분증, 경련성 질환)의 생리적 효과로 인한 것이 아니어야 한다.

출처: American Psychiatric Association(2013). DSM-5.

③ 배설장애(유분증)

배설장애(유분증)에 대한 내용을 살펴보면 다음과 같다(전석균, 2016: 222-223).

가. 원인

유분증은 부적절하고 일관성이 없는 대소변 가리기 훈련, 지나치게 강압적이거나,

발달단계에 맞지 않는 이른 시기의 대소변 훈련으로 발생한다. 또한 입학, 동생의 출생, 부모불화, 어머니와의 이별, 병에 걸리거나 입원하는 사건 등 심리사회적 스트레스로 인해 발생한다. 뇌신경 발달의 지연과 관계되는 경우 주의가 산만하고 집중력이 낮으며 과잉행동을 나타낸다는 점이 특징이다. 특히 대소변 가리기 훈련과정에서 아이는 통제와 자율의 갈등을 경험하며, 이 갈등이 유분증을 악화시키고 행동문제를 초래하기도 한다.

나. 진단기준(DSM-5)

유분증의 진단기준은 다음과 같다.

유분증의 진단기준(DSM-5)

A. 적절치 않은 곳(예: 옷 또는 마루)에 불수의적이든 반복적으로 대변을 본다.
B. 이러한 사건이 적어도 3개월 동안 최소한 매달 1회 발생한다.
C. 생활연령이 적어도 4세(또는 이에 해당하는 발달 수준)이다.
D. 이런 행동이 전적으로 물질(예: 하제 등)이나 일반적인 의학적 상태(예: 변비를 일으키는 기제를 제외한)의 직접적인 생리적 효과로 인한 것이 아니어야 한다.

출처: American Psychiatric Association(2013). DSM-5.

다. 발달경과 및 치료

유분증의 유병률은 5세 아동의 약 1%이며 남자에게 더 흔하다. 몇 년 동안 간헐적으로 악화되면서 지속되는 경우가 있으나 나이가 들면서 대부분 사라진다.

2 아동 후기의 정신건강

1) 아동기의 정신건강

(1) 아동기의 발달특성

아동기는 생활의 중심이 가정에서 학교로 옮겨지는 시기로 공식적인 학교교육을 통해 사회가 요구하고 있는 기본적인 기술의 습득이 이루어지는 발달단계이다.

① 신체적 발달

아동기는 영아기의 급속한 신체발달이나 청소년기의 성장급등과 비교하여 보면, 신체적 성장과 발달이 비교적 완만하게 진행되긴 하지만 꾸준히 성장이 이루어지고 전체적인 신체의 체계가 안정되는 시기로 이 시기에 아동의 키는 120cm에서 1년에 6cm 정도씩 신장되어 145cm 정도까지 자라며, 몸무게는 22kg 정도에서 1년에 평균 2.7kg씩 증가하여 35~38kg 정도에 이른다. 그리고 아동기 말에는 청소년기의 성장 급등 현상으로 인하여 신장과 체중이 급격히 증가한다(김동배 · 권중돈, 2013: 180).

② 인지적 발달

학령 전기 후반부터 아동기 전기에 걸쳐 사회적 규칙을 내면화하면서 기초적인 수준의 도덕발달이 이루어진다. 이 시기의 아동은 언어를 습득하여 상징적 표상능력을 지니게 되고, 개념적 사고를 하기 시작한다. 그러나 비논리적이며 자기중심적 사고를 한다. 이 시기의 인지적 발달에 대한 연구에 의하면, 피아제(Piaget)와 콜버그(Kohlberg)는 이 시기의 아동들은 규칙을 어떤 권위자에 의해 주어진 고정불변의 것으로 반드시 지켜야 하는 것으로 간주하며, 행동의 옳고 그름을 자신이 입게 되는 손해의 양이나 처벌 여부에 따라 판단한다고 하였다. 사회학습이론가들은 아동은 단순히 모델의 관찰학습에 의해서도 행동을 학습한다고 하였다. 한편, 프로이트는 이 시기에는 동성의 부모를 동일시함에 따라 부모의 도덕적 기준을 내면화하고 양심과 초자아가 발달한다고 보았다(천정웅 외, 2024).

③ 심리사회적 발달

아동기는 유아기보다 대체적으로 정서적으로 안정된 시기로 볼 수 있다. 아동기에는 정서적 통제와 분화된 정서표현이 가능해지고 사회적 행동과 밀접한 관련성을 지니고 있어 정서 중 공포감에 대해 살펴보면, 상상적, 가상적, 비현실적 초자연적인 것에 대해 공포가 많아진다. 이런 공포와 연관된 것이 불안정서이다.

또한 아동기에 공포나 불안보다 더 빈번한 정서가 분노인데 아동의 분노 표현에 있어서 성에 따른 차이가 존재하여 남아의 경우에는 부정적 결과를 회피하고자 분노를 조절하는 반면 여아는 분노를 표현함으로써 상대방의 마음을 다치게 해서는 안 된다는 생각에서 분노를 조절하는 차이가 있다(김동배 · 권중돈, 2013: 187).

(2) 아동의 정신건강에 영향을 미치는 요인

아동의 정신건강에 영향을 미치는 요인에는 기질적인 요인, 심리적인 요인, 사회문화적 요인이 있으며 그 내용은 다음과 같다(오미경, 2015).

① 기질적인 요인

출생 전후의 임산부나 태아에게 부정적인 영향을 미치는 의약품, 약물, 알코올중독 등 뇌에 미치는 모든 질병, 자동차 사고나 산업재해 등의 외상, 감염, 인체에 축적되어 장애를 일으키는 화학적 중금속 독성물질은 기질성 정신장애를 일으킬 수 있다.

② 심리적인 요인

미움, 분노, 공포, 불안, 우울, 슬픔, 시기와 질투, 고독, 수치심 등의 부정적인 감정은 적응에 문제를 일으키고 병적인 행동과 정신장애의 원인이 된다. 다른 하나는 사랑, 죽음, 이별, 의존 대상의 상실 등에 따른 절망, 분노, 억압 등이 합병하여 여러 정신장애를 일으킬 수 있다. 신체장애, 만성 질병도 상실감을 초래하여 열등감, 분노, 공격성, 방어, 보상 등 심리적 반응을 일으킨다.

③ 사회문화적인 요인

가. 가족요인

- 부모가 자주 싸울 때: 부모가 자주 싸워 집안 분위기가 침체되면, 아동은 불안한 집안 환경을 느껴 정서적으로 안정되기 힘들다. 특히, 아동 앞에서 자주 큰 소리를 치면 아동은 공포감을 느끼게 되고 깊은 잠을 못 자는 수면장애증상을 보이며, 극도로 예민해져 새로운 환경에 적응하기가 무척 힘들어진다.
- 환경이 급격하게 변화할 때: 어른들이 생각할 때에는 대수롭지 않은 변화도 아동에게는 스트레스가 될 수 있다. 예를 들면, 부모의 외출로 할머니 집에 맡겨졌을 때, 엄마가 아플 때, 아빠가 출장을 떠났을 때 등 일상생활에서 흔히 벌어지는 환경의 변화에도 아동은 스트레스를 받을 수 있으므로 작은 변화라도 아동의 정서 상태를 고려하고 이해하는 태도가 필요하다.
- 어머니가 잔소리를 많이 할 때: 아동에게 이것저것 시키는 게 많고, 일을 더디게 하면 참지 못하고 잔소리를 하는 어머니 밑에서 자란 아동은 무슨 일을 하든지 주의가 산만하고 집중력이 떨어진다. 또한, 쉽게 포기하고 끝마무리를 제대로 못하는 경향이 있다. 따라서 아동의 독립성을 형성할 수 있도록 잔소리를 줄이고 기다릴 줄 알아야 한다.
- 부모의 그릇된 양육태도: 아동의 기분은 무시한 채 부모의 뜻대로만 다루려고 하는 것은 큰 스트레스 요인으로 작용한다. 특히, 칭찬에 인색하고 권위적이며 강압적인 태도는 아동에게 휴식처가 되어야 할 부모를 두려움과 불안의 대상으로 전락시킨다.
  - 공부 강요: 쉬고 싶을 때 못 쉬면 신경세포가 지쳐서 정작 학습이 필요할 때

그것을 받아들이지 못하는 부작용이 생긴다.

- 적응문제: 처음으로 새로운 친구를 사귀고 처음 보는 사람들을 많이 만나며, 수많은 규칙과 이질적인 환경에 처하게 되면 아동이 많은 스트레스를 받게 되는 것은 당연하다. 따라서 아동과 가능한 한 대화를 많이 하고 충분히 상담하면서 적응할 수 있도록 도와주어야 한다.

나. 문화적 요인

사회문화의 급격한 변화는 불안, 우울, 고립감, 비현실감 등의 정신적인 충격과 정신장애를 불러일으킬 수 있다(오미경, 2015).

(3) 아동기의 정신건강문제

아동기의 정신건강문제에는 분리불안, 주의력결핍과잉행동장애, 공격성 및 분노, 위축행동, 고립, 선택적 함구증 등이 있으며 그 내용은 다음과 같다(김윤재 외, 2018: 71-74).

① 분리불안

분리불안(seperation anxiety)은 집 또는 애착 대상과 이별할 때 경험하는 것으로 발달적으로 볼 때 부적절할 정도로 지나친 불안을 보이는 것이 특징이다. 아이가 애착관계가 형성된 대상 인물이나 환경으로부터 격리될 때 복통, 두통, 구역질, 구토 등의 신체적 이상이나 불편을 나타내거나 호소한다. 분리불안은 자기와 대상의 분리를 감지할 수 있는 생후 6~12개월 사이에 나타나 18개월 이후에 절정기에 이르고, 36개월 이후부터는 어머니에 대한 심리적 · 정신적 표상이 생기기 때문에 서서히 사라진다. 부모나 교사는 격리불안에 따른 불안감을 해소시켜 주기 위해서 영유아가 느끼는 감정을 충분히 이야기하도록 허용하고 그들의 감정을 수용해 준다.

② 주의력결핍과잉행동장애

주의력결핍과잉행동장애(Attention-Deficit/Hyperactivity Disorder, ADHD)는 선천적으로 뇌 기질상의 미세한 이상으로 인해 과잉운동, 집중력 결핍, 충동성이 나타나는 질병으로, 3~5%의 유병률을 보이며 남아가 여아의 3배 정도 많다.

ADHD 아동은 지속적인 참여와 수고가 요구되는 활동(예: 숙제, 과제 작성)을 회피하거나 매우 싫어한다. 일상적 활동(예: 약속, 도시락 갖고 다니기)도 자주 잊어버리고 다른 사람의 말에 귀 기울이지 못하며, 대화에 전념하지 않고 경기나 집단활동 시 규칙을 잘 따르지 않는다. 쉽게 분노하며 지배적인 태도, 완고함, 나태, 과도하고 빈번한 욕구 충족의 주장, 불쾌감 등의 특징 때문에 또래로부터 따돌림당하기 쉽다.

ADHD 아동은 반항적이고 공격적인 행동을 보이거나 규율을 잘 지키지 않는 등 지속적으로 문제행동을 보이기 때문에 ADHD 아동의 부모는 건강한 아동의 부모에 비해 자녀양육과 관련된 스트레스 수준이 높다. 특히, 아동기에 ADHD를 방치하면 대인관계 형성 등에 어려움이 생길 수 있고 나이가 들면서 주의산만, 충동성이 남는 경우가 많아 학습에 문제가 따를 수 있다. ADHD는 행동을 통제하는 신경전달물질이 제대로 작용하지 않아 생기기 때문에 약물치료를 받으면 75% 정도는 효과를 볼 수 있다.

또한, ADHD 아동은 교사를 매우 힘들게 하므로 부모는 교사와 충분히 상의하여 자녀에 대한 이해와 치료, 교육에 협조해 줄 것을 당부할 필요가 있다. 치료는 가능하지만 만성 경과를 갖기 때문에 오랜 시간이 걸리며 상황에 따라 증상의 변화가 생길 수 있다. 증세가 심각하지 않을 때는 집안환경이나 주위환경을 차분하게 정리해 주고, 야단치거나 지시하고 체벌하기보다는 가능한 한 칭찬을 많이 받을 수 있도록 배려해야 한다.

아동의 정신건강에는 무엇보다도 부모의 일관된 양육태도와 따뜻한 관심이 중요하므로 아동의 말에 귀를 기울이고 선택권을 주며, 스킨십을 자주 시도하고 작은 변화에도 칭찬해 줌으로써 자신감을 키워 주어야 한다.

③ 공격성 및 분노

공격성은 다른 사람 또는 동물에게 상처를 입히는 행동, 친구에게 욕하고 때리며 괴롭히는 행동, 장난감이나 물건을 손상·파괴하는 행동 등의 부정적인 모든 행동을 의미한다. 아동들은 자신의 욕구가 좌절되거나 분노를 느끼는 경우 적절한 해소방법을 알지 못해서 공격적인 행동으로 표출한다.

공격성을 나타내는 이유는 부모나 매스컴의 공격적 행동에 대한 관찰학습, 바람직한 행동이나 사회적 기술을 학습하지 못해서, 부모나 교사 또는 또래의 관심을 끌기 위한 수단, 정서적 원인 등 다양하다.

④ 위축행동

위축행동은 두려움이나 낮은 자존심에서 기인한다. 수줍음이 심한 아동은 사회적 행동을 회피하고 과도하게 불안해하며 심한 우울감, 자기비하를 경험하게 된다. 다른 사람들에게 비판받고 거절되는 것에 대한 두려움, 사회적 상황에서 적절하게 반응할 수 없는 것에 대한 두려움, 친교에 대한 두려움 등이 위축행동의 원인이 되며, 아동의 인성과 성격 형성에 장애요인이 된다.

따라서 이들에게 자신감을 고취시키고 사회성을 증가시킬 수 있는 경험을 제공하며, 자신의 역할을 수행하게 하고 집단에 대한 소속감을 경험시켜 주어야 한다. 지나치게 높거나 낮은 기대도 원인이 될 수 있으므로 아동의 수준에 맞는 적절한 기대를 해야 한다. 아동들이 다양한 역할을 경험하도록 역할놀이의 기회를 제공하는 것도 중요하며, 아동의 위축행동에 반응적으로 대하되 이에 적절한 통제를 함으로써 위축행동에서 벗어나도록 격려해 주는 양육행동이 중요하다.

⑤ 고립

아동이 또래집단에 잘 수용한다는 것은 사회성 발달에 중요하기 때문에 또래들과의 관계 형성을 원하지 않거나 관계를 형성하지 못하는 경우 그 원인을 파악하여 적절한 지도를 해야 한다.

고립되는 원인으로는 아동의 기질이나 성격이 내성적이고 혼자 노는 것을 좋아해 친구를 사귀고 싶은 욕구가 없는 경우, 성인과의 지나친 밀착으로 또래관계 형성 경험이 없는 경우, 체구나 외모가 매력적이지 않아 배척당하는 경우, 사고발달이 늦어 참여 못하는 경우 등이 있다. 성인의 개입에 의한 지도보다는 아동 스스로 또래놀이에 참여하고 적절히 어울릴 수 있는 자질을 길러 주어야 한다.

⑥ 선택적 함구증

선택적 함구증은 어떤 상황에서는 말을 잘함에도 불구하고 말을 해야 하는 특정한 사회적 상황(예: 학교, 놀이친구와 함께 있을 때)에서는 지속적으로 말을 못하는 것이다. 예를 들면, 집에서는 말을 잘하는데 밖에 나가면 입을 다무는 경우로 이러한 장애가 적어도 1개월 이상 지속되고 교육적 성취나 사회적 의사소통을 저해할 때 선택적 함구증이라고 할 수 있다.

동반되는 특징으로는 심한 부끄러움과 사회적으로 어려운 상황에 대한 두려움, 위축, 매달림, 강박적 특성, 거절, 분노발작, 반항 등이 있으며 사회적·학업적 기능에 심한 장애가 초래되기도 한다. 또래에게 놀림을 당하거나 집단 따돌림을 당하는 경우도 흔하며 불안장애, 정신지체, 입원, 극심한 심리사회적 스트레스와 관련되기도 한다. 대부분 5세 이전에 발병하며 몇 달 정도 지속되지만 더 오래 지속되기도 하고 몇 년 동안 지속될 수도 있다. 정서적 어려움과 언어 및 사회성 미발달과 연관되며 빠른 시간 내에 해결되도록 도와주어야 한다(오미경, 2015).

2) 청소년기의 정신건강

(1) 청소년기의 발달특성

청소년기는 영유아기, 아동기의 종결과 성인기 사이로 13~18세 사이의 중·고등학교 시기에 해당한다. 인간이 생물학적 · 심리적 · 사회적 모든 면을 통합하여 인격의 완성을 기하고 사회인으로서의 기능을 취하기 위한 마지막 준비단계이다(이영호, 2016).

청소년기는 정체감과 역할혼란의 시기이다. 그러므로 이 시기에는 정체감을 얼마나 잘 습득하고 확립하는가가 중요한 과제이다. 청소년기는 부모와 가정으로부터 정신적으로 독립하여 자신의 정체성을 찾으려고 하는 시기이며, 이성과 교제를 시작하므로 건전한 이성관계에 대한 가치관과 태도, 능력이 필요하다. 이러한 발달과제의 미숙으로 인해 불안과 우울, 청소년 비행 및 반사회적 성격, 신경성 식욕부전증, 학교 거부증, 약물 남용과 중독, 충동조절장애, 정신분열증, 조울증, 경계선적 성격장애 등이 나타난다(고명수 외, 2015).

① 청소년기의 신체적 특징

성장 급등기 동안에 성인이 된 후의 신장의 98%가 자라는 것으로 보고되고 있다. 성장은 대부분 여아는 10세경, 남아는 12세경에 시작되고 여아의 경우 남아보다 10세경에 신체 발육이 앞서기 시작하지만 대략 13세경부터 남아의 급격한 신체 발육이 시작되면서 성별 간 격차는 반대 양상으로 심화된다.

청소년기의 신체 · 생리적 발달은 개인차가 심하다. 신체나 생리적 발달의 순서에도 개인차가 있다. 남자의 경우 고환과 음낭이 발달하고 음모가 나며, 겨드랑이털과 턱수염이 나는 것이 보편적이다. 여자의 경우 음모가 나고 가슴이 커지며, 겨드랑이털이 나고 초경이 시작되는 순으로 진행되지만 초경이 먼저 시작되거나 가슴이 먼저 발달하기도 한다.

청소년기 신체적 · 성적 성숙 속도가 심리적 적응에 미치는 영향은 남녀에 따라 차이가 있다. 남아의 경우 조기 성숙은 긍정적인 신체상을 증대시키며 사회적 적응에 바람직한 영향을 미치는 것으로 알려져 있으나 여아의 경우 문제행동의 경향이 높고 이성관계에 빨리 몰입되는 것으로 나타났다(김윤재 외, 2012).

② 청소년기의 인지적 특징

청소년기의 사고는 점차 성인과 유사해지고 피아제의 구체적 조작기에서 형식적 조작기로 전환하는 시기이다. 청소년기의 가장 큰 특징은 논리적 사고의 증대이다. 따라서 청소년기가 되면 자신이 직접 경험하지 않았어도 상상의 세계에 대한 사고를 전개시켜 나갈 수 있다. 또한, 조합적 사고(combinational thinking)능력이 발달해 동시에 작용하는 둘 이상의 변인들의 효과를 고려할 수 있다. 문제에 직면했을 때 가능한 한 해결책을 논리적이고 체계적으로 검증해 나가면서 문제해결을 시도한다. 이러한 청소년기의 형식적 사고의 발달로 인해 청소년들은 자신의 사고를 비판적으로 검토할 수 있고 자신과 세계에 대해서 상대론적 관점으로 이해할 수 있게 된다.

그러나 이러한 청소년기의 특징이 자기중심적 사고의 감소를 가져온다. 이러한 현상을 좀 더 구체적으로 설명하면 다음과 같다(Newman & Newman, 1987).

첫째, 청소년기에 들어서면 더 다양한 역할에서 기능하는데 이것을 성공적으로 하기 위해서는 동시에 둘 이상의 변수를 정신적으로 다루는 것을 배워야 한다.

둘째, 초등학교에서 중·고등학교로 넘어가면 서로 다른 배경에서 성장하는 친구들과 알고 지낼 기회가 많아진다. 다양한 배경에서 온 친구들과 사귀면서 미래에 대한 기대나 가치관이 자기와 다르다는 것을 알게 되고 자신의 현재 가치관이 자기가 속한 가족이나 지역사회에 의해 형성된 것임을 깨닫게 된다.

셋째, 중·고등학교 교과과정은 논리적 사고를 촉진하고, 예술이나 인문과학은 상상능력을 발달시킨다.

③ 청소년기의 정서적 특징

청소년기에는 발달과정에서 신체적·성적 발달이 현저하게 나타나고 그들의 사회적 역할과 대인관계가 크게 확산되는 등 아동기나 성인기에 비해 현저하게 다른 발달적 특징을 보인다. 청소년기의 정서적 특징을 살펴보면 다음과 같다.

첫째, 청소년들의 정서는 격렬하고 쉽게 동요하는 속성이 있다. 청소년들은 부모·교사·동료 등의 저열한 언동에 쉽게 분노하고 얼굴을 붉히며, 쉽게 슬픔에 잠긴다.

둘째, 청소년은 그들의 정서를 자극하는 대상이 다른 연령기와 다른 특징이 있다. 즉, 아동기에 있어서 불쾌한 경험은 주로 부상, 질병, 체벌, 징계, 의사에게 가는 것 등이지만, 12~18세경의 청소년들은 친구의 죽음, 학교에서의 실패, 자기가 원하는 것이 거부되었을 때, 부모와의 갈등, 죄에 대한 감정, 친구를 잃는 것 등이 그들의 불쾌감정을 자극한다.

셋째, 청소년의 정서표현은 아동기와는 달리 내면적이고 영속적이어서 정서가 기분(mood)과 정조(sentiment)로 발전하는 경우가 많다. 청소년의 정서를 아동의 정서와 구별할 수 있는 특징 중의 하나는 정서의 내면화이다. 아동의 정서표현은 직접적이고 일시적이어서 오래 지속되지 않는다.

넷째, 청소년기의 정서적 변화에 가장 크게 영향을 미치는 요인들로 신체·생리적 변화와 심리사회적 변화가 있다. 청소년기의 생리적 변화로는 내분비선의 활동과 신경계의 변화, 즉 호르몬의 급상승과 교감, 부교감 신경계의 변화이다. 청소년기의 강렬한 정서 동요를 비롯하여 그들에게 특유한 신경질적인 조급성, 흥분성, 주의산만, 갑갑증 등의 기저에는 이러한 생리적 변화이다(김윤재 외, 2012).

④ 청소년기의 자아정체감의 발달

청소년기에는 사회적으로 책임 있는 행동을 하고, 성에 적절한 성역할을 습득하며, 부모나 다른 성인으로부터 정서적 그리고 경제적으로 독립하고, 사회생활에 필요한 지식과 기술을 습득하며, 자아정체감을 확립하고 경제적으로 독립하고, 직업선택과 준비 그리고 결혼과 가족생활에 대한 준비를 해야 한다(정옥분, 2008).

이런 자아정체감의 형성은 아동기의 경험에 기반을 두고 있긴 하지만 본격적인 발달이 이루어지는 것은 청소년기부터라고 할 수 있고, 청소년들이 안정된 자아정체감을 형성하기 위해서는 신체적 성숙과 성적 성숙, 추상적 사고능력의 발달, 정서적 안정성의 확보 그리고 부모나 또래집단으로부터의 자율성을 확보할 수 있어야 한다. 그리고 다양한 역할실험을 통하여 자신의 특성을 인정하고, 타인의 견해를 이해하며, 세계에 대한 지식을 습득하는 과정이 필요하다(김동배 · 권중돈, 2013: 187).

(2) 청소년기의 정신건강문제

청소년기의 정신건강문제에는 입시 스트레스, 인터넷 중독, 자살, 학교폭력 등이 있고 그 내용은 다음과 같다(김윤재, 2018: 79-81).

① 입시 스트레스와 성적

대학입시 중심의 교육으로 인해 약 39%의 청소년이 공부에 대한 스트레스를 받고 있는 것으로 나타났다. 우리나라 청소년들은 입시 위주의 사회문화적 압력으로 인해 균형적 발달을 상실하고, 이러한 압박감으로 인해 신체적 · 심리적 · 사회적 스트레스는 심각하다(박효정, 임선영, 2009).

② 인터넷 중독

인터넷 중독이란 인터넷 확산에 따른 부작용으로 인터넷에 지나치게 접속함으로써 일상생활에서 심각한 사회적 · 정신적 · 육체적 및 금전적 지장을 받는 상태로 일상생활을 영위하는 데 심각한 지장을 유발한다(Young, 1999).

인터넷 중독은 의존성, 내성, 금단증상에 따라 정도를 구분할 수 있으며, 최근 들어 다양한 인터넷 관련 연구가 늘어나고 있다(Young, 1996). 인터넷 중독에 관한 연구를 보면, 인터넷 중독이 심각할수록 정신건강지수가 낮다는 결과가 있다(김혜정, 조복희, 2003).

③ 자살

일반적으로 「청소년 기본법」에서는 가출청소년을 만 24세까지 포괄하고 있다. 그

뿐만 아니라, 「청소년복지 지원법」 제32조의2(가출청소년의 청소년쉼터 계속 이용)에 따르면 가정 내 폭력피해 경험이나 친인척에 의해 성폭력 피해 경험이 있는 가출청소년은 가정복귀가 어려울 수 있으므로 가출청소년의 의사에 따라 만 24세까지 보호받을 권리가 있다고 명시하고 있다(김옥수, 2020: 9).

선행연구의 청소년 자살에 영향을 미치는 요인으로 대인관계로부터 오는 내재화 문제 또는 외현화 문제에 기인한 동기가 주요 요인임을 감안했을 때(Glaser, 1981; Brent, 1987), 개인체계, 가족체계, 사회체계 차원에서 다양한 폭력의 위험에 노출되어 폭력피해를 겪은 청소년의 경우 자살의 위험성이 매우 높을 것으로 예측할 수 있다(Gould et al., 1998). 특히, 다양한 환경체계에서 다중폭력피해가 있는 청소년은 일반 청소년에 비해 내재화·외현화 문제와 자살위험성이 매우 높은 집단으로 보고하였다(Yoder, 1998). 특히 다중폭력경험이 있는 가출청소년의 정신건강에 가장 많은 영향을 미치고 있는 우울 증상은 일반청소년 대비 훨씬 더 높은 비율을 보이고 있으며, 가출청소년의 적응과 발달에 위험 요인으로 작용하고 있다(육혜련, 2014).

④ 학교폭력

학교폭력의 개념은 2004년에 제정되어 2016년 6월 23일 법률 시행령에서 정의한 개념으로 이 법에서 사용하는 개념은 학교 내외에서 학생을 대상으로 발생한 상해, 폭행, 감금, 협박, 약취·유인, 명예훼손, 모욕, 공갈, 강요, 강제적인 심부름 및 성폭력, 따돌림, 사이버 따돌림, 정보통신망을 이용한 음란 폭력·정보 등에 의하여 신체 정신 또는 재산상의 피해를 수반하는 행위를 말한다.

학교폭력으로 인해 나타날 수 있는 정신장애로써 DSM-5의 청소년기에 나타나는 진단을 살펴보면, 명백한 조증 상태를 보이며, 비정상적으로 들뜨거나, 의기양양하거나, 과민한 기분, 그리고 활동과 에너지의 증가가 일주일간 거의 매일, 하루 중 대부분 지속되는 분명한 기간이 있으며, 기분이 행복하고 즐거운 상태를 보이는 제1형 양극성 장애와 일생 동안 1회 이상의 주요 우울과 1회 이상의 경조증을 경험하며,

일상생활에 대한 의욕과 즐거움이 감소하고 주의집중력과 판단력이 저하되며, 체중과 수면 양상의 변화, 무가치감과 죄책감, 그리고 죽음이나 자살생각이 증가하는 제2형 양극성 장애가 있거나, 자극에 대해 높은 수준의 화를 쉽게 지속적으로 내는 파괴적 기분조절부전장애와 적어도 2주 동안, 하루 중 대부분, 거의 매일 우울기분을 느끼는 우울장애 그리고 예상치 못한 공황발작을 반복적으로 경험하고 공황발작을 겪는 공황장애나 실제로 노출된, 혹은 노출이 기대되는 다양한 상황에서 유발되는 극도의 공포와 불안을 현저하게 느끼는 광장공포증이나 세 가지 이상의 불안장애가 동시에 일어나는 범불안장애 등이 있다(김정미 외, 2015).

따라서 학교폭력에 대한 방안은 교사, 학부모, 학생의 관계 개선을 위한 프로그램 마련, 연수 및 지원이 필요하다. 학생을 보호하자는 취지에서 광범위하게 학교폭력의 개념이 규정되고 그 경계선 또한 모호하여 그것을 어떻게 해석해야 하는지에 대해서도 의견이 다르므로 명확한 가이드라인을 제공해 주는 것이 필요하다(최수민, 2020: 90 91).

CHAPTER 03 인간발달과 정신건강(Ⅱ)

1 은퇴 이전의 정신건강

1) 청년기(성인 초기)의 정신건강

(1) 청년기(성인 초기)의 발달과업과 정신건강

① 20~40세: 친밀감 대 소외

청년기 또는 성인기를 정의하는 연령에는 다소 차이가 있으나 청소년기 이후 20세부터 중년기가 시작되는 40세 이전까지의 시기이다. 이 시기의 가장 중요한 발달내용은 일과 사랑으로 정의할 수 있으며, 에릭슨은 이 시기에 극복해야 할 중요한 심리사회적 위기를 친밀감 대 소외라고 하였다.

② 신체적 발달

청년기는 신체적 건강이 정점에 이르는 시기이며, 전 생애에 걸쳐 체력이 절정에 달하고 활기와 힘이 최고 수준을 유지한다. 육체적 힘은 25~30세 사이에 최고조이고, 그 후에는 점진적으로 쇠퇴한다. 성년기의 건강에 영향을 미치는 요인들로는 운동과 영양 섭취 외에도 음주, 흡연, 약물 남용, 스트레스 등의 정신건강문제로 인해 적응에 어려움을 초래한다.

③ 인지발달

피아제와 인헬더(Piaget & Inhelder, 1969)는 형식적 조작사고가 발달한 청소년기 이후에는 인지발달이 거의 이루어지지 않는다고 한다. 그러나 알린(Arlin, 1975), 리겔(Riegel, 1973), 샤이에(Schaie, 1990) 등은 청소년기 이후에도 인지발달은 지속적으로 이루어진다고 주장한다.

혼(Horn)과 도널드슨(Donaldson)에 의하면 결정성 지능은 학교교육이나 일상생활에서 경험을 통해 얻게 되는 어휘력, 일반상식, 사회적 상황에 대한 반응인 반면, 유동성 지능은 타고난 지능으로 생물학적으로 결정되고 공간지각, 추상적 추론, 지각 속도 등을 포함한다고 주장한다. 유동성 지능은 10대 후반에 절정에 도달하지만 결정성 지능은 성인기 교육경험의 결과로 생의 말기까지 지속적으로 증가하며, 창의성은 성년기에 절정에 이른다(이은희, 2016).

④ 친밀감 형성과 결혼

에릭슨은 성년기의 중요한 발달과업을 친밀감 대 소외의 심리사회적 위기를 극복하는 것이라고 하였다. 친밀감(intimacy)은 자신의 정체성을 잃을지 모른다는 두려움 없이 타인과 개방적·지지적이고 조화로운 관계를 형성하는 능력이다.

부모와 친지들이 결혼 적령기 내에 결혼하기를 기대할 경우, 결혼 상대자를 선택하여 성년기의 중요한 과업 중의 하나인 결혼을 하게 된다.

⑤ 자녀양육

자녀의 출생과 양육은 새로운 적응을 필요로 하는 가장 충격적인 사건이다. 부모가 되는 경험은 심리적 성숙을 돕고 부부관계를 더욱 긴밀하게 해 주는 계기가 되는 반면, 부모가 되었다는 느낌은 양육에 따른 부담감으로 부부간의 위기를 초래할 수 있다. 첫 자녀 출산 이후 부부간에 순조로운 적응을 유지하기 위해 부모로서의 역할 변화에 대한 준비, 육아에 대한 지식, 부부간 역할과 책임에 대한 재조정과 그에 대한 합의 등이 필요하다. 부모의 양육행동은 개인의 성격 형성과 사회화에 가장 큰 영향을 미치는 요인이 된다는 점을 인식해야 한다(이은희, 2016).

⑥ 직업 준비와 선택

많은 성인이 가지고 있는 고민은 자신이 일하는 곳에서 5가지 욕구(독립의 욕구, 자기 정체성의 확립, 자존심의 획득, 자아실현과 성취 욕구, 사회적 인정의 획득)를 어떻게 충족시키고 자신의 존재를 인정받느냐 하는 것이다. 직장인들이 가장 보람을 느끼는 것도 자신의 뛰어난 자질과 가장으로서 능력을 인정받는 것이다. 이러한 바람이 무한한 노력으로 이루어지기도 하고 채워지지 않는 욕구로 인해 심리적 고민과 심한 스트레스로 정신생리성 장애를 갖게 되기도 한다. 그러므로 이 시기에는 인간관계 속에서의 '인정'이라는 정서적 관계의 결과와 밀접한 관련이 있음을 인지하고 인정을 받지 못하는 데서 오는 자괴감과 불안이라는 정신건강문제에 대한 대안을 마련해야 한다(고명수 외, 2015).

<신혼부부의 발달과업>

하비거스트(Havighurst, 1953)는 20년 이상 서로 다른 환경에서 성장한 신혼부부들에게 행복한 결혼생활을 위해 성취해야 할 발달과업들이 있는데, 이 과업들이 성공적으로 수행될 때 부부 만족은 시간 경과에 따라 감소한다는 일반적인 경향성과는 반대로 점차적으로 더 큰 만족을 경험할 수 있다고 하였다. 1차적 적응과업인 신혼부부의 발달과업을 제시하면 다음과 같다(이주희, 2008).

- 부부역할과 가족역할 확립하기
  자신과 파트너가 서로 기대하는 부부의 역할을 논의하고 서로의 욕구에 적응한다. 자녀 출산문제와 부모로서의 역할수행에 대해서도 의견을 교환하고 잠정적인 결정을 내린다.
- 서로에게 정서적 지원을 제공하고 개인적 성취를 이룰 수 있도록 돕기
  사랑과 애정을 주고받는 방법을 학습하고 상대편을 정서적으로 지원할 수 있는 효과적인 방법을 모색하여 개인과 부부로서 자신의 정체(identity)를 성취하는 방법을 학습한다.
- 서로의 개인적 습관에 적응하기
  상이한 수면 패턴과 목욕습관 및 취미활동 등 개인적 습관의 차이를 수용하거나 변화시켜 부부가 조화를 이룰 수 있도록 노력한다.
- 성역할에 대한 기대 조화시키기
  개인적 성격과 욕구, 흥미 및 남녀평등을 반영하는 성역할을 확립한다.

- 부부의 성생활에 적응하기
  부부간에 애정이나 사랑을 표현하는 방법을 알고 상호 간에 기쁨과 만족을 경험할 수 있는 성행동의 방법과 시기를 결정하며 가족계획을 수립한다.
- 부부간의 의사소통 기술을 발달시키기
  부부가 기쁨과 고통의 순간을 공유하고 어려움이 발생할 때 어떻게 의견을 교환해야 하는가를 학습한다.
- 가정의 경제적 문제 관리하기
  가정을 운영하기 위한 예산을 세우고 가족의 장 · 단기적 목표를 달성하기 위해 예비비의 마련을 위한 계획을 수립한다.
- 친족관계 확립하기
  확장된 가족망의 일원으로 생활하되 친부모와 시부모 또는 장인과 장모의 관계를 규정하고 부부의 고유영역을 확립한다.
- 가족과 직업 중 어느 편을 우선할 것인가 결정하기
  가정과 직장이 균형을 이루도록 하고 임금으로 지불되지 않는 가사노동의 중요성을 인식한다. 맞벌이 부부의 경우 누구의 직업이 우선권을 가지며, 아동양육과 가사 일의 책임을 어떻게 나눌 것인가를 결정한다.

(2) 청년기(성인 초기)의 정신건강문제

① 불임

가. 정의

불임이란 결혼한 부부가 피임하지 않고 정상적인 성관계를 유지하는데도, 1년 이내에 임신이 되지 않는 경우이다. 불임은 1차성 불임과 2차성 불임으로 구분한다. 1차성(원발성) 불임은 결혼 후 1년이 지났는데도 임신이 한 번도 되지 않는 경우이고, 2차성(속발성) 불임은 과거에 한 번 이상 임신한 경험이 있는 상태에서 그 후 유산 등의 여러 가지 원인으로 1년이 지나도 임신이 되지 않는 경우이다.

나. 원인

남성의 성 기능이 약하거나 정자의 양이 많지 않은 경우, 여성의 자궁생식기의 온도와 습도가 적당하지 못하고 너무 차거나 열이 많은 경우 또는 너무 뚱뚱하거나 말라서 진액이 부족하면 불임의 원인이 될 수 있다. 정신적으로 스트레스를 받거나 기혈이 허약한 상태도 불임을 야기할 수가 있다. 이러한 조건에서는 임신이 된다고 해도 쉽게 유산하거나 건강하지 못한 아기가 태어날 가능성이 높다(행복한 임신, 건강한 출산, http://100daum.net).

② 직업

성인으로서의 주체성은 자신이 하는 일에 영향을 받는다. 부모, 배우자 그리고 직업인으로서 시간과 에너지에 대한 요구는 이 시기의 주요한 스트레스가 된다. 일에 대한 건강한 적응은 창조성, 동료와의 만족스러운 관계, 성취에 대한 긍지를 제공하고, 자존심을 높여 준다. 직업 만족은 단지 돈에만 있는 것은 아니다. 비적응의 경우에는 자신과 직업에 대한 불만이 생기고 불안전성, 자존심 격하, 분노, 화 등 정신건강문제가 생긴다(안영진, 2007).

남성의 갱년기 증상의 문제는 호르몬의 변화보다는 신체적 에너지의 감소와 가정과 직장의 압력으로 인해 발생하는 심리적인 문제와 더욱 큰 관련성이 있다고 할 수 있다(장휘숙, 2011).

2) 중·장년기의 정신건강

(1) 중·장년기의 발달과업과 정신건강

① 40~65세: 생산성 대 침체감

중·장년기를 인생의 황금기 또는 전성기, 폐경기 또는 갱년기, 인생의 쇠퇴기 또는 위기의 빈둥지 시기, 샌드위치 세대라고 한다(이은희, 2016).

② 신체적 발달

중·장년기의 신체적 특성은 갱년기이다. 남성의 경우, 머리가 빠지거나 배가 나오는 등 외모상에 변화가 오고 인생의 유한성을 심각하게 경험한다. 여성의 경우,

폐경이 찾아오는 시기로 에스트로겐 호르몬의 결핍으로 다양한 신체적 증상과 감정의 기복을 경험하게 된다.

③ 인지발달

실직이나 불완전 고용 등의 경험은 중・장년기의 사람들에게 상실감, 허탈감, 무기력감을 첨예화시킬 수 있고, 중・장년기가 전환기 정도를 넘어서 심각한 위기의 시기가 될 수도 있다. 특히, 중・장년기에 취업이나 다른 자기실현을 하는 경우 현실적으로 매우 제한되어 있어서 이로 인해 중년의 여성들은 더욱더 허탈감을 느끼며 이에 대한 건설적인 대책이 없을 때 위기로 발전할 가능성이 있다.

인구학적 변화는 노인 부양과 관련된 가족의 부담을 점증시킨다. 출산율의 저하와 평균 수명의 연장, 여성 취업률의 증가는 노인 부양의 문제가 중・장년기의 심각한 문제 중의 하나가 될 것으로 예측할 수 있다. 현재 한국의 가구유형은 2세대 가족이 주도적인 형태를 유지하고 있고, 기혼 성인 자녀와의 동거형태는 점차 감소하고 있는 추세이다. 그러나 최근 맞벌이 부부의 증가로 성인 자녀들이 결혼 후에도 부모에게 양육을 요청하면서 중년의 여성들은 또 다른 한편으로 연로한 부모를 돌보아야 하는 샌드위치 세대로 불리는 등 이중 부담을 안고 있다(김윤재 외, 2012).

④ 사회적 발달

가. 가정생활

똑같이 삶의 전환기를 맞이하는 양 세대, 즉 중년 부모와 청소년 간에는 갈등이 일어날 가능성이 매우 높다. 중・장년기 부모는 청소년의 독립을 인정하는 방향으로 부모-자녀관계를 재조정하고, 자녀의 발달단계에 맞는 자녀훈육방법을 습득하여 자녀의 요구뿐 아니라 변화하는 상황에 융통성 있게 대처해야 한다. 또한, 중간 세대인 중・장년기의 사람들은 부모역할과 자녀역할을 동시에 수행해야 하는 '샌드위치 세대', 즉 '낀 세대'로서 어린 시절 자신이 보살핌을 받았던 부모를 이제는 거꾸로 돌보아야 하는 역할전도는 중·장년기 자녀들에게 심리적 충격을 주기도 하는 시기이다.

나. 직업생활

중·장년기는 가족의 생계유지, 사회관계 유지뿐 아니라 자신의 생활 전반에 영향을 미칠 정도로 매우 중요한 시기이다. 직업적 성취도가 최고조에 이를 가능성과 직업 전환을 해야 할 가능성이 공존하며, 직업 스트레스는 과로사, 높은 질병률 등의 현상으로 나타난다.

특히, 중·장년기에 경험하는 실직은 청년기보다 훨씬 더 대응하기 어려운 것으로 알려져 있으며, 재취업이 매우 어렵다. 오랫동안 가져왔던 직업은 그 사람의 정체감에서 핵심을 이루고 있는데 이것을 상실함으로써 자부심과 자아개념이 크게 손상된다. 이것은 종종 정서적 문제로 이어져서 실직으로 인한 경제적 손실보다 더 큰 문제가 되기도 한다(이은희, 2016; 천중웅 외, 2024).

⑤ 중·장년기의 발달과업

중·장년기 남녀들이 직면해야 하고, 성인 중기를 통해 만족한 적응을 해야 하는 중요한 문제는 이전의 발달단계에서와 마찬가지로 성인 중기의 발달과업으로 표현된다. 이와 같은 성인 중기의 발달과업은 다른 연령의 발달과업처럼 성인 중기의 모든 사람에 의해 똑같은 방법으로 또는 동시에 모두 숙달될 수는 없다. 하비거스트(1980)의 성인 중기의 발달과업을 살펴보면 다음과 같다.

첫째, 성인 중기의 생리적 변화를 인정하고 이에 적응하는 일이다. 근육의 힘은 줄어들고 신경근육의 기능은 쇠퇴하며 몸은 느려진다. 여성의 경우 40세와 50세 사이에 폐경기 또는 갱년기가 수년간 계속된다. 남성의 경우 이 시기의 신체적 변화에 적응하는 일이 비교적 순조롭지만, 힘이 많이 필요한 신체적 활동에는 비교적 태만해진다. 그러므로 그들의 생물학적·심리적 능력에 적당한 새로운 흥미와 활동을 발달시켜야 한다.

둘째, 노화해 가는 부모에 대해 적응하는 일이다. 자녀들은 성숙해 감에 따라 가정을 떠나고, 그들의 부모는 늙어 가므로 가정에 부담이 된다. 즉, 늙어 가는 부모들은 재정적인 원조나 신체적 보호를 필요로 한다. 인구비율 중 노인의 수가 증가함에 따라 3세대 가족의 수도 늘어나고 있어서 장성한 자녀와 그들 부모와의 관계에 의한 문제도 더 커지고 있다. 교육적 입장에서 본다면 세대 간의 갈등과 긴장은 상담과 조언 등에 의해 잘 다루어질 수 있다.

셋째, 성인으로서의 사회적 책임을 성취하는 일이다. 사회적 책임이 가장 무거운 시기가 성인 중기이다. 이 시기에 영향력이 가장 크고 정력도 많기 때문에 지역사회의 공민생활에서 자연히 그 지도적 역할을 하게 된다. 사람들은 때로는 이 과업을 귀찮고 성가신 것으로 본다. 왜냐하면 이들은 돈을 벌고 직업에 성공하려고 골몰한 나머지 시민적 책임을 감당할 시간이 없기 때문이다.

넷째, 생활의 경제적 표준을 확립하고 유지하는 일이다. 대부분의 가정에서 생활비가 계속 올라가는 시기가 이때이다. 아내는 가정을 하나의 독립된 급양처나 주거처로써 운영해 가야 한다. 남성은 자기의 개인적인 욕심이나 모험욕보다 자기 가족의 경제적 안정을 먼저 생각할 줄 알아야 하며, 재정에 대한 어떤 결정을 할 때는 나머지 가족들도 참여해야 한다. 아내며 어머니인 여성은 가족의 예산을 능률적으로 운영해야 하며, 불필요한 경비는 최소한으로 줄여서 가정생활을 유지하는 과업에 자녀들을 참여시켜야 한다.

다섯째, 10대에 돌입한 자녀들을 책임감 있고 행복한 성인이 되도록 선도하는 일이다. 이 시기의 부모들은 이 과업에서 청년기에 처해 있는 자기 자녀와 협동해야 한다. 부모들이 할 수 있는 일로서 가장 유용하고 중요한 일은 10대의 자녀들이 따를 만한 가치 있는 유형(worthy pattern)을 마련해 주는 것이다.

여섯째, 여가시간을 활용할 줄 아는 일이다. 이 시기가 되면 자녀의 성장이나 직업세계에서의 인정 등의 이유로 과거에 비해 훨씬 여가가 많아진다. 일부는 이 여가를 시민적 활동에 사용할 수 있으나 오락에 쓸 시간도 생기게 된다. 낡은 방식의 여가습관이 부적당해지면 새로운 여가습관이 생기게 된다. 성인 전기의 여가활동은 이 시기의 사람들에게는 별로 매력적이지 않다. 그들이 원하는 새로운 여가활동은 더 많은 여가시간을 갖게 될 성인 후기의 흥미와 쾌락의 중심적인 근원으로 발전될 수 있다. 또한, 이 시기가 되면 어떤 필생의 포부를 성취할 기회가 오기도 한다.

일곱째, 배우자와의 인격적인 관계를 유지하는 일이다. 중년 부인은 어머니로서의 만족감을 버리고 아내로서의 역할을 다시 찾게 된다. 아내로서의 역할은 자녀를 낳고 기를 때에는 2차적인 중요성밖에 없던 역할이다. 남편이 된 사람은 구애에서 결혼에 이르는 동안 직업상의 적소를 발견하는 일, 최대의 생산적 노력을 발휘하는 일 등에 열중하게 된다. 그러나 이 시기에 이르게 되면 남자는 남편으로서의 역할을 회복하고 싶어 한다. 그리고 결혼 초에 자기 아내로부터 받은 평가를 필요로 한다(김윤재 외, 2012).

(2) 중·장년기의 정신건강문제

① 직업 전환

중·장년기는 직업적 성공의 기회이기도 하지만 직업을 바꾸어야 하는 위기상황에 직면하기도 한다. 중·장년기의 직업 전환은 자발적 전환과 비자발적 전환으로 나눌 수 있다. 맞벌이 부부이거나 비전문직에 종사하는 사람들, 적극적인 성격의 소유자가 직업 전환을 많이 하는 편이다. 그러나 직업 전환을 하고 싶어도 배우자나 부모로서의 역할 때문에 못하는 경우도 많다. 비자발적 직업 전환은 개인뿐만 아니라 전체 가족생활에도 중대한 위기를 초래할 수 있는데, 개인의 직무수행능력이 다른 동료직원들보다 현저하게 저하되어 있거나 회사나 전체 사회가 경제적 불황 상태에 있는 경우에 많이 일어난다(김윤재 외, 2012).

② 빈 둥지 증후군

자녀들이 성장해 부모의 곁을 떠난 시기에 중년 주부들이 느끼는 허전한 심리를 '빈 둥지 증후군'이라고 한다. 빈 둥지 증후군은 중·장년기의 위기증상이며, 중·장년기 위기는 여성들의 폐경기를 전후로 나타난다. 정신분석학자 융은 사람들이 40세를 전후로 이전에 가치를 두었던 삶의 목표와 과정에 의문을 제기하면서 중·장년기 위기(mid-life crisis)가 시작된다고 주장하였다(사회복지용어사전, 2013).

③ 중년의 위기

직업과 배우자 관계에서 발생하는 급격한 변화가 중년의 위기를 불러와 자신에 대한 회의, 스트레스, 불안, 초조, 우울이 동반되기도 한다. 심각한 신체질환, 배우자의 사망, 부모 봉양에 대한 책임, 실직이나 진급 실패, 성인이 되어서도 의존적인 자녀 등이 중년 위기의 원인이 된다(안영진, 2007).

또한 중년의 시기에는 노화로 인해 신체에 급격한 변화가 나타난다. 남성의 신체 변화로는 시력과 청력의 정확도가 감퇴하고, 기억력과 주의력의 감소(박민, 진영선, 2002)로 인하여 학습에 어려움을 겪을 수 있다. 피부는 탄력성이 감소되면서 주름이 증가하고 피부색이 다소 어둡게 변한다. 흰 머리카락이 증가하며, 탈모가 생기기도 하는 등 외형적인 변화가 눈에 띄게 나타난다. 체형에서도 큰 변화가 나타나는데 체중이 증가하고 비만이나 체형의 불균형을 초래한다. 이러한 노화가 진행됨으로 인해 신체적 힘과 원기가 점차적으로 감퇴되어 피로감이 증가하고 스트레스로부터 회복하는 데에도 많은 시간이 소요된다. 또한 중년 성인들 중 쉼 없이 일에 몰두하여 사회와 가정에서 자신의 능력을 인정받고자 자신의 건강을 돌보지 않고 일을 하는 경우 질병이 발생하여 과로사로 사망할 수 있다(Levinson, 1996; 신명훈, 2020: 9).

④ 실업

실업(unemployment)은 일반적으로 노동할 의사와 능력이 있는 개인이 자신의 능력에 맞는 취업의 기회를 가지지 못한 상태를 말한다(기광도, 최영신, 1999). 중년 성인에게 있어 일을 하지 못하게 된다는 것은 삶의 의미를 상실하는 것과 같고(김경은 외, 2011), 실업은 수입의 상실, 그 이상으로 심리적·신체적으로 영향이 크다. 따라서 중년에게 있어서 경제력 상실은 정체성을 상실하느냐 아니냐의 문제이며(유승호, 2014), 이러한 실업은 개인에게 다음과 같은 부정적인 영향을 미칠 수 있다.

첫째, 개인은 경제적 자원의 감소로 인해 경제적 자립 및 사회적 역할수행의 저하가 생겨난다. 둘째, 개인은 고용상태를 통하여 자발적인 상호교환관계를 갖게 되는데 이러한 자발적 관계가 비자발적으로 중단됨으로 인해 권리가 박탈된다. 셋째, 집단에 대한 소속욕구가 저하되고 자신이 소속되어온 조직과 동일시 되어오던 자아정체감의 상실을 경험하게 된다. 넷째, 일을 통해 자아실현과 성취를 얻을 수 있는 기회가 상실된다(김명언, 1998).

이처럼 실업은 개인과 가족구성원에게 경제적 어려움을 주어 일상생활에서의 위기를 초래하며, 가족해체, 범죄, 자살 등 각종 사회적 문제들을 발생시킬 수 있다(채구묵, 2011).

그러므로 중년의 실업을 위한 실천적·정책적 함의는 첫째, 평생교육원과 직업훈련소에서는 직업적인 욕구만을 파악할 것이 아니라 실업상태에 있는 중년 성인의 특성에 따른 욕구사정과 사회복지실천의 개입이 필요하고, 둘째, 실업상태에 있는 중년 성인을 대상으로 생활사건 스트레스를 사정할 때 중대한 생활사건 스트레스와 일상 생활사건 스트레스의 차이를 구분하여 사정하고 그에 따른 개입을 해야 한다. 셋째, 중년 성인의 현재와 미래의 모든 기대를 상실케 하는 무망감은 자살생각에 영향을 주게 되므로 중년 성인의 자살예방책을 강구할 때, 우선 중년 성인이 무망감에 빠지지 않도록 조치를 취하는 것이 일차적 예방책에 해당된다.

2 은퇴 이후의 정신건강

1) 노년기의 정신건강

(1) 노년기의 발달과업과 정신건강

① 65세 이후: 자아통합 대 절망감

우리나라 「노인복지법」에 근거하여 65세부터를 노년기로 규정하고 있다. 노년기는 노화에 적응해야 하는 시기로, 에릭슨의 자아통합 대 절망감이 발달과업이다.

② 신체적 발달

노년기가 되면 체중의 변화가 있고 피부는 전체적인 피부색이 동일하게 유지되지 않으며, 노출된 피부는 표피 증식이 감소해 얇아지고 주름살이 생기며, 피부 탄력성이 현저하게 줄어든다. 또한, 추위를 많이 느끼고 온도 변화에 쉽게 적응하지 못한다. 골절을 당하기 쉽고 골다공증에 걸리기 쉬워진다. 노년기에는 소화기능이 감퇴함에 따라 변비나 숙변, 각종 장질환으로 이환될 가능성이 높아진다. 탄수화물 대사율이 증가하여 혈액 속 혈당이 증가하고 당뇨병으로 이환될 가능성도 높아진다. 또한, 노년기에는 감각기관의 기능이 저하된다. 시력은 40대 이후부터 약화되기 시작해 70세 이후부터는 교정시력으로도 정상시력을 유지하기 어려워진다. 노년기에는 청각능력의 감퇴가 이루어지며, 미각은 70세 이전까지는 큰 변화가 없지만, 80세 이후부터 혀의 맛봉우리가 감소하여 미각 구별능력이 현격히 쇠퇴한다. 후각은 65세 이후부터 감소하기 시작해 80세 이후 노인의 75% 정도가 후각의 문제를 경험한다. 또한, 노년기에 이르게 되면 운동반응, 반응시간, 문제해결, 기억력, 정보처리과정에서 반응 속도가 둔화된다. 그러므로 노년기에는 환경 변화에 즉각적으로 대처할 수 없어 안전사고를 유발할 가능성이 높아진다(권중돈, 김동배, 2005; 장인협, 최성재, 2006).

③ 인지발달

인지기능, 즉 지능, 기억력, 사고 및 문제해결능력의 변화 양상에 대한 연구결과는 일치된 결과를 보이고 있지 않다. 35년간에 걸쳐 성인들의 인지 변화를 추적·조사한 샤이에(1996)의 시애틀 종단적 연구결과 노인의 인지적 능력 쇠퇴는 영역별로 차이가 있고 개인 차이도 큰 것으로 나타났다. 인지적 감퇴가 적게 일어나는 사람들의 특성은 만성적 질병이 없고 사회경제적 지위가 높다. 자극적인 환경에 놓여 생활양식에서 융통성이 지적으로 우수한 배우자와 결혼했으며, 성인기와 중년기의 성취에 만족감을 가지고 있다. 치매는 노년기에 나타나는 가장 병리적인 기억장애이다.

④ 심리적 발달

가. 자아통합과 죽음

노년기는 자아통합 대 절망의 심리사회적 위기를 극복하는 시기로 중년기를 포함하여 이전 단계에서 위기를 성공적으로 극복했는가, 아닌가에 따라 그 결과가 달라진다. 자아통합은 자신이 살아온 인생의 의미를 숙고한 일생 동안에 있었던 모든 과오·실패·결점 등을 인정하고 수용하면서 지나온 인생을 만족스럽고 의미 있게 생각하면서 다가올 죽음을 인정하고 기다리는 태도이다.

절망은 자신의 과거 및 현재의 인생을 후회스럽고 불만스럽게 생각하는 것이며, 에릭슨, 펙(Peck) 그리고 레빈슨(Levinson)은 모두 노년기 성격발달의 주요한 특징을 자신의 삶을 회고하는 것이라고 보았다. 회고는 과거를 되돌아보면서 오랫동안 해결되지 않았던 문제나 갈등을 좀 더 객관적으로 바라보고 새로운 시각으로 보게 함으로써 미결의 과제를 끝내거나 현재의 삶을 더 진지하게 바라보도록 해 주는 기능이다. 죽음에 대한 태도는 자아통합성의 성취 정도에 따라 차이를 보인다. 노인이 자아통합에 이르게 되면 두려움 없이 죽음에 직면하지만 절망에 이른 경우에는 죽음을 수용하지 못하고 타인을 원망하며 우울증의 경향을 보인다.

에릭슨(1968), 펙(1968), 레빈슨(1978)은 노년기에 이루어야 하는 중요한 발달과업으로 죽음에 대한 수용과 예상되는 죽음에 대한 성공적인 적응 그리고 자신의 죽음을 준비하는 것이라고 하였다. 노인은 다른 연령그룹에 비해 죽음에 대해 더 많이 생각하고 더 많은 이야기하며, 자신의 죽음을 덜 두려워하고 죽음에 대한 거부가 덜한 편이다.

노년기는 삶을 단념하고 포기하거나 죽음만 기다리는 단계가 아니라 죽음을 수용하고 죽음을 준비하는 단계이며, 죽음에 대한 반응단계는 정신병리학자 퀴블러-로스(Kübler-Ross, 1969)의 연구가 유명하다(이은희, 2016).

죽음에 대한 내용을 정리해 보면 다음과 같다(김성수, 이영애, 2019: 345-366).

- 죽음의 의미와 죽음에 대한 태도: 인간은 누구나 태어나서 어느 순간 죽음을 맞이하게 된다. 죽음은 이 세상에서 치열했던 그 삶을 접고 다시 무(無)로 돌아가는 것으로 프로이트(Freud)는 죽음이란 누구에게나 자연스럽고 피할 수 없는 것이지만 사람들은 마치 그것을 다른 사람에게만 일어나는 것처럼 행동한다고 하였다. 그러나 사람들은 나이가 들어가면서 자신이 살아갈 수 있는 시간이 얼마 남지 않았음을 느낀다. 특히 부모나 가까운 친구의 사망과 자신의 신체적 쇠약을 경험하면서 죽음에 대해 깊이 생각하게 되고 죽음이 멀지 않은 일이라고 깨닫게 된다. '죽음이 무엇을 의미하는가?'에 대한 연구결과들을 살펴보면, 성별에서는 여성이 남성보다 죽음에 대해 더 잘 수용하는 것으로 나타났고, 여성들은 죽음을 자비롭고 은혜로운 어머니 품에 있는 것과 같이 평화롭게 받아들이는 반면, 남성들은 교수형을 집행하는 사람과 직면해 있는 것처럼 불안하고 적대적인 것으로 경험하는 경향이 있었다. 이렇게 죽음을 두려워하는 이유로 일반적으로 아래 여섯 가지를 들 수 있다.

  죽음은 산 사람에게는 미지의 세계이기 때문이고, 죽음은 영원한 고독을 의미하기 때문이며, 죽음은 가족, 친지와의 영원한 이별을 의미하기 때문이다. 또한 죽음은 몸이라는 신체기관의 상실을 의미하기 때문이고, 죽음 후 나는 어디로 가게 되는가와 관련된 생각 때문이며, 죽음은 고통스러울 것이라고 예상하기 때문이다.

- 죽음개념의 발달: 피아제(Piaget)에 의하면 전조작기까지 아동의 인지발달 수준은 제한되어 있기 때문에 죽음의 개념을 이해하기가 어렵다고 보았다(장연집 외, 1999).

또한 죽음개념의 발달을 주도한 피아제의 제자 너지(Nagy, 1948)는 연령 증가에 따라 나타나는 아동의 죽음개념 발달 3단계 모형을 제시하였다. 3~5세 이전의 단계는 죽음이 마지막이며 모든 기능이 정지된다는 것을 깨닫지 못하는 상태이고, 5~9세 시기는 죽음이 마지막이며, 다시 살아날 수 없으므로 비가역적이라는 것을 이해는 하지만 아직까지 자기중심적인 사고를 하기 때문에 자신은 죽음을 피할 수 있다고 생각하며, 9~10세 시기는 죽음이란 최종적인 것이며 피할 수 없고, 모든 사람이 언젠가는 죽게 된다는 보편성까지도 알게 되는 시기이다.

청년기는 일반적으로 10대의 경우, 사망한 부모는 이상화하는 반면 생존해 있는 부모에 대해서는 반항의 대상으로 지각하는 경향이 있으나 청년이 성숙한 경우에는 사망한 부모에 대해서도 비난하는 감정이 떠올라 절망과 흡사한 비탄이나 애도반응을 잠시 보이기도 하나, 그렇다고 사회적으로 문제를 일으킬 만큼의 큰 어려움을 초래하지는 않는다.

성인기에는 결혼한 부부나 형제 혹은 아주 친한 친구와 수년간 강제로 떨어져 있게 될 때, 사람들은 절망하고 반항하며 일탈적인 행동을 나타낸다. 이러한 증상은 가족 내에서 어떤 죽음이 발생했을 때 아주 뚜렷하게 드러난다. 어머니로부터 강제로 분리된 유아들이 언어나 표정으로 절망 상황을 직접적으로 나타내듯이, 가족의 죽음을 직면한 성인들도 긴 애도의 기간이 필요하며 비통함과 슬픔을 수반하는 강한 반응이 나타난다.

노년기는 에릭슨(Erikson)의 심리사회적 발달단계 중 제일 마지막 단계인 노년기에 일반적으로 죽음을 앞두고 인생을 회고하는 과정을 통해 자신의 삶을 되돌아보면서 자아통합이나 절망감을 갖게 된다.

- 죽음의 수용과정: 퀴블러-로스(Kübler-Ross)는 죽음의 1단계를 육체적으로 죽었다고 하는 것은 마치 나비가 되기 위해 고치를 벗어날 때의 현상과 같다고 보며, 더욱 아름다운 집으로 이동하는 것이라고 했다. 죽음의 2단계는 정신적인 에너지를 제공받는 단계로 이승에서 새로운 인식을 가지고 모든 것을 받아들이게 되는데 마치 육체를 빠져나간 영혼처럼 느껴지는 것으로 이때 완전한 조화를 경험한다고 하였다. 죽음의 3단계는 이전 단계에 있었던 의식이 없어지고 앎을 소유하게 되는 우주의식/영적 에너지를 갖게 되는 단계이므로 따라서 죽음이란 고통을 의미하는 것이 아니라고 하였다.

- 죽음대비 교육: 서구 선진국의 경우 연령에 관계없이 죽음을 대비시키는 교육을 1960년대 이후부터 활발하게 실천하기 시작하였는데 독일과 미국의 경우 죽음 준비교육은 개인의 인격형성에 필수사항이었으며, 인생의 종말을 건강하게 맞을 수 있도록 하는 예방의학 교육이 되었다.

- 임종환자 보살피기: 보편적으로 많은 사람들은 죽음을 앞둔 사람과 상호작용하는 것에 대해 부담감을 느끼는 경향이 있다. 이러한 부담감은 사람들이 임종환자와 보내는 시간을 적게 만드는 원인이 된다. 그러나 죽음과 직면한 사람들에게는 그 어느 때보다 더 많은 지지와 사랑이 필요하다.

- 호스피스 입원: 과거와는 달리 현대인들은 자신이 살던 집에서 편안하게 임종을 맞이하는 것이 아니라 병원에서 죽음을 맞이하는 경우가 많아졌다. 가능하면 환자의 소망을 존중해야겠지만, 현실적으로 불가능한 경우라면 호스피스 프로그램을 두고 있는 곳에 의뢰하면 많은 도움을 받을 수 있다.

- 임종환자를 위한 심리요법: 이미지 치료법은 임종환자에게 죽음이 임박할 때 죽음에 관한 생각을 가다듬도록 하는 데 매우 효과적이다. 이미지 치료법을 실시할 때 다음의 순서를 천천히 읽거나, 카세트테이프에 미리 녹음해 두고 그것을 듣도록 하면 많은 도움을 줄 수 있을 것이다.

- 임종 후 가족을 위한 서비스: 가족에 대한 개입은 슬픈 표현을 충분히 할 수 있도록 격려하고, 죽은 가족에 대한 가족구성원의 의사소통 증진을 목적으로 한다. 따라서 다음과 같이 비탄의 심정을 충분히 표현할 수 있는 기회를 주면 남은 가족의 신체적 · 정신적 건강을 지킬 수 있다.

- 안락사: 최근에 우리 사회에서도 불치병 환자들의 고통을 덜어 주기 위해서 혹은 뇌사상태로 아무런 의식 없이 오랫동안 병원 기계에 의지해 있는 환자들을 위한 안락사 문제가 활발하게 논의되고 있으며, 사람이 자연적인 질병이나 사고로 인해 사망하는 경우에는 별다른 법률적 · 도덕적 논란이 일지 않으나 고통받는 환자를 위해 자비로써 안락사를 선택하는 행위에 관해선 아직도 논란의 여지가 많다.

나. 노년기의 심리적 과업과 성격 변화

펙에 의하면 노년기에 해결해야 하는 중요한 위기는 다음과 같다.

첫째, 위기는 자아분화 대 과업역할 몰입이다.
둘째, 위기는 신체 초월 대 신체 몰두이다.
셋째, 위기는 자아 초월 대 자아 몰두이다.

노년기의 성격 변화와 관련해서 연속성과 안정성을 유지한다는 주장과 변화한다는 주장이 동시에 제기되고 있다.

⑤ 역할전환

퇴직에 따른 지위와 역할의 변화, 경제적 조건의 변화, 상황적 요인의 변화, 사회관계망의 변화 등과 같은 생활 전반에 나타나는 변화를 수용한다. 노인에게 가족과 친구는 삶의 만족을 결정하는 중요한 원천이 된다. 노년기의 행복한 부부관계에 영향을 미치는 요소로는 부부간의 융통성 있는 성역할 개념과 평등한 역할 분담, 퇴직자의 긍정적 자아개념, 경제적 여유 등이다. 배우자의 상실은 슬픔이나 우울뿐 아니라 극심한 혼란을 초래하며, 배우자의 사별에 대해서는 남성이 더 큰 스트레스를 받는다. 노년기에는 손자녀의 존재를 생물학적으로 자신의 존재가 영속되는 것으로 느끼고 손자녀의 성취에 자부심을 가진다(이은희, 2016).

⑥ 노년기의 발달과업

가. 질병과 배우자, 친구 상실에 대처하기

배우자가 사망할 경우 남은 배우자의 삶은 또 다른 질곡에 빠지게 된다. 배우자의 사망은 어떤 경우든 심리적으로 큰 스트레스가 되기 때문이다. 또한, 노년기에는 오랜 친구들도 죽게 되고 장례식에 참여하는 일이 늘어나면서 삶의 허무감을 경험한다(김윤재 외, 2012).

나. 사별과 죽음에 대한 적응

이 땅에 살아 있는 생명체는 언젠가는 죽음을 맞이한다. 퀴블러-로스는 죽음이 임박했을 때 부정, 분노, 흥정, 우울, 수용의 5단계를 지나면서 죽음과 타협하게 된다고 하였다.

첫째, 부정(denial)의 단계로 대부분의 사람들은 자신의 죽음이 임박한 사실을 알았을 때 충격을 받고 그 사실을 부정하려고 한다. 부정은 거의 모든 환자에게서 나타나는 초기의 불안한 상황에 대처하는 데 있어서 나타난다.

둘째, 분노(anger)의 단계에 이르면 자신의 죽음을 더 이상 부정할 수 없음을 깨닫고 분노하게 된다. 분노의 단계에 있는 노인들은 때로는 공격적이고 소리를 지르면서 분노를 표현하기 때문에 가족과 의료진이 환자를 다루기 어렵게 만든다.

셋째, 타협(bargaining)의 단계에 이르면 환자들의 소망은 생명을 연장하는 것, 단 며칠이라도 통증이나 신체적 불편 없이 보내는 것이다. 이때의 타협은 대부분 절대자와의 타협이 된다.

넷째, 우울(depression)의 단계에서는 자신의 임박한 죽음에 대해 슬퍼할 시간이 필요해진다. 따라서 이 단계에 이르면 대부분 말이 없어지며, 면회를 사절하고 혼자 울며 슬퍼하는 시간을 갖게 된다.

다섯째, 수용(acceptance)의 단계에 이르면 대부분의 환자들은 이제 자신과 세상에 대해 평화로운 마음을 갖게 된다. 이를테면 긴 여행을 떠나기 전의 마지막 휴식시간으로 볼 수 있다(정옥분, 2008).

(2) 노년기의 정신건강문제

노년기 정신장애의 일반적인 특징은 인지기능 저하, 적응력 감퇴, 친구나 친척의 죽음, 사회적 역할 상실, 고독, 경제적 어려움, 건강 상실 등의 불리한 정신사회적 및 사회경제적 요인들이 노인의 정신장애를 일으킬 위험을 높인다. 노년기에 가장 많은 정신장애는 우울증, 인지장애, 공포증, 알코올 사용 장애, 불면증 등이다. 조현병이나 조울증 및 각종 신경증적 장애 등은 젊었을 때 시작되었던 것이 계속되고 있거나 재발한 경우가 많고, 드물기는 하지만 노년기에 초발하는 경우도 있다. 또는 노인은 여러 가지 정신장애의 증상이 겹치는 경우가 많다. 예를 들어, 치매환자에게 섬망이나 정신병적 증상이 같이 발생할 수 있다. 특히, 인지기능의 장애는 그것이 조현병이나 우울증에서 기인된 가성치매에 의한 것인지, 뇌기능 장애에 기인한 것인지의 감별에 주의해야 한다. 가역적 원인에 의한 치매나 섬망은 예방과 치료가 가능함에도 불구하고 제때 진단과 치료를 받지 못하면 병이 진행되어 치료가 더 어렵게 되는 경우도 있다. 신체질환이나 뇌의 기질적 이상에서 오는 증상들이 초기에는 다른 정신장애의 증상들과 비슷하게 나타나는 경우가 많아 감별진단이 곤란한 때가 많으므로 주의해야 한다.

노인에게는 신체질환이 있는 경우가 많으므로, 젊었을 때부터의 자세한 병력뿐 아니라 상세한 신체적 진찰이 필요하다. 한편, 정신장애에 의한 증상을 무조건 노화현상에서 기인한다고 과오를 범하기도 쉬우므로 조심해야 한다(이정균, 김용식, 2001).

① 기질적 뇌증후군

노년기 초에 흔히 보이는 것은 만성 뇌증후군이다. 특히, 뇌동맥경화증과 노인성 정신병이 큰 문제이다. 대부분 지도력 상실, 지적 기능 감퇴, 기억장애, 판단력 감퇴, 이해력 저하, 감정 불안정 등의 증상을 나타낸다.

② 조현병

노인기의 조현병은 사고, 감정, 감각, 의욕 그리고 행동 등 인격의 각 측면에서 특이한 증상을 일으키는 병으로서 환각, 망상, 현실검증능력 감소 등이 흔히 나타난다.

③ 정동장애

이 시기에는 자녀들과의 이별, 주위 사람들의 죽음, 은퇴나 직장의 상실, 자기 자신 또는 배우자의 질병 등이 계기가 되어 우울증에 걸리는 경우가 많다.

④ 노인성 치매

노인성 치매는 정상적인 노화와 구분되는 하나의 질병이다. 이는 개인이 이미 획득해 소유하고 있던 능력 수준과 비교하여 기억, 주의력, 지능, 성격, 자활능력 등에서 그 능력이 점점 쇠퇴하는 것이다. 생리학적으로 노인성 치매는 혈관관계질환, 대뇌에서의 신경뉴런 상실, 신경세포 속의 지방색소 축적, 대뇌신경섬유의 혼동 등에 의해서 일어난다(고재육 외, 2021).

⑤ 화병과 같은 신체화 증상

분노나 불안과 같은 감정을 계속 억압하면 자율신경계에서 근육이나 신경, 힘줄, 인대에 보내는 혈류량을 감소시켜 긴장성 근육통을 일으키고, 억압된 감정에 대한 방어수단으로 신체 부위에 통증을 만들어 내기도 한다.

⑥ 신경증적 장애

노인들은 대부분 불안정한 생활 여건에서 오는 노년기의 경제적 불안정, 점점 취약해지는 지지체계, 회복이 어려운 노인성 질환 등으로 인한 불안이 70대 이상의 노인계층에서 두드러지게 증가하고 있다.

⑦ 알코올이나 약물 의존에 따른 장애

노인들은 만성적인 불안이나 수면장애 때문에 신경안정제를 남용하는 경우가 많다. 술이나 니코틴, 카페인, 진통제, 설사제 등을 남용하고, 마약에 의존하는 경우도 있다. 알코올중독에 빠진 노인은 대부분 젊어서부터 과음으로 인해 간질환, 신체질환이나 영양장애, 사고로 인한 신체장애, 우울증 등이 동반되는 경우가 많다.

⑧ 뇌동맥경화증(뇌경색)과 노인성 정신병 같은 만성 뇌증후군

노인성 정신병은 엉뚱한 소리를 해서 정신병적인 상태이기는 하나 최근의 일이나 주변 사람들을 몰라보는 일은 거의 없어 기억력에는 큰 문제가 없다. 약물을 복용하면 금방 효과를 볼 수 있다(고명수 외, 2015).

⑨ 기타

정신생리적 장애에도 여러 가지가 있다. 특히 천식, 과민성 대장증후군 등은 젊어서부터 시작되었던 것이 그대로 계속되기도 한다. 당뇨병, 고혈압, 녹내장 등은 우울증과 동반되어 같이 악화되는 경우도 많다.

(3) 노년기 정신장애의 치료

노년기에서 치료의 목표는 무엇보다도 환자의 괴로움을 조금이라도 덜어 주고, 병적 행동을 호전시키고, 주변 사람과의 불화를 감소시켜 타인의 불평의 대상이 되는 것을 최소화하는 데 있다. 그리고 재활에 힘써 좀 더 활동적으로 일을 다시 할 수 있

고, 주위환경에 더 많은 흥미를 가지고 충분히 즐기며 적응할 수 있도록 만들어 주어야 한다. 노인이라고 조금도 비관적으로 생각할 필요는 없으며, 비가역적 기질성 뇌질환을 가진 환자라도 잘 도와주면 적응을 잘할 수 있다.

일반적인 예방법은 개인위생에 유의하고, 적절한 음식물과 비타민의 공급으로 충분한 영양 공급에 힘써야 하는 것은 물론이고, 철저한 진찰과 검사를 통해 신체질환으로 인한 고통을 해결해 주어야 한다.

① 약물요법

노인 정신장애에서 약물요법은 대부분 대중적인 것에 지나지 않지만 적절하게 선택해서 사용하면 증상 및 행동의 호전과 환자의 일상생활에 있어서 적응에 많은 도움을 줄 수 있다. 약물요법에는 향정신성 약물, 항우울제, 항불안제 등이 있다.

② 정신치료

정신치료는 기질적 뇌증후가 있는 환자의 경우라도 적응이 힘든 노인에게 많은 도움을 준다. 조건이 갖추어진 사람에게는 가능하다면 통찰치료가 좋지만 대부분의 경우 꼭 통찰치료를 할 필요는 없다. 때로는 집단치료가 도움이 될 수도 있고, 노인의 의존적 특성으로 부모상을 지니고, 신뢰받을 수 있고, 잘 받아 주는 아는 사람이면 누구나 훌륭한 치료자가 될 수 있다.

③ 환경요법과 예방

노인의 정신장애는 흔히 환경 변화가 계기가 되어 증상이 시작되거나 악화된다. 따라서 취미생활이나 종교생활을 하거나 노인들끼리 모임을 갖는 것도 매우 유익하다. 가정 내에 고립되어 있는 것보다 사회단체의 협조가 필요한데 경로당이라든지 노인대학 등이 바람직하다(이정균, 김용식, 2001).

CHAPTER 04

정신건강과 정신장애(I)

1 정신질환의 분류

1) 국제질병분류체계(ICD-11)의 개발

국제질병분류체계(ICD)는 국제적으로 비교 가능한 질병 · 사인 통계의 생산과 이를 통한 연구, 보험 등 다양한 분야에서 활용하기 위한 세계보건기구(WHO)의 분류체계이다. 즉 사람의 질병 및 사망원인에 관한 표준 분류 규정이다.

국제질병분류가 출판된 배경은 1800년대 콜레라 때문에 많은 사람들이 사망하게 된 것이 출발점이 되었고 1900년에 ICD-1이 출간되었다. 정신장애가 ICD 안에 포함되기 시작한 것은 ICD-5(1949)부터 정신장애를 하나의 독립적인 장으로 추가했고, ICD-6(1948)을 통해 더욱 정교한 질병분류법을 발전시켰다. 가장 최근 버전인 ICD-11은 2022년 1월 1일부터 지니고 있으며, ICD-11에서 정신장애 분류는 06 정신, 행동 또는 신경발달 장애에 포함되어 있다(표 4-1). 이것의 특징적인 변경사항은 아스퍼거 증후군은 별도 분류로서는 사라졌고, 게임의존 현상이 게임장애(Gaming Disorder)로서 분류되었다(유수현 외, 2025).

〈표 4-1〉 ICD-11

1	특정 전염성 또는 기생 질환	15	근골격계 또는 결합 조직의 질병
2	네오플라슴	16	비뇨생식기 시스템의 질병
3	혈액 또는 혈액 형성 기관의 질병	17	성적 건강과 관련된 상태
4	면역 계통의 질병	18	임신, 출산 또는 푸에르페리움
5	내분비, 영양 또는 대사 질환	19	주산기에서 유래되는 특정 상태
6	정신, 행동 또는 신경 발달 장애	20	발달 이상 징후
7	수면-각성장애	21	달리 분류되지 않은 증상, 징후 또는 결과
8	신경계 질환	22	외부 원인의 부상, 중독 또는 기타 결과
9	시각 시스템의 질병	23	이환율 또는 사망의 외부 원인
10	귀 또는 유방 처리과정의 질병	24	건강 상태에 영향을 미치거나 건강 서비스와의 접촉에 영향을 미치는 요인
11	순환 계통의 질병	25	특별한 목적을 위한 코드
12	호흡기 질환	26	보충 장 전통 의학 상태-모듈1
13	소화 시스템의 질병	V	기능 평가를 위한 보충
14	피부질환	X	확장코드

출처: 유수현 외(2025), 정신건강론, p.111.

우리나라에서는 ICD를 1938년에 적용하기 시작하였고, 한국표준질병사인분류(KCD)를 고시하여 모든 질병 및 사망원인에 대한 의무기록 자료와 통계적 기준, 진단서 및 의료비 청구에 활용하고 있다. KCD의 A~Z코드 중 정신 및 행동장애의 분류는 F코드이며 〈표 4-2〉와 같다(통계청, 2021).

〈표 4-2〉 **ICD에 의한 정신 및 행동장애 분류(KCD)**

F00-F09	증상성을 포함하는 기질성 정신장애(Organic, including symptomatic, mental disorders)
F10-F19	정신활성물질 사용에 의한 정신 및 행동 장애(Mental and behavioral disorders due to psychoactive substance use)
F20-F29	조현병, 분열형 및 망상장애(Schizophrenia, schizotypal and delusional disorders)
F30-F39	기분(정동)장애(Mood[affective]disorders)

F40–F48	신경증성, 스트레스 연관 및 신체형 장애(Neurotic, stress-related and disorders)
F50–F59	생리적 장애 및 신체적 요인들과 수반된 행동증후군(Behavioral syndromes associated with physiological disturbances and physical factors)
F60–F69	성인 인격 및 행동의 장애(Disorders of adult personality and behaviour)
F70–F79	정신지체(Mental retardation)
F80–F89	정신발달장애(Disorder of psychological development)
F90–F98	소아기 및 청소년기에 주로 발병하는 행동 및 정서 장애(Behavioral and emotional disorders with onset usually occurring in childhood and adolescence)
F99	상세불명의 정신장애(Unspecified mental disorder)

출처: 통계청(2021); 유수현 외(2025), 정신건강론, p.113.

2) DSM-5 정신질환의 진단 및 통계편람

DSM은 정신질환 진단 및 통계편람(Diagnostic and Statistical manual of Mental disorders)의 약자로, 각종 정신질환의 종류를 구분 짓고 증상을 진단하기 위해서 미국정신의학회(APA: American Psychiatric Association)에서 만든 편람이다.

DSM이 등장하기 전까지는 증상에 대해 의사의 주관적인 판단으로 진단을 내렸다. 경험적이고 통계적인 방법으로 정신질환을 분류한 DSM은 진단기준을 명확하게 제시해 효율적으로 진단을 내릴 수 있게 되었고 현재 변경된 DSM 변화는 다음과 같다.

- 1952년 DSM-Ⅰ
- 1968년 DSM-Ⅱ
- 1980년 DSM-Ⅲ
- 1986년 DSM-Ⅲ-R(DSM-Ⅲ의 개정판)
- 1994년 DSM-Ⅳ
- 2000년 DSM-Ⅳ-TR(DSM-Ⅳ의 기술정정판)
- 2013년 DSM-5

DSM-5는 정신질환을 아래와 같이 분류하고 있으며, 관련 질환을 자세히 살펴보면 다음과 같다(전석균, 2019: 68-69).

- 신경발달장애
- 조현병 스펙트럼 및 기타 정신병적 장애
- 양극성 관련 장애
- 우울장애
- 불안장애
- 강박 및 관련 장애
- 외상 및 스트레스 관련 장애
- 해리장애
- 신체증상 및 관련 장애
- 급식 및 섭식장애
- 배설장애
- 수면-각성 장애
- 성기능부전
- 성별 불쾌감
- 파괴적, 충동조절 및 품행장애
- 물질 관련 및 중독 장애
- 신경인지장애
- 성격장애
- 변태 성욕장애
- 기타 정신질환
- 임상적으로 주의의 초점이 될 수 있는 기타의 상태

한편, DSM-Ⅳ에서 DSM-5로 변경된 내용의 특징은 다음과 같다.

- 아동기, 유아기, 청소년기에 흔히 처음 진단되는 장애(DSM-IV) → 신경발달장애(DSM-5)
- 불안장애 → 불안장애, 강박 및 관련 장애, 외상 및 스트레스 사건 관련 장애로 세분화
- 신체형 장애 → 신체증상 및 관련 장애(세부사항 변경)
- 해리장애 → 해리장애 그대로
- 정신분열증과 기타 정신증적 장애 → 정신분열 스펙트럼 및 기타 정신증적 장애
- 성격장애 → 성격장애 그대로
- 성 장애 및 성정체감 장애 → 성 기능장애, 성 도착장애, 성불편증으로 세분화
- 물질 관련 장애 → 물질 관련 및 정동장애
- 섭식장애 → 급식 및 섭식장애
- 수면장애 → 수면 각성장애
- 충동조절장애 → 파괴적, 충동 통제 및 품행장애
- 섬망, 치매, 기억상실 장애 및 기타 인지장애 → 신경인지장애
- 기타 정신장애
- DSM-Ⅳ에 있던 적응장애, 허위성 장애범주 → 삭제
- 노년기 정신장애 → 삭제

2 신경증

1) 신경발달장애

신경발달장애(neurodevelopmental disorder)는 뇌의 발달이나 지연, 뇌의 손상과 관련된 중추신경계와 관련된 정신장애를 포함하고 있다. 발생원인은 심리사회적인 것보다 주로 뇌의 발달장애로 인해 생에 초기부터 나타나는 경향이 있다. 여기에는 지적장애, 의사소통장애, 자폐스펙트럼장애, 주의력결핍과잉행동장애, 특정 학습장애, 운동장애, 틱장애가 있다(전석균, 2019: 69).

(1) 지적장애

① 정의

미국 지적장애 및 발달장애협회의 지적장애 정의는 다음과 같다.

첫째, 지적장애는 지적 기능은 물론 많은 일상적인 사회 및 실제적 기술을 포함하는 적응행동 모두에 심각한 제한을 보이는 특징을 보이며, 18세 이전에 나타난다.

둘째, 지적 기능은 학습, 추리, 문제해결과 같은 일반적인 정신적 능력을 의미하며, IQ 지수가 70~75일 때 지적 기능의 제한이 있다고 간주된다.

셋째, 적응행동은 표준화 검사를 통해 개념적 기술, 사회적 기술 그리고 실제적 기술의 제한을 평가한다.

② 지적장애 등급

가. 최중도(最重度)

지능지수가 19 이하인 사람으로 과거에는 백치(白癡, idiot)로 분류되었다.

나. 중도(重度)

지능지수가 20 이상 34 이하인 사람으로 최중도와 마찬가지로 과거에는 백치로 분류되었다.

다. 중등도(中等度)

지능지수가 35 이상 49 이하인 사람으로 과거에는 치우(癡愚, imbecile)로 분류되었다.

라. 경도(輕度)

지능지수가 50 이상 70 이하인 사람으로 과거에는 노둔 또는 우둔(魯鈍, 愚鈍, moron)으로 분류되었다.

마. 지적장애 1급

지능지수와 사회성숙지수가 34 이하인 사람으로 일상생활과 사회생활의 적응이 현저하게 곤란해 일생 동안 타인의 보호가 필요하다.

바. 지적장애 2급

지능지수와 사회성숙지수가 35 이상 49 이하인 사람으로 일상생활의 단순한 행동을 훈련시킬 수 있고, 어느 정도의 감독과 도움을 받으면 복잡하지 않고 특수기술을 요하지 않는 직업을 가질 수 있다.

사. 지적장애 3급

지능지수와 사회성숙지수가 50 이상 70 이하인 사람으로 교육을 통한 사회적 · 직업적 재활이 가능하다.

③ DSM-5에 따른 지적장애(지적 발달장애)의 진단기준

지적장애(지적 발달장애)는 발달시기에 개념적 · 사회적 · 실용적 분야에서 지적 · 적응적 기능의 결함이 나타나는 장애로 다음 세 가지 기준이 충족되어야 한다.

1. 임상적 평가와 개별화되고 표준화된 지능검사 모두에서 추리, 문제해결, 계획, 추상적 사고, 판단, 학습 및 경험을 통해 배우는 것과 같은 지적 기능에 결함이 있다.
2. 개인적 독립과 사회적 의무에 대한 발달적 · 사회문화적 기준을 맞추기 어렵게 하는 적응기능의 결함이 있다. 따라서 지속적인 지지 없이는 적응적 결함이 집, 학교, 직장, 지역사회와 같은 다양한 환경에서의 의사소통, 사회적 참여, 독립적인 생활의 일상적 기능 중 한 가지 이상을 제약하는 기능 손상을 초래한다.
3. 지적 및 적응적 결함이 발달기간 중에 시작된다(APA, 2013).

(2) 의사소통장애

의사소통장애(communication disorder)는 지능 수준은 정상적이지만 대화에 필요한 말이나 언어 사용에 문제가 나타나는 것이다. 여기에는 언어장애, 발화음 장애, 아동기-발병 유창성 장애(말더듬기), 사회적 의사소통 장애의 네 가지 하위유형이 있다(전석균, 2016).

① DSM-5에 따른 언어장애의 진단기준

1. 이해력 또는 표현력의 결함 때문에 언어의 습득과 사용에 지속적인 어려움이 있고(예: 구어 · 문어 · 수화 등), 다음 세 가지를 포함하고 있다.
   1) 한정된 어휘
   2) 제한된 문장구조
   3) 화법
2. 효과적인 의사소통, 사회적 참여, 학업수행, 작업수행 등에 기능적 제한을 가져와 언어능력이 연령에 따른 기대치보다 실제적 · 양적으로 떨어진다.
3. 증상의 시작은 초기 발달시기이다.
4. 언어 곤란이 청력이나 다른 감각 손상, 운동신경 기능장애 또는 다른 의학적이나 신경학적 질환으로 인한 것이 아니어야 하고, 지적장애나 전반적 발달지체로 더 잘 설명되지 않아야 한다(APA, 2013).

② DSM-5에 따른 발화음 장애의 진단기준

1. 말의 명료성을 저해하거나 언어적 의사소통을 방해하는 말소리 생성에 지속적인 곤란이 있다.
2. 이러한 장애가 효과적인 의사소통의 제한을 초래하여 사회적 참여, 학업성취, 작업수행에 각각 또는 복합적으로 제한을 초래한다.
3. 이러한 증상들이 초기 발달시기에 시작된다.
4. 이러한 곤란이 뇌성마비, 구개파열, 난청이나 청각 상실, 외상적 뇌 손상 또는 다른 의학적이나 신경학적 질환과 같이 어떤 선천성 또는 획득적인 상태로 인한 것이 아니어야 한다(APA, 2013).

(3) 자폐스펙트럼장애

자폐스펙트럼장애(autism spectrum disorder)는 DSM-Ⅳ에서 '광범위한 발달장애'의 하위 유형으로 분류된 '자폐성 장애'가 '자폐스펙트럼장애'로 명칭이 변경되었다. 자폐스펙트럼장애는 DSM-5에서 전반적 발달장애라는 요어와 그 하위 유형인 '아스퍼거장애', '아동기붕괴성장애' 등이 삭제되고, 특히 기존의 자폐성장애에 대한 차원적 접근이 이루어짐으로써 '자폐스펙트럼장애'로 통합되었다. DSM-5에서는 사회적 상호작용의 장애와 의사소통의 장애 항목을 하나로 통합하였으며, 제한적이고 반복적인 상동행동과 관련된 증상이 두 가지 이상 나타나야 한다는 기준을 제시하고 있다(고재욱 외, 2021).

(4) 주의력결핍과잉행동장애

주의력결핍과잉행동장애(ADHD)는 주의집중의 어려움과 매우 산만하고 부주의한 행동 그리고 자신의 행동을 적절하게 통제하지 못하고 충동적이며 과잉행동을 나타내는 것이 특징이다. 여기에는 주의력 결핍형, 과잉행동형, 혼합형 등 세 가지 하위유형이 있다(전석균, 2016). DSM-5에 따른 주의력결핍과잉행동장애의 진단기준은 다음과 같다.

A. 부주의 및 과잉행동: 충동성의 지속적인 패턴이 나타난다. 이러한 패턴은 개인의 기능과 발달을 저해하며, 아래 1항과 2항 중 한 가지 이상에 해당되어야 한다.

1. 부주의: 다음 9개 증상 가운데 6개 이상이 적어도 6개월 동안 발달 수준에 적합하지 않고 사회적 · 학업적/직업적 활동에 직접적으로 부정적인 영향을 미칠 정도로 지속됨.

▶ 주의점: 이러한 증상은 단지 반항적 행동, 적대감 또는 과제나 지시 이해의 실패로 인한 양상이 아니어야 한다. 후기 청소년이나 성인(17세 이상)의 경우에는 적어도 5가지 증상을 만족해야 한다.

a. 종종 세부적인 면에 대해 면밀한 주의를 기울이지 못하거나 학업, 작업 또는 다른 활동에서 부주의한 실수를 저지름(예: 세부적인 것을 못 보고 넘어가거나 놓침. 작업이 부정확함).

b. 종종 과제를 하거나 놀이를 할 때 지속적으로 주의집중을 할 수 없음(예: 강의, 대화 또는 긴 글을 읽을 때 계속 집중하기 어려움).

c. 종종 다른 사람이 직접 말을 할 때 경청하지 않는 것처럼 보임(예: 명백하게 주의집중을 방해하는 것이 없는데도 마음이 다른 곳에 있는 것처럼 보임).

d. 종종 지시를 완수하지 못하고 학업, 잡일 또는 작업장에서의 임무를 수행하지 못함(예: 과제를 시작하지만 빨리 주의를 잃고 쉽게 곁길로 샘).

e. 종종 과제와 활동을 체계화하는 데 어려움이 있음(예: 순차적인 과제를 처리하는 데 어려움, 물건이나 소지품을 정리하는 데 어려움, 지저분하고 체계적이지 못한 작업, 시간 관리를 잘하지 못함, 마감시간을 맞추지 못함).

f. 종종 지속적인 정신적 노력을 요구하는 과제에 참여하기를 기피하고, 싫어하거나 저항함(예: 학업 또는 숙제, 후기 청소년이나 성인의 경우에는 보고서 준비하기, 서류 작성하기, 긴 서류 검토하기).

g. 과제나 활동에 꼭 필요한 물건들(예: 학습과제, 연필, 책, 도구, 지갑, 열쇠, 서류 작업, 안경, 휴대전화)을 자주 잃어버림.

h. 종종 외부자극(후기 청소년과 성인의 경우에는 관련 없는 생각들이 포함될 수 있음)에 의해 쉽게 산만해짐.

i. 종종 일상적인 활동을 잊어버림(예: 잡일 하기, 심부름하기, 후기 청소년과 성인의 경우에는 전화 회답하기, 청구서 지불하기, 약속 지키기).

2. 과잉행동-충동성: 다음 9개 증상 가운데 6개 이상이 적어도 6개월 동안 발달 수준에 적합하지 않고 사회적 · 학업적/직업적 활동에 직접적으로 부정적인 영향을 미칠 정도로 지속됨.

▶ 주의점: 이러한 증상은 단지 반항적 행동, 적대감 또는 과제나 지시 이해의 실패로 인한 양상이 아니어야 한다. 후기 청소년이나 성인(17세 이상)의 경우, 적어도 5가지의 증상을 만족해야 한다.

a. 종종 손발을 만지작거리며 가만두지 못하거나 의자에 앉아서도 몸을 꿈틀거림.

b. 종종 앉아 있도록 요구되는 교실이나 다른 상황에서 자리를 떠남(예: 교실이나 사무실 또는 다른 업무현장 또는 자리를 지키는 게 요구되는 상황에서 자리 이탈).

c. 종종 부적절하게 지나치게 뛰어다니거나 기어오름(주의점: 청소년 또는 성인에서는 주관적으로 좌불안석을 경험하는 것에 국한될 수 있다).

d. 종종 조용히 여가활동에 참여하거나 놀지 못함.
e. 종종 '끊임없이 활동하거나' 마치 '태엽 풀린 자동차처럼' 행동함(예: 음식점이나 회의실에 장시간 동안 가만히 있을 수 없거나 불편해함. 다른 사람에게 가만히 있지 못하는 것처럼 보이거나 가만히 있기가 어려워 보일 수 있음).
f. 종종 지나치게 수다스럽게 말함.
g. 종종 질문이 끝나기 전에 성급하게 대답함(예: 다른 사람의 말을 가로챔. 대화 시 자신의 차례를 기다리지 못함).
h. 종종 자신의 차례를 기다리지 못함(예: 줄 서 있는 동안).
i. 종종 다른 사람의 활동을 방해하거나 침해함(예: 대화나 게임, 활동에 참견함, 다른 사람에게 묻거나 허락을 받지 않고 다른 사람의 물건을 사용하기도 함. 청소년이나 성인의 경우 다른 사람이 하는 일을 침해하거나 꿰찰 수 있음).

B. 몇 가지의 부주의 또는 과잉행동-충동성 증상이 12세 이전에 나타난다.
C. 몇 가지의 부주의 또는 과잉행동-충동성 증상이 두 가지 또는 그 이상의 환경에서 존재한다(예: 가정, 학교나 직장, 친구들 또는 친척들과의 관계, 다른 활동에서).
D. 증상이 사회적 · 학업적 또는 직업적 기능의 질을 방해하거나 감소시킨다는 명확한 증거가 있다.
E. 증상이 조현병 또는 기타 정신병적 장애의 경과 중에만 발생되지는 않으며, 다른 정신질환(예: 기분장애, 불안장애, 해리장애, 성격장애, 물질중독 또는 금단)으로 더 잘 설명되지 않는다.

▶ 다음 중 하나를 명시할 것
- 314.01(F90.2) 복합형: 지난 6개월 동안 진단기준 A1(부주의)과 진단기준 A2(과잉행동-충동성)를 모두 충족한다.
- 3014.00(F90.0) 주의력결핍 우세형: 지난 6개월 동안 진단기준 A1(부주의)은 충족하지만 A2(과잉행동-충동성)는 충족하지 않는다.
- 314.01(F90.1) 과잉행동/충동 우세형: 지난 6개월 동안 진단기준 A2(과잉행동-충동성)는 충족하지만 A1(부주의)은 충족하지 않는다.

▶ 다음의 경우 명시할 것
- 부분 관해 상태: 과거에 완전한 진단기준을 충족했고, 지난 6개월 동안에는 완전한 진단기준을 충족하지는 않지만 여전히 증상이 사회적 · 학업적 또는 직업적 기능에 손상을 일으키는 상태이다.

▶ 현재의 심각도를 명시할 것
- 경도: 현재 진단을 충족하는 수준을 초과하는 증상은 거의 없으며, 증상으로 인한 사회적 · 학업적 또는 직업적 기능의 손상은 경미한 수준을 넘지 않는다.
- 중등도: 증상 또는 기능적 손상이 '경도'와 '고도' 사이에 있다.
- 고도: 진단을 충족하는 수준을 초과하는 다양한 증상 또는 특히 심각한 몇 가지 증상이 있다. 또는 증상이 사회적 또는 직업적 기능에 뚜렷한 손상을 야기한다(APA, 2013).

(5) 특정학습장애

특정학습장애(specific learning disorder)는 정상적인 지능과 정서를 지니고 있지만 지능수준에 비해 현저한 학습부진을 나타내는 것이 특징이다. 이러한 장애가 있을 경우 읽기, 쓰기, 산술이나 수리적 계산과 관련된 기술을 습득하는 데에 어려움을 나타낸다(전석균, 2016).

(6) 운동장애

운동장애(motor disorder)는 나이나 지능수준에 비해 움직임이나 운동능력이 현저하게 미숙하거나 부적응적인 움직임을 반복적으로 나타내는 것이 특징이다. 하위유형으로 앉기, 기어 다니기, 걷기, 뛰기 등 운동발달이 늦고 동작이 서투른 발달성 협응장애가 있고, 아무런 목적 없이 특정한 행동패턴을 반복적으로 지속하는 상동증적 운동장애가 있다. 그리고 얼굴 근육이나 신체 일부를 갑작스럽게 불수의적으로 움직이는 행동을 반복하거나 소리를 내는 것이 특징인 틱장애가 있다(전석균, 2019: 70-71).

2) 불안장애

불안장애는 알려지지 않거나 인지되지 않은 위험 또는 갈등에 대한 불안 · 공포 · 근심 · 긴장의 만성적 또는 재발하는 상태(사회복지용어사전, 2017)이다. 불안장애의 주요형태로는 범불안장애, 강박장애(obsessive-compulsive disorder), 외상후스트레스장애(Post Traumatic Stress Disorder, PTSD), 광장공포증, 사회공포증(social phobia), 특정공포증 등이 있다.

(1) 범불안장애

과잉불안장애라고도 하는 범불안장애(generalized anxiety disorder)는 과거, 현재, 미래의 다양한 행동과 사건에 대해서 심하게 걱정하고 불안해하는 병이다. 부정적인 가치관을 가진 사람들에게서 잘 나타나는 범불안장애는 안절부절못함, 쉽게 싫증 냄, 주의집중 유지가 곤란함, 초조함 등 지나친 걱정 때문에 다음과 같은 신체증상이 최소한 하나는 발견되어 존재하는 대상이 없이도 지속되고 스스로 통제하는 데 어려움을 느껴 일상적인 생활에 지장을 초래한다.

범불안장애에는 자기지시법이 효과적이다. 이때 부모가 이러한 기술을 함께 익히면 효과가 좋다. 범불안장애를 치료하지 않고 그대로 둔다면 일생을 통해 지속될 수 있다. 다른 병으로 전이되기도 하고, 만성적으로 이어지기도 한다. 기복이 있으며 스트레스를 많이 받으면 악화되기도 한다(신의진, 2008).

(2) 특정공포증

특정공포증(specific phobia, 特定恐怖症)은 특정한 종류에 대한 공포증으로 불안장애의 하나로 간주되고 있다. 특정공포증 환자의 특징은 어떤 특정한 물체나 상황에 노출되어 있을 때 비합리적인 공포감을 느낀다. 따라서 공포감을 느끼는 것을 꺼려하며 피하려는 경향을 보인다.

(3) 사회불안장애

사회불안장애(social anxiety disorder)는 불안장애 중 하나로, 사회불안이 있는 사람들은 다른 사람들과 상호작용하는 사회적인 상황을 두려워하고 이를 회피하는 경향이 있다. 낯선 사람들이 자신을 유심히 보는 것 같이 느끼거나 심지어 다른 사람들과 마주칠 것 같은 사회적 상황까지도 비현실적으로 강렬히 두려워한다(심리학용어사전, 2014).

발병연령은 10대 중반이며, 심한 긴장이나 치욕스러운 경험으로 인해 갑자기 시작될 수도 있고 서서히 시작될 수도 있다. 성인기가 되면 증상이 약화되거나 완화되기도 하지만 보통 일생 동안 지속된다.

아동기, 사춘기 때의 정상적인 부끄러움과 사회공포증을 감별하는 것이 중요하고,

18세 이하의 경우에는 사회공포증상이 최소한 6개월 이상은 유지되어야 사회공포증이라고 진단을 내릴 수 있다.

(4) 분리불안장애

분리불안장애(separation anxiety disorder)는 애착 대상으로부터 분리될 때 또는 분리될 것으로 예상될 때 느끼는 불안의 정도가 일상생활을 위협할 정도로 심하고 지속적인 경우이다. 분리불안장애로 진단하려면 다음 중 세 가지 이상이 나타나고, 장애의 지속기간은 아동, 청소년의 경우는 최소한 4주 이상, 성인은 전형적으로 6개월 이상 지속되어야 하며, 이로 인해 일상생활에 심각한 장애를 초래하는 경우이어야 한다. 항목은 다음과 같다.

- 집 또는 애착 대상과 떨어져야 할 때 과도한 고통을 반복적으로 겪음.
- 주 애착 대상을 잃거나 그에게 해로운 일이 일어날 거라고 지속적으로 심하게 걱정함(예: 질병, 부상, 재앙, 죽음).
- 곤란한 일이 생겨 애착 대상과 분리될 거라고 지속적으로 심하게 걱정함(예: 길을 잃음, 납치, 사고, 질병).
- 분리에 대한 공포 때문에 집을 떠나 학교, 직장 또는 다른 장소로 외출하는 것을 지속적으로 싫어하거나 거부함.
- 집이나 다른 장소에서 애착 대상이 없거나 혼자 지내는 것에 대해 지속적으로 심하게 두려움을 느끼거나 거부함.
- 애착 대상이 가까이 있지 않은 상황이나 집을 떠나는 상황에서는 잠자기를 지속적으로 싫어하거나 거부함.
- 분리의 주제와 연관되는 반복적인 악몽을 꿈.
- 애착 대상과의 분리가 예상될 때 반복적인 신체증상을 호소함(예: 두통, 복통, 오심, 구토).

(5) 선택적 함구증

선택적 함구증(selective mutism)은 다른 상황에서는 말을 하면서도 다른 특정한 사회적 상황에서는 말을 개시하지 않거나 다른 사람의 말에 언어적으로 반응하지 않는 것을 일컫는다. 이렇게 말을 하지 않는 증상이 1개월 이상 지속되고 교육적 · 직업적 성취나 사회적 의사소통을 방해할 때 선택적 함구증으로 진단할 수 있다.

선택적 함구증의 핵심적인 특징은 말을 할 수 있음에도 불구하고 특정한 사회적 상호작용 상황에서 말을 하지 않는 것이다(먼저 말을 시작하지 않으며, 다른 사람의 말에 언어적인 반응을 보이지 않음). 이러한 함구행동이 1개월 이상 지속되어 교육적 · 직업적 성취나 사회적 의사소통을 방해할 때 선택적 함구증으로 진단하는데, DSM-Ⅳ(American Psychiatric Association, 2000)에서는 선택적 함구증을 소아 청소년기에 나타나는 기타 정신장애로 분류했으며 ICD-10(World Health Organization, 1992)에서는 소아기 반응성 애착장애와 함께 소아 및 청소년기 발병의 사회성 기능장애로 분류하였다. 최근 개정된 DSM-5(American Psychiatric Association, 2013)에서는 선택적 함구증을 불안장애의 한 범주로 분류한다. 실제로 선택적 함구증은 극도의 수줍음, 사회적으로 당황스러운 상황에 대한 두려움, 사회적 고립과 철수, 징징거리며 매달리기, 강박적 특성 등 불안 관련 특성과 관련성이 높은 것으로 알려져 있다.

(6) 공황장애

공황장애(panic disorder)는 특별한 이유 없이 예상치 못하게 나타나는 극단적인 불안증상, 즉 공황발작(panic attack)이 주요특징인 질환이다. 공황발작은 극도의 공포심이 느껴지면서 심장이 터지도록 빨리 뛰거나 가슴이 답답하고 숨이 차며 땀이 나는 등 신체증상이 동반된 죽음에 이를 것 같은 극도의 불안증상이다(김정진, 2023). 미국정신의학회의 DSM-5에 따른 진단기준은 다음과 같다.

1. 반복적으로 예상하지 못한 공황발작이 있다. 공황발작은 극심한 공포와 고통이 갑작스럽게 발생해 수분 이내에 최고조에 이르러야 하며, 그 시간 동안 다음 중 네 가지 이상의 증상이 나타난다. 주의점은 갑작스러운 증상의 발생은 차분한 상태나 불안한 상태에서 모두 나타날 수 있다.
   - 심계항진, 가슴 두근거림 또는 심장박동 수 증가
   - 발한
   - 몸이 떨리거나 후들거림
   - 숨이 가쁘거나 답답한 느낌
   - 질식할 것 같은 느낌
   - 흉통 또는 가슴 불편함
   - 메스꺼움 또는 복부 불편함
   - 어지럽거나 불안정하거나 멍한 느낌이 들거나 쓰러질 것 같음
   - 춥거나 화끈거리는 느낌
   - 감각 이상(감각이 둔해지거나 따끔거리는 느낌)
   - 비현실감(현실이 아닌 것 같은 느낌) 또는 이인증(나에게서 분리된 느낌)
   - 스스로 통제할 수 없거나 미칠 것 같은 두려움
   - 죽을 것 같은 공포
2. 적어도 1회 이상의 발작 이후에 1개월 이상 다음 중 한 가지 이상의 조건을 만족해야 한다.
   - 추가적인 공황발작이나 그에 대한 결과(예: 통제를 잃음, 심장발작을 일으킴, 미치는 것)에 대한 지속적인 걱정이 생긴다.
   - 발작과 관련된 행동으로 현저하게 부적응적인 변화가 일어난다(예: 공황발작을 회피하기 위한 행동으로 운동이나 익숙하지 않은 환경을 피하는 것 등).
3. 장애는 물질남용(예: 남용약물이나 치료약물)의 생리적 효과나 다른 의학적 상태(예: 갑상선기능항진증, 심폐질환)로 인한 것이 아니다.
4. 장애가 다른 정신질환으로 더 잘 설명되지 않는다(예: 사회불안장애에서처럼 두려운 사회적 상황에서만 발작이 일어나서는 안 된다. 특정공포증에서처럼 공포 대상이나 상황에서만 나타나서는 안 된다. 강박장애에서처럼 강박사고에 의해 나타나서는 안 된다. 외상후스트레스장애에서처럼 외상성 사건에 대한 기억에만 관련되어서는 안 된다. 분리불안장애에서처럼 애착 대상과의 분리에 의한 것이어서는 안 된다).

(7) 광장공포증

광장공포증(agoraphobia)은 광장이나 공공장소, 특히 급히 빠져나갈 수 없는 상황에 도움 없이 혼자 있게 되는 것에 대한 공포이다. 광장공포증 환자의 약 2/3 정도가

공황장애를 가지고 있다. 조건화 기전에 의해 공황발작을 겪었던 장소에 대해 광장공포증이 발생해 유사한 장소를 회피하는 행동을 보인다. 공황장애와 광장공포증은 매우 밀접한 관계를 가지고 있다. 미국정신의학회의 DSM-5의 진단기준은 다음과 같다.

1. 다음 다섯 가지 상황 중 두 가지 이상의 경우에서 극심한 공포와 불안을 느낀다.
   - 대중교통을 이용하는 것(예: 자동차 · 버스 · 기차 · 배 · 비행기).
   - 열린 공간에 있는 것(예: 주차장 · 시장 · 다리)
   - 밀폐된 공간에 있는 것(예: 상점 · 공연장 · 영화관)
   - 줄을 서 있거나 군중 속에 있는 것
   - 집 밖에 혼자 있는 것
2. 공황 유사증상이나 그들을 무능력하거나 당혹스럽게 만드는 다른 증상(예: 노인의 낙상에 대한 공포, 실금에 대한 공포)이 발생했을 때 도움받기 어렵거나 그 상황에서 벗어나기 어려울 것이라는 생각 때문에 그런 상황을 두려워하고 피한다.
3. 광장공포증 상황은 거의 대부분 공포와 불안을 야기한다.
4. 광장공포증 상황을 피하거나 동반자를 필요로 하거나 극도의 공포와 불안 속에서 견딘다.
5. 광장공포증 상황과 그것의 사회문화적 배경을 고려할 때 실제로 주어지는 위험에 비해 공포와 불안의 정도가 극심하다.
6. 공포 · 불안 · 회피의 반응이 전형적으로 6개월 이상 지속된다.
7. 공포 · 불안 · 회피가 사회적 · 직업적 또는 다른 개인의 중요한 기능영역에서 임상적으로 현저한 고통이나 손상을 초래한다.
8. 만약 다른 의학적 상태(예: 염증성 장질환, 파킨슨병)가 동반된다면, 공포 · 불안 · 회피의 반응이 명백히 과도해야만 한다.
9. 공포 · 불안 · 회피가 다른 정신질환으로 더 잘 설명되지 않는다. 예를 들어, 증상이 특정공포증의 상황유형에 국한되어서는 안 된다. (사회불안장애에서처럼) 사회적 상황에서만 나타나서는 안 된다. (강박장애에서처럼) 강박사고에만 연관되거나 (신체이형장애에서처럼) 신체 외형의 손상이나 훼손에만 연관되거나 (외상후스트레스장애에서처럼) 외상 사건을 기억하게 하는 사건에만 국한되거나 (분리불안장애에서처럼) 분리에 대한 공포에만 국한되어서는 안 된다.

   ▶ 주의점: 광장공포증은 공황장애의 유무와 관계없이 진단된다. 만약 공황장애와 광장공포증의 진단기준을 모두 만족한다면 두 가지 진단이 모두 내려져야 한다.

3) 신체증상 및 관련 장애

(1) 진단

신체증상장애는 의학적 증상이 발견되지 않았음에도 불구하고 신체적 증상을 호소하는 증상으로 최초의 증상은 아동기 초기나 청소년기에 시작되고 보통 30세 이전에 발생한다. DSM-5에 의한 진단은 다음과 같다(전석균, 2016).

- 자신이 지닌 증상의 심각성에 대해 과도한 생각을 지속적으로 지닌다.
- 건강이나 증상에 대해서 지속적으로 높은 수준의 불안을 나타낸다.
- 이러한 증상과 건강염려에 대해서 과도한 시간과 에너지를 투여한다.
- 증상들이 의도적으로 만들어지거나 가장된 것이 아니어야 한다.

(2) 질병불안장애

질병불안장애는 건강염려증이라고도 하는데, 신체적 증상이나 기능에 대한 잘못된 해석을 근거로 자신이 심각한 질병에 걸렸을 것이라는 비현실적인 공포나 생각에 집착하는 것이 특징이다. 신체적 징후와 감각을 실제로 질병이 있다는 증거로 왜곡시켜 해석한다(전석균, 2016).

자신의 의학적 지식으로, 검사결과 아무 이상이 나타나지 않아도 오진이라고 여기거나 심각한 질병이어서 의사가 자신에게 사실을 숨긴다고 생각하기도 한다. 이 증상으로 인해 사회생활이나 경제활동을 하는 데 지장이 있으며, 6개월 이상 지속될 때 진단된다. 이 질병의 환자들은 정신적인 요인에 의한 질병이라고 생각하지 않기 때문에 치료하기 쉽지 않으며 일반적으로 정신요법 또는 약물요법 등을 시행한다(손재석 외, 2016).

(3) 전환장애

전환장애는 히스테리라고 불리던 질환으로, 갑작스러운 감각기관의 기능 상실이나 근육 마비 등의 신체증상이 신체적 질환이 아닌 심리적 갈등에 의해 일어나는 경우이다. 심리적 갈등으로, 운동기능이나 감각기능으로 인해 경련과 발작까지도 일으키는 증상을 보인다. 전환장애의 진단기준은 다음과 같다(전석균, 2016).

① 수의적인 운동기능이나 감각기능의 변화를 나타내는 한 가지 이상의 증상이나 결함이 있다.
② 이러한 증상과 확인된 신경학적 질병이나 정신장애로 더 잘 설명되지 않아야 한다.
③ 이러한 증상이 다른 신체적 질병이나 정신장애로 더 잘 설명되지 않아야 한다.
④ 이러한 증상이나 손상으로 인해 현저한 고통을 겪거나 일상생활의 중요한 기능에서 현저한 장애가 나타난다.

4) 외상 및 스트레스 관련 장애

(1) 반응성 애착장애

반응성 애착장애의 의의 및 특징은 다음과 같다.

- DSM-Ⅳ의 분류기준에서 '유아기 또는 초기 아동기의 반응성 애착장애'는 '유아기, 아동기 또는 청소년기의 기타 장애(other disorders of infancy, childhood, or adolescence)'의 하위유형으로 분류되었다. 그러나 DSM-5에서는 '외상 및 스트레스 사건-관련 장애(trauma-and stress-related disorders)의 하위유형으로 분류된다.
- 대략 생후 9개월 이상 만 5세 이전의 아동에게 주로 발병하며, 아동이 양육자와의 애착 외상(attachment trauma)으로 인해 부적절하고 위축된 대인관계 패턴을 나타낸다.

- 유아기 및 아동기 초기에 특정 양육자와 일관성 있고 안정된 애착 형성이 중요함에도 불구하고 양육자에게 충분한 애정을 받지 못하거나 학대 또는 방임 상태로 양육되면서 애착 외상이 발생한다.
- 반응성 애착장애를 가진 아동은 부모를 비롯해 타인과의 접촉을 두려워하고 이를 회피하므로 사회성 발달에 어려움을 경험하게 된다.
- 인지발달, 언어발달이 늦어지거나 상동증적 행동을 보이는 경우도 있다.
- 자폐스펙트럼장애가 정상적인 양육을 받았음에도 불구하고 나타나는 것과 달리 반응성 애착장애는 생애 초기 양육결핍에서 비롯된다. 또한, 자폐스펙트럼장애가 기이한 언어를 사용하거나 특정 영역에 고착된 관심을 보이는 것과 달리 반응성 애착장애는 그와 같은 모습을 보이지 않는다.
- 반응성 애착장애의 치료는 아동의 흥미를 유발하고 쉽게 몰입할 수 있도록 하는 놀이치료가 효과적인 것으로 알려져 있다(참마음심리상담센터).

(2) 탈억제성 사회적 유대감 장애

탈의제성 사회적 유대감 장애는 반응성 애착장애와 마찬가지로 아동의 애착 형성을 어렵게 하는 부적절한 양육환경에서 성장한 경우에 나타나는 부적응 문제이다. 아동이 처음 본 사람들에게 부적절하게 과도한 친밀감을 나타내거나 낯선 사람을 주저 없이 따라가려는 행동을 보이는 것이 특징이다(전석균, 2016).

(3) 외상후스트레스장애

외상사건을 경험한 후 그 사건에 대한 기억의 침투증상과 회피적 행동이 1개월 이상 나타난다(전석균, 2016).

(4) 급성 스트레스 장애

급성 스트레스 장애(acute stress disorder)의 핵심특징은 극단적인 상처 스트레스에 노출된 후 1개월 안에 성격적 불안, 해리 그리고 다른 증세들의 개발이 나타난다(전석균, 2016). 그 상처 이벤트를 경험하고 있거나 상처 이벤트 후에 개인은 다음의 해리증세들 중에 적어도 세 가지를 가지게 된다. 주관적으로 무감각의 경험을 하거나, 애착·회피 또는 감정반응이 없거나, 주변의 인식이 감소하거나, 내가 아닌 것처럼 느껴진다든지 또는 해리성 기억상실을 가지게 된다.

(5) 적응장애

① 적응장애 진단기준

- 인식 가능한 스트레스 요인에 대한 반응으로 정서적 또는 행동적 증상이 확인 가능한 스트레스에 대한 반응으로 발생되며, 스트레스 내에 나타난다.
- 증상이나 행동은 임상적으로 현저히며 다음 중 한 가지 또는 모두에서 명백하다 (APA, 2013).

② 적응장애의 특징

적응장애는 가족갈등, 새로운 학교로의 진학, 실연, 결혼, 직장에서의 좌절경험, 사업 위기, 은퇴 등과 같이 확인될 수 있는 심리사회적 스트레스 사건을 경험한 후 이에 대한 반응으로 부적응적인 감정과 행동을 나타내는 것이 특징이다(전석균, 2016).

5) 신경인지장애

(1) 주요 신경인지장애

DSM-5에서는 치매와 다른 기억 문제와 관련된 장애들이 신경인지장애로 새롭게 그룹이 지어졌다. 여기에는 주요 신경인지장애, 경도 신경인지장애, 섬망이 포함된다. 주요 신경인지장애는 뇌의 질환으로 인해 한 가지 이상의 인지적 영역(복합주의, 실행기능, 학습 및 기억, 지각-운동기능 또는 사회적 인지)에서 과거의 수행 수준에 비해 심각한 인지적 저하가 나타나는 경우이다. DSM-Ⅳ에서는 치매(dementia)로 지칭되었다. 인지적 손상으로 인해서 일상생활을 독립적으로 영위하기 힘들 경우, 인지적 손상으로 인해 일상생활을 독립적으로 영위하지 못하고 다른 사람의 도움을 필요로 할 경우에 주요 신경인지장애(major neurocognitive disorders)로 진단된다.

전체 신경인지장애의 환자의 50%는 알츠하이머형 치매, 20~30%는 혈관성 치매, 나머지 20%는 기타 질병으로 인한 치매이다. 주요 증상으로 실어증(aphasia, 가족의 이름과 사물의 이름을 말하지 못함), 실행증(apraxia, 동작을 통해 어떤 일을 실행하는 능력에 장애가 나타남), 실행기능(executive function, 과제수행에 필요한 여러 기능들을 수행하지 못함), 우울, 불안, 분노, 행동장애, 시공간 판단능력, 성격변화, 환각, 망상 등이 나타난다(유수현 외, 2025).

(2) 경도 신경인지장애

경도 신경인지장애(minor neurocognitive disorders)는 주요 신경인지장애에 비해서 증상의 심각도가 경미한 경우이다. 인지기능이 과거의 수행 수준에 비해 상당히 저하되었지만 이러한 인지적 저하로 인해서 일상생활을 독립적으로 영위할 수 있는 능력이 저해되지 않는다. 유병률이 65세는 2~10%, 85세는 5~25%로 나타났다.

<진단기준>

- 하나 또는 그 이상의 인지영역(복합적 주의, 집행기능, 학습과 기억, 언어, 지각-운동 또는 사회인지)에서 인지 저하가 이전의 수행 수준에 비해 경미하게 있다는 증거는 다음에 근거한다.
  - 환자, 환자를 잘 아는 정보 제공자 또는 임상의가 경도 인지기능 저하를 걱정한다.
  - 인지수행의 경미한 손상이 가급적이면 표준화된 신경심리검사에 의해 또는 그것이 없다면 다른 정량적 임상평가에 의해 입증한다.
- 인지 결손은 일상활동에서 독립적 능력을 방해하지 않는다(예: 계산서 지불이나 치료약물관리와 같은 일상생

활의 복잡한 도구적 활동은 보존되지만 더 많은 노력, 보상전략 및 조정이 필요할 수 있다).
- 인지 결손은 오직 섬망이 있는 상황에서만 발생하는 것이 아니다.
- 인지 결손은 다른 정신질환(예: 주요 우울장애, 조현병)으로 더 잘 설명되지 않는다.

(3) 섬망

섬망(delirium)은 뇌에 영향을 주는 어떤 원인에 의해 의식이 혼미해지고 주의집중 및 전환능력이 현저하게 감소될 뿐만 아니라 주의기능(의식의 혼미)과 인식기능(지남력 상실)에 붕괴현상이 나타나는 경우이다. 노령화될수록 잘 나타나며, 남성보다는 여성에게서 더 많이 나타난다. 유병률을 살펴보면, 신체적 문제로 병원에 입원한 65세 이상 노인은 10%, 86세 이상은 14%이며, 집중치료를 받고 있는 노인은 70~87% 정도로 나타났다.

<진단기준>

- 주의의 장애(즉, 주의를 기울이고, 집중 · 유지 및 전환하는 능력 감소)와 의식의 장애(환경에 대한 지남력 감소)가 있다.
- 장애는 단기간에 걸쳐 발생하고(대개 몇 시간이나 며칠), 기저 상태의 주의와 의식으로부터 변화를 보이며, 하루 경과 중 심각도가 변동하는 경향이 있다.
- 부가적 인지장애(예: 기억 결손, 지남력 장애, 언어, 시공간능력 또는 지각)
- 진단기준 A와 C의 장애는 이미 존재하거나 확진되었거나 진행 중인 다른 신경인지장애로 더 잘 설명되지 않고, 혼수와 같이 각성 수준이 심하게 저하된 상황에서는 일어나지 않는다.
- 병력, 신체검진 또는 검사 소견에서 장애가 다른 의학적 상태, 물질중독이나 금단(즉, 남용약물 또는 치료약물로 인한), 독소 노출로 인한 직접적 · 생리적 결과이거나 다중 병인 때문이라는 증거가 있다(APA, 2013).

① 주요증상과 임상적 특징

- 주의장애: 주의를 집중하거나 유지하거나 전환하는 능력의 손상이 있다.

- 각성 저하(인식장애): 환경에 대한 현실감각이 감소한다.
- 그 외 기억력 감퇴, 언어능력 저하, 현실 판단능력, 시공간능력 결함 등이 있다.
- 이러한 증상은 단기간에 발생하여 악화되며 하루 중에도 심각도가 변동한다.
- 노년기에 흔히 나타나는 인지장애 중의 하나이다.
- 의식이 혼미해지고 현실감각이 급격히 혼란되어 시간과 장소에 대한 인식에 장애가 나타난다.
- 주위를 알아보지 못하고 헛소리를 하거나 손발을 떠는 증상이 있다.
- 증상이 급격히 나타난다.

② 원인

과도한 약물복용이나 물질·약물중독이나 금단, 독소에의 노출, 신체적 질병(간질환, 당뇨, 뇌수막염 등)과 같은 다양한 원인이 있다.

③ 치료

원인을 제거하면 증상이 갑자기 사라지는 경우가 많다. 안전을 위해 구조화된 환경을 만들어 주어야 한다. 심한 과다행동이 나타날 경우 진정제나 수면제와 같은 약물 사용이 도움이 된다.

CHAPTER 05 정신건강과 정신장애(Ⅱ)

1 정신증(Ⅰ)

1) 조현병 스펙트럼 및 기타 정신병적 장애

조현병(정신분열병)은 망상, 환각, 와해된 언어와 행동 그리고 사회적 · 직업적 기능상의 심각한 어려움을 초래하는 증상 등의 특징을 지닌다. DSM-5에서는 조현병의 범주에서 몇 가지 중요한 변화가 있다.

하위유형은 평가 당시의 두드러진 증상으로 정의되었다. 그러나 종종 환자의 증상이 하나의 유형에서 다른 유형으로 변화되고 하위유형 간 중복되는 증상을 드러내 유형 간 구분이 분명하지 않았다. 이는 유형 간 타당도를 저하시키는 원인이 되어 임상가에게 유용하지 않았다.

한편, catatonia(운동부동증과 혼미 등)는 좀 더 세부적인 진단을 돕기 위한 세부진단(specifier)이 되었다. 예를 들면, 조현병과 분열정동장애 같은 기타 정신병적 장애의 specifier로 사용되고, 양극성 장애나 주요 우울장애와 같은 다른 장애에서도 사용될 수 있다. 증상의 심도를 평정하는 증상의 역치(symptom threshold)는 특정 증상에서 적어도 2 이상을 드러내야 한다.

추후 연구영역에서 DSM-5의 Section Ⅲ에 포함된 약한 정신병 증후(attenuated psychosis syndrome)는 공식적인 장애로 고려되기 이전 더 많은 연구를 필요로 하는 조건이다. 이 잠정적 진단범주는 만개된 정신병적 장애를 보이지는 않지만 가벼운 관련 증상들을 드러내는 개인들을 포함하고 있다. 추후 정신병적 장애를 드러낼 위험성이 높은 개인을 밝히는 것은 조기의 효율적인 개입에 중요한 시사점을 지닌다.

성격장애는 다양한 생활영역에서 개인의 기능에 영향을 미치는 자신과 타인에 대한 감정과 사고방식과 관련된다. DSM-5에서는 DSM-Ⅳ와 동일한 10가지 성격장애의 범주적 접근을 유지한다. 한편, DSM-5의 Section Ⅲ에는 차원-범주 혼합모형(hybrid dimensional-categorical model)이 제안되었다. 이로써 임상가는 개인의 성격기능에서의 어려움과 성격의 병리적 특질 패턴에 근거하여 성격장애의 진단과 성격을 평가할 수 있다(홍창희, 2013).

(1) 망상장애

① 정의

망상이란 이해할 수 없고 사실이 아니며 주위의 어떤 말에도 흔들리지 않는 믿음이다. 그 믿음이 근거 없는 것이라는 과학적 설명이나 증거 제시, 설득으로도 망상을 바로잡기 어렵다. 특히, 망상장애(delusional disorder)를 주된 특징으로 하는 조현병은 다른 사람이 자신을 감시하고 미행하며 자신을 위험에 빠뜨리기 위해 계획적으로 움직인다고 믿는 피해망상을 많이 경험한다. 망상의 종류에는 조종망상, 관계망상, 피해망상, 과대망상, 신체망상이 있다(손재석 외, 2015). 또한, 현재 사용되는 의미와는 혼돈스러운 면이 있으나 과거 편집증(paranoia)으로 불렸던 질환이다. 괴이하지 않은 망상이 주 증상이며 다른 정신과적 질환보다는 사회적·직업적 기능이 상대적으로 유지되는 경향을 보인다.

② 원인

아직 명확하게 밝혀진 생물학적 원인은 없다. 신경학적 장애 중 망상과 가장 관련이 깊은 영역은 변연계와 기저핵이고, 이 영역과 망상장애의 연관성 등이 생물학 이슈의 한 예이다. 심리사회학적 요인으로는 억압된 무의식적인 동성애적 경향이 부정, 반동 형성, 투사에 의한 방어과정을 거쳐 편집 상태로 발전한다는 전통적인 프로이트의 정신분석적 이론이 존재한다. 이 외에도 다양한 심리사회학이론이 존재한다.

③ 증상

환자는 일반적으로 일상생활에 문제가 없고 성격이나 외모에 뚜렷한 문제가 보이지 않지만 의심스럽고 적개심이 많으며, 다소 이상하고 기묘하게 보일 수도 있다. 기분은 망상의 성격에 따른다. 조현병에서 보이는 환청 등의 심각한 지각이상을 보이지 않고 망상도 체계적이며 기괴하지 않다. 또한, 망상 외의 사고장애를 보이지 않는다.

④ 진단

미국정신의학회의 DSM-5의 진단기준에 따르면 다음 사항들을 모두 만족시켜야 한다.

- 1개월 이상의 지속기간을 가진 한 가지(또는 그 이상) 망상이 존재한다.
- 조현병의 진단기준 A에 맞지 않는다. 주의점은 환각이 있다면 뚜렷하지 않고, 망상 주제와 연관된다(예: 벌레가 우글거린다는 망상과 연관된 벌레가 꼬이는 감각).
- 망상의 영향이나 파생결과를 제외하면 기능이 현저하게 손상되지 않고 행동이 명백하게 기이하거나 이상하지 않다.
- 조증이나 주요 우울삽화가 일어나는 경우, 이들은 망상기의 지속기간에 비해 상대적으로 짧다.
- 장애가 물질의 생리적 효과나 다른 의학적 상태로 인한 것이 아니고, 신체이형장애나 강박장애와 같은 다른 정신질환으로 더 잘 설명되지 않는다. 또한, 다음 중 하나를 명시해야 한다.
  - 색정형: 망상의 중심주제가 다른 사람이 자신을 사랑하고 있다는 것일 경우

적용한다.

- 과대형: 망상의 중심주제가 어떤 굉장한(그러나 확인되지 않은) 재능이나 통찰력을 갖고 있거나 어떤 중요한 발견을 했다는 확신일 경우 적용한다.
- 질투형: 망상의 중심주제가 자신의 배우자나 연인이 외도하고 있다는 것일 경우 적용한다.
- 피해형: 망상의 중심주제가 자신이 음모, 속임수, 염탐, 추적, 독극물이나 약물 주입, 악의적 비방, 희롱, 장기 목표 추구에 대한 방해 등을 당하고 있다는 믿음을 수반한 경우 적용한다.
- 신체형: 중심주제가 신체적 기능이나 감각을 수반한 경우 적용한다.
- 혼합형: 어느 한 가지 망상적 주제도 두드러지지 않은 경우 적용한다.
- 명시되지 않는 유형: 지배적인 망상적 믿음이 분명히 결정될 수 없는 경우 또는 특정유형에 기술되지 않은 경우에 적용한다.

⑤ 검사

정신과적 상담과 검사를 통해 치매, 섬망, 약물남용, 조현병, 기분장애 등 타 질환과의 감별이 필요하다.

⑥ 치료

치료목표는 명확한 진단을 내리고 적절한 치료방법을 결정하며, 합병증을 조절하는 것이다. 치료의 성공은 효과적이고 치료적인 의사-환자관계를 성립시키는 데 달려 있는데, 관계 성립이 매우 어렵다. 환자들은 자신의 증상을 호소하지 않고 치료에 저항하는 경우가 흔하고, 심지어 치료자를 망상 안으로 끌어들이기도 한다. 항정신병 약물 등 약물치료와 더불어 치료적 동맹에 초점을 둔 정신치료적 접근을 시행한다. 정확한 평가가 필요하거나 증상이 심한 경우 입원치료를 고려해야 한다.

⑦ 경과/합병증

점진적인 발병보다 갑작스러운 발병이 일반적이다. 장기적인 관찰을 하면 50%의 환자들은 회복되고, 20%의 환자들은 증상의 호전을 보이며, 30%의 환자는 증상 변화가 없다. 좋은 예후와 관계있는 요소로는 좋은 직업적·사회적 기능, 여성, 30세 이전에 발병, 유발인자의 존재 등이 있다(서울대학교병원, 2017).

(2) 조현병

① 정의

조현병은 망상, 환청, 와해된 언어, 정서적 둔감 등의 증상과 더불어 사회적 기능에 장애를 일으킬 수도 있는 질환이다. 예후가 좋지 않고 만성적인 경과를 보여 환자나 가족들에게 상당한 고통을 주지만, 최근 약물요법을 포함한 치료적 접근에 뚜렷한 진보가 있어 조기진단과 치료에 적극적인 관심이 필요하다.

다소 생소할 수 있는 '조현병(調絃病)'이란 용이는 2011년에 정신분열병(정신분열증)이란 병명이 바뀐 것이다. 정신분열병이라는 병명이 사회적인 이질감과 거부감을 불러일으킨다는 이유로, 편견을 없애기 위해 개명된 것이다. 조현이란 사전적인 의미로 현악기의 줄을 고르다는 뜻으로, 조현병 환자의 모습이 마치 현악기가 정상적으로 조율되지 못했을 때의 모습처럼 혼란스러운 상태를 보이는 것과 같다는 데서 비롯되었다. 아직까지 의료현장에서 정신분열증이란 용어가 더 많이 사용되고 있지만, 조현병 환자에 대한 인식의 변화와 함께 이 용어가 점차 정착되리라 기대한다.

② 원인

조현병은 단일질환으로 설명되지만 실제로는 유사한 증상들을 보이며 다양한 원인을 가진 질환군으로 보는 것이 타당하다. 조현병 환자들은 다양한 임상 양상, 치료반응, 그리고 병의 경과를 보인다. 현재 명확한 원인이 밝혀지지 않았으나 원인을 밝히기 위해 연구되고 있는 분야는 도파민 등 신경전달물질 시스템의 이상, 변연계 및 기저핵 이상 등의 신경병리적 영역, MRI · MRS · PET 등을 이용한 뇌 영상학 연구영역 그리고 신경생리학적 영역 등이다.

③ 증상

조현병에만 나타나는 특이증상이 없기 때문에 정신 상태 검사만으로 조현병으로 확진하면 안 된다. 다양한 내과적 질환과 타 정신과 질환에 대한 감별이 이루어져야 한다. 조현병의 대표적인 증상은 망상과 환각이다. 망상의 내용은 피해망상, 과대망상부터 신체적 망상에 이르기까지 다양하다.

환각 중 가장 흔한 것은 환청으로, 2명 이상의 사람이 환자의 삶이나 행동에 대해 이야기하는 식의 내용을 가진다. 와해된 언어와 행동을 보이고 움직임과 의사소통이 심하게 둔화되는 긴장증적 행동을 보이는 경우도 있다. 충동조절에 문제가 생길 수 있고 치료하지 않은 환자는 흔히 공격적인 행동을 보인다. 또한, 자살 시도가 많기 때문에 주의를 기울여야 한다.

④ 진단

DSM-5에 따른 진단기준은 다음과 같다.

가. 특징적 증상

다음 증상 중 두 가지 이상 존재하며, 이들 중 최소한 한 개의 증상은 망상, 환각 또는 와해된 언어에 해당되어야 한다. 상기 증상은 1개월 중 상당 기간 존재해야 한다(단, 성공적으로 치료된 경우는 기간이 짧을 수 있다).

- 망상
- 환각
- 와해된 언어(예: 빈번한 탈선 또는 지리멸렬)

- 심하게 와해된 행동이나 긴장증적 행동
- 음성증상, 즉 정서적 둔마, 무논리증 또는 무의욕증

나. 증상으로 인한 사회적·직업적 또는 다른 중요한 영역에서의 기능 저하

발병 이후 상당 기간 직업이나 대인관계 또는 자기관리와 같은 주요영역 중 한 가지 이상에서 기능 수준이 발병 이전과 비교하여 현저히 저하된다(아동기나 청소년기에 발병하는 경우에는 대인관계, 학업 또는 직업 분야에서 적절한 성취를 이루지 못함).

다. 기간

장애의 징후가 적어도 6개월 이상 지속되어야 한다. 이러한 6개월의 기간은 진단기준 A를 충족시키는 증상(활성기 증상)이 존재하는 최소 1개월의 기간을 포함하고 있어야 하며(성공적으로 치료되면 더 짧을 수 있음.) 전구기와 잔류기를 포함할 수 있다. 전구기나 잔류기에는 단지 음성증상만 나타나거나 진단기준 A에 열거된 증상 가운데 2개 이상의 증상이 약화된 형태로 나타날 수 있다(예: 괴상한 믿음, 흔치 않은 지각적 경험).

라. 조현정동장애와 기분장애의 배제

조현정동장애와 정신병적 증상을 동반한 기분장애는 다음과 같은 이유로 배제된다.

- 주요 우울증 또는 조증삽화가 활성기 증상과 동시에 나타나지 않는다.
- 활성기 증상이 있는 기간 동안 기분삽화가 발생해도 병의 활성기와 잔류기 전체 지속기간의 일부에만 존재한다.

마. 물질의 생리적 효과 및 일반적인 의학적 상태의 배제

장애가 남용약물이나 치료약물과 같은 물질의 생리적 효과이거나 일반적인 의학적 상태로 인한 것이 아니어야 한다.

바. 자폐스펙트럼장애 등 발달장애와의 관계

자폐스펙트럼장애나 아동기 발병 의사소통 장애의 병력이 있는 경우, 뚜렷한 망상이나 환각이 적어도 1개월 이상 지속될 경우에만(성공적으로 치료되면 더 짧을 수 있음.) 추가로 조현병을 진단할 수 있다.

⑤ 검사

조현병에서 보이는 증상을 일으킬 수 있는 내과적 질환이 존재하는지 확인해야 한다. 또한 기분장애, 성격장애 등 타 질환과의 감별이 이루어져야 한다.

⑥ 치료

항정신병 약물을 중심으로 한 약물치료가 치료의 중심이지만, 정신치료를 포함한 정신사회적 치료 접근이 통합될 때 더 나은 치료 성과를 가져온다고 보고되고 있다. 입원치료는 진단적 목적, 약물 관련 이슈, 타인이나 본인에게 위험한 행동을 보일 가능성이 존재할 때, 실제적인 생활이 어려울 때 등을 고려한다. 가족을 포함한 환자를 돌보는 사람들에 대한 교육이 매우 중요하다.

낮 병원(부분 입원의 대표적인 프로그램으로, 낮에만 병원에서 치료 프로그램에 참가하고 밤에는 가족들과 함께 생활하는 입원치료와 외래치료의 중간 치료형태)은 입원과 외래 사이에 빈 공간을 채워 주는 시설로 유용하다. 과거 항정신병 약물은 부작용이 심하고 음성증상에 효과가 제한적이었으나, 최근 효과와 부작용이 개선된 새로운 약물들이 임상현장에 사용되어 치료 성과를 높이고 있다.

⑦ 경과/합병증

조현병으로 첫 입원치료 후 5년에서 10년 추적관찰한 연구들의 결과를 보면 10~20% 정도의 환자들이 좋은 결과를 나타내었다. 절반 정도의 환자는 결과가 좋지 않아 반복적인 입원, 증상 악화, 우울삽화의 경험 등을 하는 것으로 나타났다. 그러나 모든 조현병 환자가 좋지 않은 결과를 가지는 것은 아니다. 20~30%의 환자들은 어느 정도 정상적인 삶을 살 수 있는 것으로 추정된다. 그러나 기분장애환자들에 비해서 예후가 나쁘다(American, 1987; 정신분석용어사전, 2002).

(3) 조현성 성격장애

조현성 성격장애(schizoid personality disorder)는 사회적 관계에 대한 관심 결여, 혼자 지내려는 경향, 내향성, 감정적인 냉담함 등이 특징인 인격장애이다.

① 정의

조현성 성격장애는 다른 사람과 사회적 관계에 무관심하고, 사회적으로 동떨어져 살아가기를 좋아하는 정신 상태이다. 1908년 브로일러(Eugen Bleuler)가 외부환경과 떨어져 자기 내적 세계에 관심을 두려는 인간의 성향을 '분열성(schizoid)'이라고 일컬으면서 개념이 시작되었다. 브로일러는 이러한 내향성이 두드러진 인격을 '분열성 인격(schizoid personality)'이라고 하였다. 이후로 분열성 인격에 대한 연구와 논의가 두 방향으로 이루어졌다. 기술정신의학 그룹에서는 외부에서 관찰 가능한, 행동증상에 중점을 둔 반면, 역동정신의학 그룹에서는 정신분석과 대상관계 이론을 통한 무의식적인 동기나 성격구조의 탐색에 중점을 두었다.

조현성 성격장애를 가진 사람은 혼자 있는 것을 좋아하며, 여러 가지 사회적 관계에 별 관심이 없고, 감정을 잘 표현하지 않는 특성을 가진다. 친밀감, 새로운 경험 등 일반적으로 스스로에게 즐거움을 주는 행동을 별로 하지 않는다. 무관심하고 반응이 없어 매사에 수동적·비자발적이며, 단조롭고 활력 없는 모습으로 보인다. 분열성 인격장애의 유병률은 정확히 알려져 있지 않으나, 남자에게 더 많이 진단되는 경향을 보인다.

② 원인

유전적 요인으로 정서나 활동성과 관련된 취약성이 언급되지만 분명하지는 않다.

차갑고, 비공감적이고, 정서적으로 빈곤한 아동기가 중요한 심리적 요인 중의 하나라는 의견도 제시되고 있다.

③ 증상

조현성 성격장애를 가진 사람은 냉담하고 무관심하며, 거리를 두고 있는 것처럼 보이기 때문에 사회성에 문제가 생길 수 있다. 분열성 인격장애를 가진 대부분의 사람은 대인관계를 맺거나 자신의 감정을 표현하는 데 매우 서툴며, 원치 않는 상황에서 수동적인 태도를 보이기도 한다. 다른 사람과의 대화는 무관심한 태도로 짧게 이루어지는 경우가 많다. 내용과 형식에서 특이한 말, 상황에 적절하지 않은 감정을 보이는 경우도 있다.

④ 진단

DSM-5의 진단기준에 따르면 다음 기준을 모두 만족해야 한다.

A. 다양한 형태의 사회적 유대로부터 반복적으로 유리되고, 대인관계에서 제한된 범위의 감정표현이 전반적으로 나타나며, 이러한 양상이 성인기 초기에 시작되며 여러 상황에서 나타나고 다음 중 네 가지 이상에 해당될 때 조현성 성격장애로 진단한다.

- 가족과의 관계를 포함해서 친밀한 관계를 바라지 않고 즐기지도 않는다.
- 항상 혼자서 하는 행위를 선택한다.
- 다른 사람과의 성적 경험에 대해 관심이 거의 없다.
- 거의 모든 분야에서 즐거움을 취하려 하지 않는다.
- 1차 가족 이외에 친한 친구가 없다.
- 다른 사람의 칭찬이나 비난에 무관심하다.
- 감정적 냉담, 유리 또는 단조로운 정동의 표현을 보인다. 단, 조현병, 정신병적 양상을 동반한 기분장애, 기타 정신병적 장애 또는 자폐스펙트럼장애의 경과 중 발생한 것은 조현성 성격장애로 진단하지 않으며, 다른 의학적 상태의 생리적 효과로 인한 것이 아니다.

▶ 주의점: 진단기준이 조현병의 발병에 앞서 만족했다면 '병전'을 추가해야 한다.

⑤ 검사

진단 및 치료 등에 참고하기 위해 심리검사를 시행할 수 있다.

⑥ 치료

조현성 성격장애환자들의 사회적 고립은 환자들이 스스로 원하고 그에 만족하는(자아동조적) 경우가 많기 때문에 환자 자신은 치료의 필요성을 거의 느끼지 않는다. 친밀한 관계 맺기를 피하는 것은 치료관계 형성에도 어려움을 준다. 때로 우울해 보이는데, 우울증의 증상과 조현성 성격장애 환자들의 무쾌감증, 사회적 도피, 정서의 둔마를 감별해야 한다.

정서적이거나 개입적인 치료가 아니라 과제 제시형 접근을 하는 것이 대부분 더 성공적이며, 치료의 목표를 강요하지 않는 것이 중요하다. 조현성 성격장애 환자들이 사회적 참여에 대해 원하는 정도가 증가하지 않더라도 치료를 통해 다른 사람들과 의사소통하거나 사회적 관계를 맺을 수 있는 능력을 키울 수 있다. 조현성 성격장애환자가 친밀한 관계를 발달시키기 원하지 않더라도 다른 사람들과 편안한 관계를 맺을 수 있기를 바라는 경우는 많다.

지지적 정신치료를 할 수 있으며, 주로 상황 대처, 사회기술훈련, 자아존중감, 의사소통 등과 관련된 분야가 중심이 된다. 일부 환자에게는 정신분석적 정신치료가 도움이 될 수 있는데, 통찰할 수 있는 능력이 적어 비효과적이라는 의견도 있다. 또한, 일부 환자에서는 집단치료가 유용할 수 있는데, 점차적인 신뢰의 발달이 치료과정에서 중요하다. 대인관계 기술이 부족하므로 적절한 대인관계 행동을 역할극을 통해 연습하는 행동치료도 도움이 된다.

약물치료는 항정신병 약물, 항우울제, 정신자극제 등을 환자의 증상 양상에 따라서 일부 환자에게 사용할 수 있다. 세로토닌 제제는 거절에 대한 민감함을 누그러뜨리는 데 효과가 있다는 보고가 있고, 벤조디아제핀 제제는 대인관계의 불안을 줄일 수 있다는 보고가 있다.

⑦ 경과/합병증

아동기 초기에 시작된다. 수줍은 아동의 대다수가 조현성 성격장애로 진행되지는 않지만, 일단 형성되면 청소년기와 성인기까지 지속되는 경향이 있다(American, 1987; 정신분석용어사전, 2002).

2) 양극성 관련 장애

양극성 관련 장애는 DSM-Ⅳ에서는 기분장애로 우울장애와 함께 구분되었으나, DSM-5에서는 별도로 분리되었다. 이 장애는 기분변화가 매우 심하여 기분이 고양된 상태와 침체된 상태가 주기적으로 나타나는 일련의 정신장애이다. 양극성장애는 한 사람의 기분, 에너지, 기능에 두드러진 변화를 일으키는 뇌질환이다(김정진, 2023).

기존의 이러한 장애는 조울증, 조울병 등 다양한 명칭으로 지칭되어 왔다.

조증 상태에는 지나친 행복감이나 낙천적 사고 그리고 과도하게 상승된 자아존중감으로 인한 과잉활동 등이 두드러지게 나타난다. 이 기간 동안에는 일시적으로 현실감각이 상실되어 자아도취에 따른 생각이나 행동이 나타나기도 하고 심지어 과대망상적 행동을 표출하기도 한다. 쉬지 않고 말을 빠르게 하며 주제도 너무 다양해 듣는 이로 하여금 혼란스러움을 유발시키고, 육체적 활동량도 급증하여 며칠 동안 잠을 자지 않는 경우도 있다.

이렇게 급작스럽게 증가한 활동에 비해 인지적 판단능력이 뒤따라 주지 못하기 때문에 과소비, 충동적 도박, 문란한 생활 등으로 이어져 나중에는 당사자가 크게 후회할 지경에 이르기도 한다. 그러나 급작스럽게 증가한 에너지로 인해 가끔 창의적인 아이디어가 발생하지만 이는 매우 드문 일이다.

그러나 이러한 국면에서 우울단계로 들어가면 일반적인 우울증 환자와 임상적으로 구분되지 않을 정도로 비슷한 상태로 빠진다. 즉, 한 사람이 일정기간의 조증단계에 있다가 이후 정반대의 상태로 들어가는 것이다. 이러한 급작스런 변화는 양극성 장애를 지닌 환자로 하여금 정신분열증세가 있는 것이 아닌가 하는 의심을 받도록 만드는 경우도 있다.

(1) 원인

유전적인 요인을 생각해 볼 수 있다. 일반적으로 일란성 쌍생아의 경우 어느 한쪽이 양극성 장애를 앓는 경우 다른 한쪽도 그럴 확률이 매우 높은(약 80%) 반면, 이란성 쌍생아는 그에 비해 상대적으로 약한 확률(약 16%)을 보인다(Goodwin & Ghaemi, 1999). 그리고 양극성 장애의 조울적 측면을 보이는 사람들의 가까운 친척들에게서 일반적인 우울증(조증이 없는 우울이기 때문에 단극성 우울증이라고 한다) 환자가 더 빈번하게 발생하는 경우가 많다. 이를 통해 우울증의 유전적 측면에 조증증상이 친·인척의 네트워크 내에서 더해진다는 추측을 연구자들이 하고 있지만 아직까지 명확한 인과기제를 밝히지 못하고 있다(Bertelsen, 1979).

최근에는 양극성 장애환자들의 뇌에서 세로토닌, 도파민, 에피네프린과 같은 신경전달물질들의 기능이 원활하지 못한 것으로 관찰되어 그 관련성이 집중적으로 연구되고 있다. 리튬과 같이 증상의 개선을 위한 약물도 점차 확인되고 있다. 또한, 인지적인 요인이나 환경적인 요인도 중요하게 작용하고 있는 것으로 나타나고 있다. 예를 들어, 양극성 장애를 겪고 있는 환자들은 부정적인 일들에 대해 생각하거나 상상할 때 이를 정상인들보다 훨씬 더 현실적인 것으로 체감하고 있는 것으로 나타난다. 따라서 생각과 상상 자체만으로도 행동의 변화가 더 크게 일어나는 경향이 높다. 또한, 비판적이거나 공격적인 가족들과 함께 사는 환자가 그렇지 않은 경우보다 재발가능성이 더 높은 것으로 조사되었으나 명확한 인과관계를 파악하지는 못하였다. 그러나 원인을 이른바 '환자 탓'으로 돌리는 것이 상황을 가장 악화시키는 것이라고 일선의 치료관계자들은 전하고 있다.

유명한 시인·화가·작곡가 등 주로 예술 분야의 대가들이 양극성 장애를 앓았다는 기록을 많이 살펴볼 수 있다(Goodwin FK, Jamison KR. 1990). 그러나 이것이 그들의 뛰어난 예술성으로 인해 다양한 극단적 감정을 느낀 결과인지, 창작활동 자체가 그러한 감정의 기복을 요구하기 때문인지, 원래부터 성격적으로 이러한 기복이 심한 사람들이었기 때문인지에 관해 명확한 설명을 하기에는 아직 연구가 완전하지 않다(Preference and the specificity of goals, 2007).

(2) 양극성 장애에 대한 접근

일반적인 우울증의 경우 남성보다 여성의 유병률이 더 높은 반면, 양극성 장애는 1% 내외의 유병률을 남녀에게 비슷하게 찾아볼 수 있다. 따라서 성차와 같은 변인은 크게 설명력을 지니고 있지 않다고 전문가들은 보고 있으며 재발이 쉽기 때문에 치료가 매우 어려운 정신장애에 해당된다. 그럼에도 불구하고 중요한 점은 분명한 조증단계가 있음에도 불구하고 초기에 단순한 우울증으로 진단받아 잘못된 치료(예: 항우울제의 집중적 사용과 같은)를 거치면서 증상이 오히려 악화되는 경우가 많다. 또한, 조증단계에서 그 증상이 가벼울 경우 주위 사람들이 환자의 넘치는 활기와 행동에 오히려 끌려가면서 장애의 발견 자체가 지연되는 경우도 있다. 실제로 자신에게 우울증이 있다고 말하는 사람들 중 무시할 수 없는 비율이 '우울-활기-우울-활기'로 자신의 사이클을 착각한다. 그 활기가 조증단계일 수 있다. 그리고 조울증 환자의 자살률과 자살 시도율이 일반적인 우울증 환자보다 2배 이상 높다는 조사결과가 많다. 왜냐하면 조증 단계에서의 심한 에너지 소비로 인해 일반적 우울증 환자와 비슷한 수준의 우울을 경험하더라도 이를 더 고통스럽게 만들기 때문이다. 한 마디로 더 높은 곳에서 떨어지는 셈이다. 그럼에도 불구하고 양극성 장애는 완치나 증상의 상당한 개선이 불가능하지 않다고 전문가들은 말한다. 규칙적인 생활, 스트레스 유발환경 제거, 음주와 약물 절제 등과 같은 일상의 요인들이 증상의 개선이나 치료효과의 증대와 유지에 상당한 도움을 주는 것으로 나타나고 있다. 극단적인 완벽주의나 부정적인 사고들을 상담과 같은 과정을 통해 긍정적이고 유연한 사고로 바꿔 큰 효과를 보는 경우가 많으므로 유사한 증상을 보일 때 전문가의 도움을 받아 적극적으로 대처해 나가는 것이 중요하다.

양극성 장애는 기분이 우울한 상태와 모든 일이 다 잘될 것 같은 자신만만하고 들뜬 기분의 상태가 반복되는 경우이다. 들뜬 기분이 되면 힘이 넘치고 생각이 빨라지며, 잠을 잘 필요성을 느끼지 않을 정도로 에너지가 넘치는 것처럼 보인다. 또 쉽게 흥분하고 짜증을 내고 남들에 대한 간섭이 많아지며, 판단력과 통제력에 문제가 있어 쓸모없는 일을 주장하고 일들을 벌여 경제적 손실을 가져오기도 한다.

대체로 성인 인구의 약 1%가 양극성 장애를 가지고 있고 친·인척 중 양극성 장애가 있는 집안에서는 양극성 장애에 걸릴 위험성이 높다. 우울증의 증상과 조증의 증상을 비교해 보면 〈표 5-1〉과 같다(이영호, 2004).

〈표 5-1〉 **우울증과 조증의 증상 비교**

우울증	조증
• 계속되는 우울, 불안 또는 공허감 • 절망적인 느낌, 염세적 사고 • 죄책감 무가치 또는 무기력감 • 성생활을 포함하여 한때 즐거웠던 일이나 취미생활에서 의욕 및 흥미 상실 • 불면, 아침에 일찍 깨거나 과다한 수면 • 식욕 감소나 체중 감소, 과식이나 체중 증가 • 힘이 없고 피로하며 몸이 처지는 기분 • 죽음이나 자살에 대한 생각, 자살 기도 • 초조함, 쉽게 짜증남 • 집중력 및 기억력 저하, 의사결정을 하는 데 어려움 • 두통, 소화기 장애 또는 만성 통증 등 치료에 잘 반응하지 않고 계속되는 신체 증상	• 부적절하게 들뜨는 기분 • 부적절하게 민감한 반응 • 심한 불면 • 과대 사고 • 말이 많아짐 • 조리 없고 빠른 사고 • 성욕의 증대 • 지나친 의욕, 힘이 생김 • 어설픈 판단 • 부적절한 사회적 행동

출처: 이영호(2004). pp. 236-237.

3) 우울장애

우울장애는 기분의 장애를 주요특징으로 나타내는 기분장애의 한 유형으로 조증, 혼재성 또는 경조증 삽화의 과거력이 없다는 점에서 양극성 장애와 구별된다. DSM-IV-TR에서는 우울장애를 주요 우울장애, 기분부전장애 그리고 달리 분류되지 않는 우울장애로 나눈다(APA, 2000).

(1) 주요 우울증

우울장애의 진단을 위해 기본적으로 요구되는 것이 주요 우울증 삽화의 여부인데, 이러한 삽화는 독립적인 정신장애로 진단되는 것은 아니며, 우울장애의 진단을 위해 기초적인 정보를 제공한다. 필수적인 증상은 최소 2주 동안의 우울한 기분 또는 대부분의 활동에서 흥미 또는 즐거움의 상실이다. 또한, 이러한 필수증상 외에 식욕 및 체중의 변화, 수면의 변화, 정신운동성 초조나 지체, 피로감, 무가치감 또는 죄책감, 사고력 및 집중력 감소, 자살 사고 또는 시도 등에서 4개 이상의 증상이 최소한 2주 이상 나타나야 한다(APA, 2000).

필수증상 중 우울한 기분은 성인이 아닌 청소년, 소아에게는 쉽게 화를 내는(과민한) 상태로 나타날 수 있다. 또한, 활동에서의 흥미 또는 즐거움의 상실 때문에 대인관계 활동이 줄어드는 경우가 많으며, 식욕은 감소하거나 증가하는 경우로 나타난다. 수면에서는 일반적으로 불면증이 나타나지만, 일부는 수면 과다를 보이기도 한다. 피로감의 경우, 신체적 운동이나 힘든 활동을 하지 않아도 피곤함을 호소한다. 노인 우울증에서 사고력 및 집중력의 감소는 치매와 구분해야 한다. 보통 인지기능이 점진적으로 감소하고 있는지 또는 우울증과 함께 급작스럽게 나타났는지를 감별한다. 모든 우울증에서 자살의 위험성이 높지만, 특히 자살 사고 또는 자살 시도 증상이 보고되었을 때는 매우 주의 깊게 다루어야 한다.

(2) 주요 우울장애

① 진단기준 및 진단적 특징

주요 우울장애(major depressive disorder)는 다양한 정신질환이 함께 나타날 수 있는데 연구에 따르면, 주요 우울장애를 경험한 개인의 절반 정도가 불안으로 고통받는다. 불안증상은 주요 우울장애의 회복 및 재발에 악영향을 끼치며, 더 심한 기능 손상 및 자살 시도 위험성을 증가시키는 요인이 된다(Hirschfeld, 2001; Kessler et al., 1996).

② 인구통계학적 특징

대략 세계 인구 중 8.5%의 사람들이 주요 우울장애로 고통받으며, 우울증이 나타나지 않는 특정 연령대는 없는 것으로 알려져 있다. 심지어 어머니와 분리되어 있는 6개월 된 영아에게서도 주요 우울증상이 발견되었다. 남자보다 여자가 약 2배 정도 주요 우울장애가 더 많이 나타나는 것으로 알려져 있다(Ayuso-Mateos et al., 2001).

(3) 기분부전장애

① 진단기준 및 진단적 특징

기분부전장애(dysthymic disorder)의 증상적 특징은 주요 우울장애와 유사한데, 기분부전장애에서는 흥미 및 즐거움의 전반적인 상실, 사회적 위축, 죄책감 또는 후회, 활동성 및 생산성의 저하 등이 더 흔하게 나타난다. 반면에 수면, 식욕, 체중 변화, 정신운동성 증상들은 주요 우울장애보다 덜 나타난다. 기분부전장애는 주요 우울장애로 발전할 위험요인이 되기도 하며 B군 성격장애(연극성, 경계성, 자기애성), 물질 관련 장애들과 연관성이 있다(Westermeyer, Eames, & Nugent, 1998).

② 인구통계학적 특징

전체 인구 중 1.5%가 기분부전장애로 고통받고 있고(약 1억 5,000만), 여자에게서 조금 더 많이 발생한다(Vos et al., 2012). 평생 유병률은 3~6% 정도이다(심리학용어사전, 2014).

③ 원인

우울장애의 원인에 대해서는 생물학, 인지, 발달, 정신분석, 인본주의적 관점 등 다양하다. 그중 대표적인 관점을 몇 가지 살펴보면 다음과 같다. 뇌 신경과학의 방법론적 발달로 인해, 우울장애의 생물학적 원인 규명이 많이 이루어지고 있다. 특히, 우울장애는 감정과 행동을 조절하는 중요한 신경전달물질인 세로토닌 신경계와 노르에피네프린 신경계의 기능 저하로 인해 생긴다는 가설이 지배적이다. 실제 이러한 신경계의 기능을 증강시켜 주는 SRI, SSRI 등의 약물을 통해 증상이 호전되기도 한다(Nutt, 2008).

벡(Beck)은 우울증의 인지모델을 제시했는데, 우울증의 기저에 관한 개념으로 3가지 인지적 오류(자신 · 세계 · 미래에 대한)를 제시하였다. 또한, 이와 같이 반복되는 우울한 생각 및 도식과 왜곡된 정보처리 등이 우울장애를 발생시키고 악화시킨다는 이론을 바탕으로 우울증의 인지행동치료를 개발하였다(Beck, 1989).

④ 치료

우울장애의 치료는 크게 약물치료와 심리치료로 나뉜다. 주로 SRI, SSRI, SNRI 등 세로토닌 신경계 기능 증가 약물을 사용하며, 이 약물들이 효과가 있다는 여러 연구 발표가 있다. 심리치료에는 인지행동치료, 대인관계치료, 행동 활성화, 문제해결 치료 등 다양한 기법이 있으며, 개인치료 및 집단치료 등 형태도 다양하다. 우울장애의 대표적인 심리치료인 인지행동치료를 살펴보면 다음과 같다.

인지행동치료는 경험적으로 우울증 치료효과가 확증된 치료로서 전 세계적으로 널리 사용되고 있다. 인지행동치료는 우울증이 역기능적인 사고에 의해 매개되고 유지된다고 가정하는데, 치료의 주목표는 우울증과 관련되는 역기능적 사고를 발견하여 수정하는 것이다(권정혜, 2001).

4) 해리성 장애

해리성 장애의 종류로 해리성 기억상실, 해리성 정체장애, 해리성 둔주 등이 있다. 해리성 기억상실은 강한 스트레스 상황에 처했을 때 부분적으로 기억을 잃어버리는 증상으로 해리성 장애 중 가장 흔하게 나타난다. 해리성 정체장애는 다중인격장애라고도 하며, 한 사람 안에 다수의 정체감이나 인격 상태가 존재하는 것이다. 해리성 둔주는 과거의 기억과 정체감을 상실하고 본래의 가정과 직장을 떠나 방황하거나 전혀 새로운 정체성을 가지고 살아가는 현상이다.

해리성 장애는 평상시에는 통합되어 있는 개인의 기억·의식·정체감·지각기능 등이 붕괴하여 와해된 행동 상태이다. 여기에서 '해리'라는 것은 연속적인 의식이 단절되는 현상이다. 이러한 해리현상은 개인의 심리적 갈등이나 외부적 충격에 대한 자기방어기제로 나타날 수 있다고 알려져 있으며, 장애가 갑자기 나타났다가 곧 사라지기도 한다(시사상식편집부, 2014).

(1) 해리성 기억상실

기억상실은 과거의 일정기간 또는 일정 사실의 기억이 결여된 상태로 '건망'이나 '잘 잊어버리는 것'과는 다르다. 기억상실은 그 기간 내지 사실에 대한 기억의 결여가 전부인지 또는 부분적인지에 따라 '총체적 기억상실(total amnesia)'과 '부분기억상실(partial amnesia)'로 나누며, 부분기억상실의 기억 가능한 부분을 '기억의 섬'이라고 한다. 기억상실은 의식장애 후에 일어나는 경우가 많으며 정신질환, 두부외상, 전간, 히스테리 증상에서 볼 수 있다. 의식장애가 있는 시점부터 건강한 시기로 거슬러 올라가며 기억의 결여가 나타나는 것을 역행기억상실(retrograde amnesia), 의식장애 시부터 회복 후까지 기억이 결여된 것을 전향기억상실(anterograde amnesia)이라고 한다. 또한, 기질적 원인 때문인 것은 기질적 기억상실(organic amnesia), 심인에 의한 것은 심인성 기억상실(psychogenic amnesia)이라고 한다. 고령자의 뇌허혈발작으로 인한 일과성 기억상실(transient global amnesia)은 발작 중의 상황을 전혀 기억하지 못한다. 환자의 심리 상태를 파악하면서 일상생활에 적응할 수 있는 환경을 만들고, 의료관계와 연계하여 기능훈련 등을 실시하는 것이 중요하다(강영희, 2008).

해리성 장애(dissociative disorders)는 환자가 보이는 혼란된 사고과정과 와해된 행동 상태로 원래 병명은 히스테리성 신경증이었다. 정신분석에서는 억압이 강한 성적 욕망을 의식에서 제압할 수 없을 때 해리성 장애가 생긴다고 본다. 그 결과, 환자는 자기 마음의 일부를 의식에서 분리시킨다. 또한, 한 개인에게 있어 어떤 부분은 매우 퇴행되어 있지만 다른 부분은 개발될 수 있다. 이러한 의미에서 자아기능이 해리되어 있다고 한다. 전쟁, 재난, 배우자의 사망, 이혼과 같은 극심한 충격을 받았을 때 기질적 원인 없이 나타난다. 해리현상이 개인의 내적 갈등이나 외부의 충격에 대한 방어일 수 있으나, 갑자기 나타났다가 곧 회복되는 것이 특징이다. 해리성 장애에는 심인성 건망증, 심인성 둔주, 다중성격 등이 있다(교육심리학용어사전, 2000).

해리성 장애는 한 사람이 둘 이상의 인격을 가지고 있는 정신질환으로 주인 역할을 하는 인격체(host personality) 내부에 하나 이상의 정체감 또는 인격 상태(personality state)가 추가로 상존하고 있고, 이들이 반복적으로 개인의 행동을 지배하거나 영향을 주는 장애이다. 다중인격장애(multiple personality disorder)라고도 한다. 생명에 위험을 주는 전쟁 · 질병 · 재난에 직면했을 때, 부부간의 싸움, 배우자의 사망, 이별과 같은 심한 심리적 충격으로 발병하는 경향이 많다(국립특수교육원, 2009).

(2) 해리성 정체장애

해리성 정체장애(dissociative identity disorder)는 한 사람이 둘 이상의 인격을 가지고 있는 정신질환으로 다중인격장애라고도 한다. 예전에는 빙의라고도 하였다. 이 질환자의 90%는 여성이다. 이 병명은 1980년부터 공식적으로 사용되어 왔지만 100여 년 전부터 의학계에 알려졌다. 가장 간단한 형태는 이중인격이고, 3개부터 수십 개까지의 인격을 가지고 있는 경우도 있다. 다중인격은 실제로 한 사람 안에 여러 개의 인격이 있는 것이 아니라 한 사람의 내부에서 오랫동안 형성된 정신 상태의 일부분들이 일시적으로 그 사람의 전체를 조종하는 것이다. 의학계는 이에 따라 1994년 다중인격장애라는 병명을 해리성 정체장애로 변경하였다.

해리성 정체장애의 원인은 유년 시절에 받은 육체적 또는 성적 학대로 알려져 있다. 그 외에 가족이나 친구의 죽음, 끔찍한 사고의 목격 등 정신적 외상이 원인이 되기도 한다. 실제로 환자의 95~100%가 어린 시절에 근친상간이나 학대를 받은 기억을 가지고 있다. 전문가들은 이것을 심한 학대나 정신적 외상의 충격으로부터 자신을 보호하기 위해 또는 대면하고 싶지 않은 현실을 피하기 위해 새로운 인격을 만들어내는 것으로 본다. 따라서 이 질환자들의 숨겨진 성격의 특징은 분노가 많은 것이다. 이 상태가 생기는 이유는 다른 사람의 그러한 행동을 자신도 모르게 닮기 때문이다.

해리성 정체장애의 증세는 특정한 인격이 그 사람의 마음을 장악할 동안 경험한 것에 대해 전혀 알지 못하며, 그러한 인격의 존재도 알지 못한다. 그러나 여러 성격 중 한두 인격이 다른 성격들의 존재를 어렴풋이 알고 있는 경우도 있다. 각각의 인격은 서로 다른 취향과 나이, 특징을 보이며 드물게는 환자 자신이 전혀 모르는 언어를 사용하기도 한다. 이 장애를 겪고 있는 환자들은 자신의 증세를 감추려고 하는 경향이 있는데, 자신의 증세를 정확하게 모르는 경우도 있다. 이들에게는 오랜 치료기간 동안 여러 진단이 내려지는데, 해리성 정체장애로 확진되기까지 평균 7년이 걸린다. 현재는 최면을 통한 진단이 가장 신뢰가 있고 효과적인 것으로 알려져 있다. 해리성 정체장애의 치료법도 최면을 가장 많이 사용한다. 최면은 존재하는 다양한 인격을 불러내 한 인격이 다른 인격을 점차 알게 하며, 이들 사이에 의사소통을 촉진시키는 기술을 선택하여 궁극적으로 부정적 인격의 파괴적 요소들을 조절하고 방어하는 인격으로 융합시키기가 용이하기 때문이다(두산백과, 2017).

(3) 해리성 둔주

해리성 둔주(fugue)는 자신의 과거나 정체감에 대한 기억을 상실하여 가정과 직장을 떠나 방황하거나 예정에 없는 여행을 하는 장애이다. 세상 지식에 대한 기억은 보존되며 어린 시절의 자기 자신으로 돌아간다. 해리성 둔주의 주원인은 충격적인 사건이나 심각한 스트레스이다.

(4) 이인증

이인증(depersonalization)이란 자신이 낯설게 느껴지거나 자신으로부터 분리 · 소외된 느낌을 경험하는 것으로 자신을 지각하는 데 이상이 생긴 상태이다. 이인성 장애(depersonalization disorder)란 이인증이 반복적 · 지속적으로 나타나고, 이로 인해 명백한 고통을 느끼거나 사회생활 또는 대인관계에 문제가 발생할 때 진단할 수 있다. 일시적인 이인증 경험은 정상적으로도 흔히 나타날 수 있으며, 50~70% 정도는 일생에 이인증을 경험한다는 보고가 있다. 이인성 장애의 유병률은 2.4% 정도로 보고되고 있다. 대부분 10대에 시작되고, 15~30세 사이에 많이 발생한다. 주로 여자에게 많이 발생한다고 알려져 있으나 최근의 연구들은 남녀비율이 비슷하다고 보고하고 있다. 이인증은 우울, 불안, 정신증 등 다른 정신과적 질환에 동반되어서 나타날 수 있고, 신체적 질환이나 약물과 관련되어 발생할 수도 있다.

이인증의 원인에는 심리적 원인, 신경학적 원인, 신체적 원인, 약물 등이 있다. 외상은 이인증 발생과 관련이 깊은데, 이인증을 경험하는 환자의 1/3~1/2 정도는 심각한 외상을 경험한 적이 있다. 또한, 생명을 위협하는 경험을 한 사람들의 60% 정도에서 사건 당시나 사건 직후에 일시적인 이인증을 경험한다고 보고되고 있다.

정신역동학적으로는 이인증을 심하고 고통스러운 경험과 갈등적인 상황에 대해 자아를 방어하는 일종의 정서적인 반응으로 보기도 한다. 어린 시절 대인관계에서 받은 외상(특히, 정서적인 학대)과 관련 깊은 것으로 알려져 있다. 신경학적 원인으로 간질이나 뇌종양, 편두통, 뇌진탕 등에 동반되어 발생할 수 있고, 대사이상 등에 의해서 발생할 수도 있다. 마리화나, 환각제, 중추신경자극제 등의 약물에 의해 발생하기도 한다. 신경생물학적으로 세로토닌, 글루타메이트 등과의 연관설이 제기되고 있으며, 일부 연구자들은 피질-변연계 연결성 이상(corticolimbic disconnection)을 메커니즘으로 제안하고 있다. 즉, 좌뇌측 전전두엽의 활성화가 좌측 편도체를 억제하여 각성 감소와 분리감을 유발하고 우배외측 전전두엽 활성화와 우측 편도체 억제가 주의력 문제와 공허감을 느끼게 한다.

이인증의 증상은 자신이 기계인 것처럼 느껴지거나 꿈이나 영화 속에서 사는 것처럼 느껴져 자신의 정신, 자신의 신체 또는 자신의 신체 부분에 대해 외부 관찰자인 듯한 느낌을 받는다. 다양한 형태의 감각 마비, 정서반응 결여 그리고 인어징애 등 자신을 조절할 수 없다는 느낌이 존재한다. 이인증 증상을 겪는 사람은 대부분 자신의 증상을 표현하는 데 어려움을 느끼며, 이러한 경험이 자신이 '미쳤다'는 증거가 되지 않을까 두려워한다. 비현실감이 동반될 수 있으며 익숙한 사람이나 사물이 낯설게 보이고 세상이 생소하거나 비현실적으로 지각된다. 물체의 크기와 형태가 다르게 보이는 변화(거시증 또는 미시증)를 지각할 수 있으며, 다른 사람들이 생소하거나 기계적인 존재로 보인다. 불안감, 우울감, 시간 감각의 이상 등이 동반될 수 있다. 현실검증능력(그것은 오직 느낌일 뿐 그가 실제로는 그렇지 않다는 것을 인식한다.)은 정상이고, 이 점이 정신증과 구별된다(서울대학교병원, 2017).

이인성 장애를 진단하기 위해서는 이인증을 일으킬 수 있는 다른 정신과적 · 신경학적 · 신체적 질환을 감별 · 진단해야 한다. 조현병, 기분장애, 공황발작, 불안장애, 급성 스트레스 질환, 외상후스트레스장애, 다른 해리성 장애 등의 다른 정신과적 질환의 증상으로 나타날 수 있다. 감별해야 할 신경학적 질환으로는 간질, 뇌종양, 뇌진탕 후 증후군, 편두통, 현훈(어지럼증), 메니에르병 등이 있고, 의학적 상태나 약물로 인한 이인증의 원인을 배제하기 위해 철저한 내과적 · 신경학적 검사를 실시한다. 기본 혈액검사, 뇌파검사, 약물스크리닝 검사가 포함된다.

치료법은 약물치료와 정신치료로 크게 나누어지는데 아직 확립된 치료법은 없다. 약물치료는 세로토닌 재흡수 억제제, 기분조절제, 항정신병 약물, 벤조디아제핀 등이 쓰인다. 정신치료에는 정신 역동적 정신치료, 인지치료, 인지행동치료, 최면치료, 지지요법 등이 있다. 증상이 심한 많은 이인증 환자들은 장기간의 지지적 치료가 필요하다. 스트레스 조절, 이완요법, 운동 등도 도움이 된다(서울대학교병원, 2017).

2 정신증(Ⅱ)

1) 변태 성욕장애

변태 성욕장애는 성도착증이라고도 하는데, 사람이 아닌 대상에게 성행위를 하거나 사람을 대상으로 비정상적인 성행위를 하거나 상대의 동의를 얻지 않은 상황에서 자신의 성적 흥분을 얻기 위해 성적 환상과 성적 충동 및 행동을 지속적·반복적으로 하는 행위이다. 변태 성욕장애의 하위유형에는 관음장애, 노출장애, 마찰도착장애, 소아성애장애 등이 있다.

(1) 관음장애

관음장애는 다른 사람의 나체나 성기를 보거나 성관계하는 장면을 엿봄으로써 성적 만족을 얻는 것이 특징이다. 증상이 심한 사람은 사회적으로 고립되어 있고 수줍음이 심하며, 조현 성격적인 특징을 갖고 있다. 관음장애의 평생 유병률은 남성 12%, 여성 4%로 추정하고 있으며, 보통 15세 이전에 시작되며 만성적인 경향이 있다.

(2) 노출장애

노출장애는 자신의 성적 욕구를 충족시킬 목적으로 낯선 사람이나 연소자 앞에서 자신의 성기를 노출하는 행위이다. 성기를 노출시키거나 노출시켰다고 상상하면서 수음을 하기도 한다. 이러한 행위는 직접적인 성행위를 하려는 의도가 있는 것이 아니라 보는 사람을 놀라게 하거나 충격을 주려는 의도가 있으며, 자신의 행위가 보는 사람을 성적으로 흥분시킬 것이라고 상상한다. 평생 유병률은 남성 2~4%로 추정하며, 주로 18세 이전에 발생하며 40세 후에는 상태가 완화되는 경향이 있다.

(3) 마찰도착장애

마찰도착장애는 동의하지 않은 상대에게 신체적 접촉을 하거나 성기를 문지르는 행위를 함으로써 자신의 성적 욕망을 충족시키는 것이다. 이들은 복잡한 버스나 지하철에서 매력을 느끼는 대상에게 다가가서 신체적 접촉행위를 함으로써 성적 각성을 경험한다. 주로 15~20세 사이 청소년기에 시작되며 연령이 높아질수록 발생빈도는 점차 줄어든다.

(4) 소아성애장애

소아성애장애는 사춘기 이전의 아동(13세 이하)을 대상으로 성적 흥분과 성적 상상을 반복하며, 수음이나 그들과 직접적인 성행위를 하거나 성추행을 하는 것으로 선택성 소아성애장애와 사태성 소아성애장애가 있다.

선택성 소아성애장애는 아동을 성적 대상으로 생각해 정상적인 결혼생활을 포기하는 경우가 많고 성인과 성 접촉을 하지 않는 것이 특징이다. 사태성 소아성애장애는 성인과의 성관계뿐 아니라 정상적인 결혼생활도 하면서 주로 이성의 아이들을 성행위 대상으로 선택한다. 근친상간형 소아성애장애가 이 유형에 해당된다. 이 장애는 유병률이 3~5%에 이르는 것으로 추정된다. 여성보다 남성이 많고 청소년기에 시작되어 30~40대에도 많으며 만성적 경과를 밟는다. 이들은 부끄러움이 많고 수동적이며 내성적인 경향이 있다. 또한, 사회적 접촉이 드물고 보수적이며, 도덕성 수준이 높다.

2) 성별 불쾌감

성별 불쾌감이란 성정체감 장애 또는 성전환증이라고도 한다. 자신의 해부학적 성 특징과 일치된 상태에서 자신이 남자인지, 여자인지를 분명하게 알고 있다. 여기에서 말하는 성이란 대인관계적이고 사회적 성역할의 의미를 포함한다.

이러한 불쾌감으로 인해 반대의 성에 대한 강한 동일시를 나타내거나 반대의 성이 되기를 원하며 여자보다 남자에게 더 많다. DSM-5에서는 아동의 경우와 청소년 및 성인의 경우에 다른 진단기준을 적용한다.

(1) 아동의 경우 다음 중 4개 이상이 6개월 이상 나타나야 한다

① 반대의 성이 되기를 강하게 원하거나 자신이 반대 성이라고 주장한다.

② 소년의 경우 여성의 옷으로 바꿔 입거나 여성 복장을 흉내 내기 좋아한다.

③ 소녀의 경우 오로지 인습적인 남성 복장만 입기를 고집하며 인습적인 여성 복장 입기를 강력히 거부한다.

④ 소꿉놀이나 상상놀이에서 반대 성역할하기를 강하게 선호한다.

⑤ 반대 성에 의해 흔히 사용되거나 연관된 장난감, 게임, 활동을 강하게 선호한다.

⑥ 반대 성의 놀이 상대가 되는 것을 강하게 선호한다.

⑦ 소년의 경우는 전형적인 남성적 장난감, 게임, 활동을 강하게 거부하고 우악스러운 놀이를 강하게 회피한다. 반면, 소녀의 경우는 전형적인 여성적 장난감, 게임, 활동을 강하게 거부한다.

⑧ 자신의 성적인 신체구조에 대한 강한 혐오감을 나타낸다.

⑨ 반대 성에 적합한 성적인 특성에 대한 강한 선호를 나타낸다.

(2) 청소년이나 성인의 경우 다음 중 2개 이상이 6개월 이상 나타나야 한다

① 자신에게 주어진 1차적 성과 경험된 표현된 성에 있어서 현저한 불일치를 나타낸다.

② 자신의 경험되거나 표현된 성과의 현저한 불일치 때문에 1차적 성 특성을 제거하려는 강한 욕구를 지닌다.

③ 반대 성의 1차적 성 특성을 얻고자 하는 강한 욕구를 지닌다.

④ 반대 성이 되고자 하는 강한 욕구를 지닌다.

⑤ 반대 성으로 대우받고자 하는 강한 욕구를 지닌다.

⑥ 자신이 반대 성의 전형적인 감정과 반응을 지니고 있다는 강한 신념을 지닌다(전석균, 2016).

3) 성 기능부전

성 기능부전(sexual dysfunctions)은 다양한 성 기능장애를 의미한다. 남성과 관련된 장애에는 남성 성욕감퇴장애, 발기장애, 조기사정, 사정지연 등이 있으며, 여성과 관련된 성 기능장애에는 여성 성적 관심과 흥분장애, 여성 극치감 장애, 성기-골반 통증과 삽입장애가 있다(전석균, 2016).

성(샘) 기능저하증이라고도 하는 성 기능부전(증)의 원인은 정소나 난소의 기능부전에 의해 성호르몬의 분비가 불충분한 것이다. 유환관증(類宦官症)이나 사춘기 지발증(思春期遲發症) 등을 나타낸다. 남성에게 일어나는 경우에는 정소 기능부전이라고 불린다(간호학대사전, 1996).

CHAPTER 06 정신건강과 정신장애(III)

1 성격장애(Ⅰ)

1) 배설장애

배설장애는 인지능력, 언어능력 등이 연령에 적합하게 성장하고 있음에도 불구하고 내소변을 가리는 행동에 지속적으로 문제가 있는 것이다. 유뷴증과 유뇨증으로 구분된다.

(1) 유분증

유분증은 소아의 나이나 발달 정도가 최소한 4세 이상인 아동이 최소한 3개월 동안 적당한 장소가 아닌 곳에 무의도적 또는 고의로 대변을 보는 것이다.

(2) 유뇨증

유뇨증은 5세 이상인 아동이 최소한 3개월 동안 주 2회 이상 반복적이거나 무의도적 또는 고의로 옷이나 방비닥에 소변을 보는 것이다. 약물의 생리적인 결과 또는 경련성 질환 등 일반 의학적 상태에 의한 것이 아니어야 한다(특수교육학용어사전, 2009).

2) 수면-각성장애

최근 국제적 분류에서는 수면-각성장애라고 한다. 수면-장애는 불면증, 과면증, 수면각성시간장애, 수면 시 이상행동 등으로 분류한다.

(1) 불면증

불면증은 수면 경향이 감퇴하는 양적 이상으로, 좀처럼 잠들기가 어려운 취면장애(就眠障碍), 일단 잠이 들었어도 숙면이 되지 않는 숙면장애(熟眠障碍), 아침 일찍 깨는 조조각성(早朝覺醒) 등이 있다. 불면의 원인에 따라 분류하면, 소음 · 기온 등에 의한 환경성 불면, 통증 · 가려움 · 수면 시 무호흡 등에 의한 신체성 불면, 뇌동맥경화증 등에 의한 뇌기질성(腦器質性) 불면, 조울병 · 조현증에 의한 정신병성 불면, 신경증성 불면, 노인성 불면 등이 있다. 치료는 원인을 찾아내어 적절한 심리요법, 수면약요법을 실시한다.

(2) 과면증

수면 경향이 항진하는 것을 과면증이라고 한다. 대표적으로 나르콜렙시(narcolepsy)가 있는데 탈력발작(脫力發作), 입면 시 환각, 꿈, 수면, 마비, 수면발작 등의 증세가 나타난다. 그 밖에 1주일 정도 경면기(傾眠期)를 반복하는 주기성 경면증 등이 있다.

(3) 수면각성시간장애

시차병(時差病)이나 야간 근무자의 수면장애 등이 수면각성시간장애(circadian rhythm: 일주기 율동)에 속한다.

(4) 수면 시 이상행동

몽유병, 야경증(夜驚症), 야뇨증(夜尿症) 등의 질병으로 수면장애를 일으킨다(두산백과).

3) 파괴적, 충동조절 및 품행장애

(1) 충동조절장애

① 정의

충동조절장애(impulse control disorders)는 간헐성 폭발장애, 병적 도벽(절도광), 병적 방화(방화광), 병적 도박, 발모광, 기타 충동조절장애(충동적-강박적 성행위, 섹스 중독, 충동적-강박적 자해, 충동적-강박적 인터넷 사용, 컴퓨터 중독 또는 인터넷 중독, 충동적-강박적 쇼핑, 쇼핑중독, 상처 내기, 손톱 물어뜯기) 외에도 소아기 품행장애, 폭식장애, 신경성 폭식증, 성도착증, 양극성 장애(조울병), 주의력결핍과잉행동장애, 물질사용장애(알코올이나 약물 등에 대한 의존이나 남용), B형 인격장애(자기애성 인격장애, 히스테리 인격장애, 경계성 인격장애, 반사회적 인격장애), 충동적 행동을 동반하는 신경과적 질환(예: 파킨슨병) 등을 포괄하는 넓은 개념이지만, 대부분 좁은 의미로 간헐성 폭발장애부터 기타 충동조절장애까지를 가리키며, 이들을 '달리 분류되지 않는 충동조절장애(impulse-control disorders, not elsewhere classified)'라고도 한다. 이 장애들은 한편으로는 강박증과 또 다른 한편으로는 중독과 유사한 양상을 보이는 것으로 이해된다.

이 장애가 있는 경우, 자신이나 타인에게 해가 되는 행동을 반복하며, 이러한 충동과 욕구를 스스로 억제하거나 조절하지 못하고 충동적인 행동을 하기 전에 긴장이나 각성이 고조되며, 행동으로 옮긴 후에는 일시적인 쾌감이나 다행감 또는 긴장의 해소를 경험한다. 다른 정신질환에서와 달리 이들 충동적인 행동은 자아동질적(egosyntonic), 즉 자아의 목표나 필요 또는 자아상에 잘 부합하는 것으로 느끼게 되는데, 이는 자신의 행동에 대해서 스스로 이상하다고 느끼지 않으며, 대부분 행위 후 자책 · 후회 · 죄책감이 없다.

② 원인

충동조절장애는 단일질환이 아니며, 각 질환별로 원인을 조금씩 다르게 보고 있다. 그러나 공통적으로는 유전적 · 환경적 · 사회심리적인 요인이 복합적으로 작용하는 것으로 이해된다.

③ 증상

해당 질환에 따라 다양한 증상을 보인다.

가. 간헐성 폭발장애

간헐적으로 공격적 충동이 억제되지 않아 심각한 폭력이나 파괴적인 행동이 발생하고 법적인 문제가 발생하는 경우가 많다. 병적 도벽(절도광)은 필요한 물건이 아님에도 불구하고 단지 훔치고자 하는 충동을 억제하지 못해 물건을 훔치는 행위가 반복되며, 훔치는 행위를 통해 만족을 얻는다. 병적 방화(방화광)에서는 뚜렷한 동기 없이 불을 지르고 싶은 충동을 억제하지 못해 반복적으로 불을 지르는 경우로, 불타는 것을 보면 긴장이 완화되고 희열을 느낀다.

나. 병적 도박

도박 충동을 억제하지 못하고 지속적으로 도박에 빠져 결국에는 실직 · 파산 · 이혼에 이르고 자살률도 매우 높다. 일부 경우에는 도박 자금을 마련하기 위해 범죄를 저지르기도 한다.

다. 발모광

자신의 털을 뽑으려는 충동을 억제하지 못한다. 이외에도 성행위, 자해, 인터넷 사용, 쇼핑 등에 대한 충동을 억제하지 못한다. 손톱을 자주 물어뜯거나 반복적으로 피부에 상처를 내는 등 다양한 증상이 있다.

④ 진단

진단은 환자와 보호자가 보고하는 병력과 정신과 의사의 면담에 의해 내려진다.

⑤ 검사

이 질환을 진단하는 특이한 검사법은 없지만 혈액검사, 뇌파검사, 뇌 영상학적 검사(MRI), 심리평가, 고위 인지기능검사 등이 진단에 도움이 된다.

⑥ 치료

질환별로 치료방법에 차이가 있으나 일반적으로 약물치료와 정신치료(인지행동치료, 분석적 정신치료, 지지치료, 상담 등)를 병행하는 방법이 많이 사용된다. 병적 도박 같은 경우에는 치료 초기부터 단도박 모임(gamblers anonymous) 같은 자조 그룹에 참여하는 것이 중요하다.

⑦ 경과/합병증

질환에 따라 경과가 다르지만 치료받지 않을 경우, 잘 낫지 않고 만성적인 경과를 밟는 경우가 많다. 증상이 일시적으로 좋아질 수 있지만, 종종 다시 악화된다. 다른 정신질환이 동반되는 경우가 흔하며, 질환에 따라 다양한 합병증이 생길 수 있다(서울대학교병원, 2017).

(2) 품행장애

품행장애(conduct disorder)는 타인의 기본 권리나 나이에 맞는 사회적 규칙을 반복적이고 지속적으로 위반하는 것과 관련된 장애이다. 사람과 동물에 대한 공격성, 파괴와 사기 또는 절도, 심각한 규칙 위반 등으로 나타난다. 사회적인 관점에서는 일탈행동이며 법률적으로는 비행에 해당하고, 특히 형법과 관련해서는 범죄행위로 평가될 수 있다. 일시적인 일탈이 아니라 적어도 과거 6개월 동안 진단에 필요한 준거가 나타나야 한다(특수교육학용어사전, 2009).

① 아동기 품행장애

아동기 행동장애(childhood behavior disorder)는 정신과 진단명으로는 포괄적으로 파괴적 행동장애라고도 하며, 그 안에 적대적 반항장애와 품행장애가 포함된다.

부모나 어른에게 반항적인 태도를 일부 보이는 것은 발달과정에서 오는 정상적인 면으로 볼 수 있지만, 품행장애의 진단이 내려지는 것은 그 정도와 문제행동의 빈도가 심해 정상 발달과정으로 받아들일 수준을 훨씬 넘어서는 경우에 해당한다.

가. 적대적 반항장애

적대적 반항장애(oppositional defiant disorder)는 지속적으로 부정적이며, 명령에 순종하지 않고 부모나 선생님과 같은 권위적인 대상에게 적대적인 행동을 보이는 것이 특징이다. 권위적 대상이 아닌 또래와는 별다른 어려움이 없는 경우가 많고, 사회적 규범을 심각하게 무시하거나 타인의 권리를 지나치게 침해하는 위험한 행동은 하지 않는다. 이러한 종류의 반항적 태도는 일반적으로 사춘기를 전후한 아이와 청소년에게서 발견할 수 있다. 3세경에도 시작된다는 보고가 있지만 일반적으로는 약 8세경부터 시작된다. 사춘기 이전에는 남자가 여자보다 많이 진단되지만 사춘기 이후에는 남녀 비율이 동일하게 나타난다.

- 특징적 행동
  - 어른과 자주 말다툼을 한다.
  - 분노를 조절하지 못하고 쉽게 이성을 잃는다.
  - 화를 자주 내고 짜증을 자주 낸다.
  - 어른들이 하라는 것이나 부탁을 쉽고 단호하게 거절한다.
  - 자기가 잘못한 일이면서도 타인을 비난하고 남의 탓으로 돌리고는 한다.
  - 집에서는 거의 예외 없이 이러한 문제행동이 드러나는데, 흥미로운 것은 학교나 다른 장소에서는 전혀 그런 문제가 드러나지 않아 남들은 전혀 모를 수 있다.

- 적대적 반항장애의 경과

지속적으로 적대적이고 반항적인 행동을 보인 경우에는 청소년기의 품행장애로 발전하고, 성인이 되고 난 후에는 반사회적 인격장애로 진단될 수 있다. 또는 조기에 술, 담배, 기타 약물을 남용하거나 의존성을 보일 수 있다. 그러나 자연 경과로 좋아지는 경우, 약 4명 중에 한 명은 몇 년이 지나면 자연스럽게 문제행동이 사라져 더 이상 진단하기 어려운 수준이 된다.

- 치료

문제행동을 보이는 아동만 치료하는 것이 아니라 가족 전체가 치료에 참여해야 한다. 가족이 아동을 다루는 방법에 대해 평가하고 가족과 아동 사이에 어떤 식으로 커뮤니케이션을 하는지 면밀히 검토해야 한다. 그리고 거기에서 발견되는 문제점들을 교정하고 부모를 훈련시키는 것이 필요하다. 문제행동은 줄이고, 적절하고 좋은 행동은 긍정적인 피드백을 주어 강화시켜 나가도록 유도하는 전략을 사용한다. 권위적인 대상을 향해 부정적인 태도를 대하는 부분은 지적해서 줄여 나가고, 적절한 언행을 사용했을 때에는 좋은 피드백을 주어 그런 행동과 태도를 강화해 나가는 행동요법적 접근이 일반적인 방법이다.

아동은 치료과정에서 치료자와의 관계를 통해 갈등을 나루는 방법을 배우며, 스트레스를 더 나은 방법으로 해소하는 것, 스트레스를 견디는 법 그리고 꼭 위험하고 공격적인 방법이 아니어도 문제를 해결할 수 있는 다른 방법이 있다는 것을 경험하게 된다. 이러한 긍정적인 경험을 통해 점차 안정감과 자기조절능력이 향상되며 사회적 관계를 맺는 또래들이나 다른 어른들과의 관계도 좋아진다. 부모가 지나치게 엄하거나 체벌을 심하게 하는 환경인 경우에는 이 부분에 대한 교정도 함께 진행되는 것이 필수적이다.

나. 품행장애

품행장애는 지나친 공격성, 타인을 해치는 행위, 자기 물건이나 남의 물건을 파괴하는 행동, 사기와 도둑질, 그 나이에 지켜야 할 규칙들을 빈번히 어기는 것 등이 특징이다. 중요한 특징은 공격성과 타인의 권리를 침해하는 것, 규칙을 지키지 않는 것으로 정의할 수 있다. 주의력결핍과잉행동장애, 우울증, 학습장애가 동반되기도 하며 지나치게 엄한 부모의 훈육, 편부모와 같은 좋지 않은 가족환경, 부모의 훈육이나 지도가 너무 없는 경우, 사회경제적으로 어려운 환경에 처해 있는 것과 같은 사회심리적 요소도 중요한 원인 중 하나이다.

- 품행장애의 발생요인

아이들의 문제적 행동의 원인을 한 가지로 설명할 수는 없다. 생물학적, 환경적, 이전의 경험들이 모두 복합적으로 얽혀 품행장애가 일어나기 때문이다.

- 부모의 요인: 심하게 학대하고, 체벌하거나 폭언을 일삼는 부모 밑에서 자란 아이는 나중에 공격적인 행동을 일삼을 위험이 있다. 부모의 이혼이 원인이 될 수도 있지만, 이혼 자체보다는 그로 인해 생길 수 있는 헤어진 부모 사이의 갈등, 다툼, 후회, 냉소적 공격성 등을 반복적·지속적으로 보이는 것이 더 중요한 요소로 파악된다. 부모가 우울증, 반사회적 성격장애, 알코올 문제와 같은 정신질환이 있거나 아이를 방치하거나 유기했던 경험이 아이의 품행장애를 일으킬 수 있다.

  정신분석적으로는 부모의 반사회적 욕망을 무의식적으로 행동화한 것이 아이에게 품행장애가 나타난다는 가설을 세우기도 한다. 가정환경 자체가 폭력적이고 혼란스러울 때 아이는 충동을 억제하는 역할모델을 경험하지 못한다. 부모가 항상 싸우고, 폭언을 주고받는 것을 보면서 아이는 그런 모습을 학습하고, 반대로 충동을 억제하는 성숙한 모델을 내재화시키지 못한다. 그리고 자기욕구가 충족되지 못한 채 항상 결핍된 상태로 지내며 욕구 불만이 되고, 자아존중감이 낮고 타인의 정서를 공감하는 능력을 발달시키지 못한다.
- 사회문화적 요인: 도시에서 경제적으로 하위 수준에 있는 집안의 아이가 품행

장애가 생길 위험이 높다. 부모가 실직 상태, 사회적 지지망이 결여된 상태, 거주지역의 공동체에 결속력을 갖고 있거나 참여하고 있다는 의식을 갖고 있지 못할 때 품행장애가 생길 위험이 높다. 청소년기에 술을 마시기 시작하는 것과 공격적이고 일탈행동을 하는 것은 의미 있는 연관성을 갖고 있다는 연구들이 있다. 술과 습관성 약물 자체가 품행장애를 일으키는 것은 아니지만 위험요소임은 분명하다.

- 신경생물학적 요인: 최근의 한 연구는 생물학적 유전자와 아동학대의 경험이 상호작용하여 품행장애의 발생에 영향을 미친다는 보고를 한 바 있다. 이는 유전과 환경 어느 한 가지만으로는 품행장애의 발병원인을 설명할 수 없고 타고난 기질과 양육환경 사이의 상호작용이 서로 똑같이 중요하다는 것을 보여 준다.
- 소아기의 학대경험: 어릴 때 만성적으로 신체적 학대를 받은 경우 또는 성적 학대를 받은 경우 나중에 공격적 행동을 할 위험이 높다는 것은 여러 연구에서 확인된 사실이다. 배우자에게 학대받은 어머니에게 양육된 아이는 나중에 공격성과 정서불안정을 보이는 위험이 높다. 자신의 정서와 감정을 공격적이고 파괴적인 행동으로 표현하는 경우가 많다.

- 품행장애의 문제행동
  - 다른 아이를 위협하고, 때리고, 또래나 다른 동물에게 잔인한 짓을 한다.
  - 어떤 아이들은 의미 있는 인간관계를 맺지 못하고 항상 외톨이로 지낸다.
  - 사회적으로 적절한 방법으로 관계를 맺고, 의사소통 능력이 떨어진다.
  - 평가를 위해 면담할 때도 거짓말을 일삼고, 남의 탓을 한다. 감정조절을 제대로 하지 못해 공격적이고 부정적이며 냉소적인 태도를 보이는 경우가 많기 때문에 정보의 신뢰도에 대해 항상 주의를 기울여야 하며, 면담자의 안전에 대해서도 주의해야 한다.

- 감별해야 할 질환들
  - 기분장애: 청소년기 우울증상의 특징은 일반적인 성인기 우울증과 달리 반항적인 행동, 짜증, 공격적인 언행으로 표현되는 경향이 있다. 이는 품행장애의 문제행동과 표면적으로는 유사할 수 있으므로 감별에 주의를 기울여야 한다. 한편, 양극성 정동장애의 조증이 있을 때에도 품행장애의 문제행동과 매우 유사할 수 있으므로 감별에 주의해야 한다.
  - 주의력결핍과잉행동장애, 학습장애: 주의력결핍과잉행동장애는 품행장애와 흔히 함께 나타날 수 있다. 소아기에 산만함이나 학습에 문제가 있던 아이가 청소년기가 되면서 본격적인 품행장애로 진행하는 경우도 흔하다.
  - 물질 관련 장애: 술·담배와 같은 습관성 물질에 의존성을 일찍 보이면 일반인에 비해서 품행장애 청소년에게 더 많이 관찰된다. 소아기에 싸움을 자주한 경험이 청소년기 술이나 담배의 문제와 상당한 연관성이 있다는 연구결과도 있다. 술이나 담배에 의존성을 갖게 되면 이후 품행장애의 경과에서 나쁜 예후인자로 작용하게 된다. 바람직한 사회기술을 습득하거나 문제해결방법을 습득하는 데 방해가 되기 때문이다. 그러므로 술이나 담배의 문제는 한 번 시작하면 품행장애의 문제행동을 지속시키는 데 중요한 요소로 작동한다.
  - 청소년기 격동: 청소년기에 자연 경과적으로 보이는 반항적인 행동, 일탈과 품행장애를 구별해야 한다. 사춘기의 생물학적 변화(남성/여성호르몬의 변화, 2차 성징 등)로 인한 급격한 신체 변화, 심리적·사회적 변화에 정신적으로 적응하는 과정에 문제행동이 드러나는 경우가 있다. 잠복기 이후에 잠재되어 있던 정체성 형성의 이슈가 다시 수면 위로 부상하는 2차 분리개별화 과정이 시작되면 부모가 정한 기준이 아닌 자신만의 기준을 만들어 내고 그것을 지키기 위해 근본적으로 부모가 정한 기준 모든 것을 부정하는 태도를 취하게 된다.

- 품행장애의 경과

일찍 시작하고, 문제행동의 종류가 많을수록 그리고 문제행동을 자주 표현할수록 경과는 나쁘다. 심한 품행장애는 한편 우울증과 같은 기분장애, 알코올중독과 같은 정신질환이 공존할 가능성이 높다. 공존질환이 있을수록 향후에 정상적 생활을 하기란 갈수록 어려워진다. 좋은 예후를 보이는 경우는 공존 정신질환이 없고 정상 지능을 갖고 있고, 그 정도가 가벼울 때이다.

- 치료

한 가지 치료법이 있는 것이 아니라 가능한 모든 방법을 동원하는 복합적인 치료법이 권상된다. 가족과 지역공동체의 역할도 품행장애를 치료하는 데 중요하다. 긍정적이고, 사회적으로 용인되는 행동 또는 공격적인 언행이 아닌 적절한 말과 행동을 할 때 긍정적인 피드백과 적절한 보상을 해 주는 행동요법이 효과적이다. 그리고 사회기술훈련, 가족교육과 혼란스러운 가족 간의 갈등을 치유하는 가족치료를 병행하는 것이 좋다. 치료의 목표는 문제행동의 종류를 줄이는 것, 거짓말과 물건 훔치기와 같은 나쁜 행동을 없애는 것, 학교 내 폭력과 공격적 행동을 줄이는 것이다. 이를 위해 안전한 학교환경을 조성하고, 안정적인 체계 안에서 아이가 지낼 수 있도록 외부환경을 만드는 것이 필요하다. 충동적이고 자기조절능력이 떨어지기 때문에 외부에서 강력하고 안정적이며 단단한 지지구조를 만들어 제공하는 것이 문제행동을 통제하는 데 효과적이다.

공격성이 뚜렷한 경우 약물요법이 도움된다. 소량의 향정신성 약물이 공격적 행동을 줄일 수 있다는 연구보고들이 있다. 최근에는 비정형 향정신성 약물이 품행장애의 문제행동과 공격성을 줄이는 데 효과적이라는 보고가 있다. 양극성 정동장애가 동반되었거나 그렇지 않더라도 리튬이나 카바마제핀과 같은 기분안정제가 공격성을 줄이는 데 도움이 된다고 알려져 있고, 정동의 불안정, 짜증, 충동성을 줄이는 데 선택적 세로토닌 재흡수 억제제(SSRI)가 도움이 된다는 보고가 있다. 주의력결핍과잉행동장애, 학습장애나 기타 기분장애와 같은 동반질환이 함께 있는 경우에는 이에 대한 적절한 약물치료가 병행되는 것이 필요하다(질병관리청 국가건강정보포털, http//www.health.cdc.go.kr).

4) 물질 관련 및 중독장애

물질 관련 및 중독장애는 술·담배·약물 등과 같이 중독성 물질을 사용하거나 중독성 행위에 지나치게 몰두함으로써 발생하는 다양한 부적응적 증상을 의미한다.

(1) 물질중독

향정신성 약물을 지칭하는 물질은 중추신경계에 작용하는 것으로, 오용 또는 남용할 경우 인체에 현저한 위해가 있다고 인정되는 것이다. 이러한 물질에 의존하거나 남용하는 것을 물질중독이라고 한다. 물질중독의 원인으로는 생물·심리·사회·영성 등 전인적인 측면을 고려해야 하며, 이에 대한 예방과 치료 역시 전인적인 측면을 다루는 것을 목표로 한다.

① 물질중독, 물질 의존, 물질 남용

물질중독(substance addiction)은 미국정신의학회의 정신장애 분류 체계인 DSM-Ⅳ-TR(APA, 2000)의 '물질사용장애(substance use disorder)'에서 물질 의존(substance dependence)과 같은 개념이다.

물질 의존은 특정한 물질에 몸과 마음이 익숙해져 그러한 물질이 없이는 생활하기 어려운 상태이다. 즉, 물질을 점점 더 많이 원하는 '내성(tolerance)'과 물질을 섭취하지 않으면 고통을 느끼는 '금단현상(withdrawal symptoms)'으로 인해 심각한 부적응 상태가 된다. 또한, 중단하거나 조절해 보려는 지속적인 바람과 욕구를 표현하고, 실제로 중단하거나 감량하려고 노력하지만 대부분 실패로 끝난다. 또한, 줄담배를 피우거나 해당 약물을 구하기 위해 병원을 전전하거나 먼 곳까지 구하러 가는 등 물질 사용에 들이는 시간이 현저히 늘어난다. 물질 사용 때문에 중요한 사회적·직업적 활동, 여가활동을 줄이거나 포기한다. 이로 인해 우울증이나 신체기관 손상 등의 심리적·신체적 문제가 심각해지지만 물질 사용을 중단하지 못하는 특징을 보인다. 이러한 문제들을 최소 1년 이상 반복적으로 보일 때 물질 의존으로 진단한다.

DSM-Ⅳ-TR의 물질사용장애에는 물질 의존 외에 물질 남용(substance abuse)이 포함된다. 물질남용은 내성과 금단증상까지 발달하지 않지만, 부적응적인 물질 사용 양상과 함께 물질 사용과 관련된 해로운 결과가 재발된다. 물질남용을 보이는 최소 1년 이상 다음과 같은 문제들을 지속적으로 경험한다. 즉, 직장인이라면 직장인으로서의, 주부라면 주부로서의, 학생이라면 학생으로서의 중요한 임무를 수행하지 못하는 차질을 반복적으로 빚고, 신체적으로 해로우며, 운전이나 등산 등의 활동 중에도 물질을 사용한다. 그리고 물질 사용과 관련된 탈선행동·폭력·구타 등의 법적 문제를 일으킬 수도 있다. 이러한 문제들을 되풀이함으로써 사회적인 문제나 대인관계 문제가 야기되는 등의 부적인 결과가 있음에도 불구하고 물질을 사용한다(APA, 2000).

② 물질중독과 관련된 용어

물질중독과 관련된 용어들로 사용, 오용, 남용, 의존, 내성, 금단현상, 생리적 중독, 중독을 정리하면 다음과 같다.

- 사용(使用, use): 특정한 목적을 위해 물질을 활용하는 것을 뜻한다.
- 오용(誤用, misuse): 규정된 목적을 위해 물질을 사용하지만 규정(예: 처방)에 따르지 않고 임의로 사용하거나 지시대로 사용하지 않는 것을 뜻한다.
- 남용(濫用, abuse): 감정·사고·행동에 인위적 변화를 일으키고자 중추신경계에 작용하는 향정신성 약물을 비의학적으로 사용해서 개인의 신체·심리·사회 및 직업적 역할기능에 심각한 손상을 초래하는 경우를 뜻한다.
- 의존(依存, dependence): 남용에 더해서 의존성을 발달시킨 경우로, 내성과 금단현상이 핵

심기준이 되며 신체적 의존과 심리적 의존으로 나눌 수 있다. 약물이나 활동에 대한 강한 열망과 강박적 집착, 통제력 상실, 부정적인 결과가 초래되는 경우에도 계속 사용하는 특징을 보인다.

- 내성(耐性): 물질을 반복해서 사용해서 일어나는 변화로, 동일한 효과를 얻기 위해서는 물질 사용량 또는 활동의 강도나 빈도를 증가시켜야 하거나 동일한 사용량이나 활동으로는 종전과 같은 효과를 얻지 못하는 현상을 뜻한다.
- 금단현상(禁斷症狀): 물질 사용이나 활동을 중단하는 경우에 나타나는 견디기 어려운 고통스러운 증상을 뜻한다.
- 생리적 중독(中毒, intoxication): 물질이 중추신경계에 영향을 미쳐 부적응적인 인지적·행동적 결과를 초래하는 것을 뜻한다. 좁은 의미로 '중독'이라고도 표현한다.
- 중독(中毒, addiction): 잠정적으로 위의 여러 개념 전체를 포괄하는 과정적이고 일반적인(generic) 용어로 사용한다. '특정한 행동이 자신이나 주위에 폐해를 초래해서 이를 조절하려 하지만 통제력을 잃고 반복하는 행동'(김교헌, 2010)을 뜻한다. 이는 '만성 중독' 또는 '넓은 의미의 중독'으로 명명할 수 있다(심리학용어사전, 2014).

(2) 비물질 관련 장애

비물질 관련 장애에는 행위중독이 있다. 행위중독에는 무형과 유형이 있다. 무형 행위중독은 과정중독이라고도 하며 종교중독과 같이 과정 자체를 즐기는 유형인 반면, 유형 행위중독은 도박이나 쇼핑처럼 중독행위 자체를 즐기는 유형이다(강경호, 2002).

5) 급식 및 섭식장애

(1) 신경성 식욕부진증

신경성 식욕부진증(anorexia nervosa)은 신체상의 심한 장애로 인해 음식을 먹지 않아 체중이 지나치게 감소하는 병으로 정확한 원인은 밝혀지지 않았으나 몇 가지 학설이 있다. 부모와의 갈등이 음식에 대한 거부감과 갈등으로 표현되어 유아가 어머니에게 받고자 했던 안심과 확신시키는 반응이 없을 때 건강한 자기감이 생겨나지 못하게 되고, 이로 인해 유아는 자신을 분리된 하나의 인격체로 보지 않고 어머니의 한 부분에 지나지 않는 것으로 생각하게 된다. 또 다른 견해는 유전적·생물학적 요소가 원인으로 작용한다고 보는 것으로 신경성 식욕부진증 환자의 50% 이상이 우울증을 보이며 우울증과 밀접한 관계가 있는 것으로 나타났다.

신경성 식욕부진증은 보통 10~30세 사이에 많이 발생하는데 90% 이상이 여성이다(http://www.seoulmind.net). 신경성 식욕부진증은 자연적으로 회복되기도 하고, 반복·재발되기도 한다. 그러나 악화되어 사망하는 경우도 20%나 된다. 신장에 비해 기대되는 체중보다 20% 이하로 적으면 입원 프로그램에 참여시키고, 30% 이하로 떨어지면 2~6개월간의 정신과 입원치료를 받아야 한다(http://www.jungsiklee.pe.kr, 2000).

(2) 신경성 폭식증

신경성 폭식증(bulimia nervosa)은 다량의 음식을 빨리 먹는 것이 특징이다. 또한, 성적으로 적극적이며 성적 매력에 관심이 많고 다른 사람이 어떻게 보는지 걱정하기도 한다.

신경성 폭식증의 원인으로는 생물학적·심리사회적 요인이 있다. 생물학적 요인은 세로토닌, 노르에피네프린, 엔도르핀 등과 관련 있다고 추측된다. 심리적 요인은 환자의 부모나 환자 자신에게 분리의 어려움이 광범위하게 존재하는 것으로 추정된다(http://www.jungsiklee.pe.kr, 2000). 최근 많이 시행되는 인지적 행동치료는 과식욕이 발생하는 횟수, 음식, 종류 등을 기록하여 자기조절을 하게 한다(박선환 외, 2008).

6) 기타 정신질환

기타 정신장애는 개인에게 심각한 고통과 함께 사회적·직업적 기능의 저하를 초래하는 문제이지만 앞에서 제시한 정신장애의 진단기준을 충족시키지 못하는 경우에 해당한다(전석균, 2019: 87).

7) 임상적 주의의 초점이 될 수 있는 기타의 상태

여기에 열거되는 영역들은 정신질환은 아니지만, 정신질환의 진단, 예후치료에 영향을 줄 수 있는 상황에 대한 상태와 문제를 포함하고 있다. 상황에 대한 유용한 정보이기 때문에 의무기록에 포함시키기도 한다(APA, 2013; 전석균, 2019: 88).

- 가족 양육과 관련된 문제
- 1차 지지집단과 관련된 기타 문제
- 아동 학대와 방임 문제
- 성인 학대와 방임 문제
- 교육과 직업 문제
- 주거와 경제문제
- 사회환경과 관련된 기타 문제
- 범죄 혹은 법체계와의 상호작용과 관련된 문제
- 상담과 의학적 조언을 위한 기타의 건강서비스 대면
- 기타 정신사회적 · 개인적 · 환경적 상황과 관련된 문제
- 개인력의 기타 사항
- 의학적 치료 및 기타 건강관리에 대한 접근과 관련된 문제
- 의학적 치료를 멀리함

2 성격장애(Ⅱ)

1) DSM-5 성격장애 분류

성격장애는 정상적 범주에서 상당히 벗어나 편향된 성격특성을 가진 사람들로 DSM-5 성격장애 분류에 따르면 A군 성격장애, B군 성격장애, C군 성격장애, 기타 성격장애로 나눈다.

(1) A군 성격장애 종류와 특성

A군 성격장애는 주로 괴상하거나 기이한 행동을 하고 사회적으로 독단적으로 떨어져 지내는 것이 주된 특징이다. 여기에 해당하는 것으로는 크게 편집성, 분열성, 분열형으로 나뉜다.

① 편집성

상대방에 대한 불신이나 의심이 매우 강하고 다른 사람의 의도를 악의적이거나 적대적으로 해석한다. 따라서 오랫동안 앙심을 품고 보복을 하는 형태이다.

② 분열성

사회나 집단 속에 소속되는 것에 무관심하며, 싫어하기도 한다. 정서적으로 냉담하고 무관심하며 둔감한 반응을 보인다. 주로 사회에서 동떨어져 생활하는 형태이다.

③ 분열형

괴상한 믿음이나 신념 등이 있다고 집착한다. 예를 들어, 천리안이나 텔레파시 같은 마술적인 사고를 가지고 있어서 독특한 행동을 보이고 외양도 엉뚱하다.

(2) B군 성격장애 종류와 특성

① 반사회성

사회에서 마땅히 통용되는 규범을 무시하고 타인에 대한 배려가 없다. 거짓말이나 무책임한 행동, 폭력적인 행동 등을 보이고, 이에 따르는 죄책감이 없는 것이 특징이다.

② 경계선

불안정한 대인관계를 가지며 정서나 감정이 극단적으로 변화하고 충동적이기까지 하다. 자아정체감의 혼란을 보이고, 도박을 하거나 돈을 낭비하고 폭식이나 약물 남용 등 스스로 자기를 파괴시키는 행동을 자주 한다.

③ 연극성

감정표현이 과장되고 이로 인해 주변의 시선을 받으려고 하는 특징이 있다. 이들은 눈에 잘 띄도록 치장하거나 극단적으로 쾌활하고 극단적으로 본인을 부풀려 행동해서 타인의 주목을 받고자 한다.

(3) C군 성격장애 종류와 특성

① 회피성

사회의 잠재적인 거부에 극도로 예민한 반응을 보이고 잠재적 거부에 대해 매우 두려워하며, 스스로를 비하시키는 특징이 있다. 또한, 그로 인해서 사회적으로 무기력한 모습을 보이고 약간 회피하는 성향도 있다.

② 강박성

너무 심한 완벽주의자, 정리 · 정돈, 자기통제에 너무 예민하고 지나치게 오랫동안 생각하고 심하게 조심스럽다. 또는 만들어 둔 스케줄에 집착하고, 지나치게 양심적이고 꼼꼼함이 지나친 성격이다.

③ 의존성

용어 그대로 다른 사람과의 관계에서 수동적이다. 타인에게 책임을 떠넘기거나 자신감을 상실하고, 다른 사람에게 지나치게 의존하는 것이 만성된 상태를 의미한다.

(4) 기타 성격장애 종류와 특성

① 다른 의학적 상태로 인한 성격 변화

의학적 상태(예: 전두엽 병변)의 직접적인 생리적 효과로 여겨지는 지속적인 성격문제를 의미한다.

② 기타 특정성격장애

성격장애의 일반적인 진단기준을 충족시키며 몇 가지 상이한 성격장애에서 나타나는 특성을 보이지만 어떤 특정성격장애의 진단기준을 충족시키지는 않는다.

③ 기타 불특정성격장애

성격장애의 일반적인 진단기준을 충족시키지만, DSM-5의 성격장애 분류표에 포함되지 않는다(예: 수동・공격적 성격장애)(APA, 2013).

2) 강박 및 관련 장애

강박장애는 불안장애의 하나로서, 자신의 의지와는 상관없이 어떤 특정한 사고나 행동을 떨쳐 버리고 싶은데도 시도 때도 없이 반복적으로 하게 되는 상태이다. 강박성 장애는 강박적 행동과 강박적 사고로 구분된다. 강박적 사고가 불안이나 고통을 일으키는 것이라면, 강박적 행동은 그것을 완화시키는 역할을 한다. 강박적인 생각과 행동을 할 때 떨쳐 버리거나 중단하고 싶지만 그렇게 할 수 없기 때문에 불편함을 느끼고 고통스러워하는 상태를 겪기도 한다. 강박사고나 강박행동 중 한 가지 증상만 나타나는 경우도 있으나 두 가지 모두 나타나는 경우도 있다. 그러나 이러한 행동은 일시적인 편안함을 제공할 뿐 결과적으로 불안을 증가시킨다.

강박장애가 어떤 원인으로 인해 생기는지 아직 정확히 밝혀지지는 않았지만, 선천적 · 환경적 · 정신적 요인 등 여러 가지 복합적인 원인에 의해 발병하는 것으로 생각된다. 최근의 약물연구 및 뇌 영상연구의 결과들은 강박장애에서 특정 신경회로영역에 문제가 있음을 보여주고, 약물치료 내지는 행동요법치료 후 이러한 영역의 문제가 정상화됨을 보여주는 연구결과도 있다. 강박장애는 대부분 어릴 때 시작되는데, 사춘기 전에 시작하는 경우가 많다. 처음에는 자폐증, 전반적 발달장애 또는 투렛장애 등 강박적 증상을 보이는 질병으로 오인할 수 있다.

강박적 행동으로는 잦은 손 씻기, 반복적인 확인, 특정한 부분을 순서대로 만지기, 숫자 세기, 청소하기 등이 있다. 흔한 강박적 사고로는 사랑하는 사람을 해치는 등의 지속적인 폭력적 사고, 반복적인 성행위 관련 사고, 종교적 믿음에 반하는 사고 등이 있다. 강박장애환자들은 종종 순서나 규칙성에 사로 잡혀 있는 경우가 많고, 불필요한 물건들을 버리지 못하고 쌓아 놓는 경우가 많다. 어떤 생각이나 느낌이 지속적으로 침범하듯 나타나며 이때 불안이나 두려움이 동반된다. 환자는 자신의 생각이 비합리적이라는 것을 알고 자신의 증상에 강력하게 저항하기도 한다.

강박장애는 어떤 사람이 매일 적어도 한 시간 이상 강박사고와 강박행동을 경험하며, 이것이 그 사람의 일상생활에 지장을 줄 때 의심해 볼 수 있다. 강박장애환자의 1/3 정도는 뚜렷한 호전을 보이고, 1/2 정도는 중등도의 호전을 보인다. 강박장애가 심한 경우 가정이나 직장에서 정상적인 생활을 유지하기 힘들고, 적절한 치료가 이루어지지 않으면 우울증을 비롯한 다른 불안장애, 강박성 성격장애, 섭식장애, 투렛장애 등을 동반하기도 한다. 또한, 불안감을 없애기 위해 알코올 및 약물을 남용하는 경우도 있다.

강박장애는 약물치료와 행동치료로 호전될 수 있다. 이 두 가지 치료법은 뇌 화학물질에 영향을 주어 행동에도 영향을 끼친다. 약물치료는 세로토닌이라는 물질을 조절해서 강박사고와 강박행동을 줄일 수 있다. 강박장애의 약물치료는 많은 임상연구에서 효과가 입증되었다. 일반적으로 4~6주 후에 효과가 나타나고 최대 8~16주 후에 효과가 나타난다. 같은 계열에 다양한 약물이 존재하고 개인에 따라 약물반응 및 부작용 발생에 차이가 있어 인내를 가지고 약물치료를 시행하는 것이 중요하다. 연구결과에 따르면 약물에 호전을 보이는 경우가 1/2~3/4 정도가 된다. 약물을 중단할 경우 재발 위험이 매우 높아 장기적인 약물의 투여가 필요하다.

행동치료는 '노출과 반응 예방'으로 이루어져 있으며, 강박장애환자들에게 도움이 된다. 환자를 자신이 두려워하는 대상이나 생각에 직접적 또는 상상으로 천천히 노출시킨다. 그 후 이전에 하던 강박반응을 하지 않고 시간을 보내도록 함으로써 강박행동을 줄여 나가는 것이다.

마지막으로 시도해 볼 수 있는 방법은 수술요법인데, 충분한 기간 동안 충분한 용량의 약물치료와 지속적인 행동치료에 반응하지 않는 환자들에게 시도해 볼 수 있다. 원인이 되는 대상회, 변연계 부위를 부분적으로 절개하는 방법으로 30~40% 효과가 있는 것으로 보고되고 있다(질병백과 서울아산병원, www.amc.seoul.kr/asan/main.do).

3) 기타 정신질환

기타 정신장애는 개인에게 심각한 고통과 함께 사회적 · 직업적 기능의 저하를 초래하는 문제이지만 앞에서 제시한 정신장애의 진단기준을 충족시키지 못하는 경우에 해당한다(전석균, 2016).

CHAPTER 07 현대사회의 정신건강 이슈(I)

1 폭력과 정신건강

1) 가정폭력과 정신건강

(1) 가정폭력의 정의

「가정폭력범죄의 처벌 등에 관한 특례법」 제2조 제1항에 의하면 가정폭력은 '가정구성원 사이의 신체적 · 정신적 또는 재산상 피해를 수반하는 행위'라고 정의한다. 여기에서 가정구성원은 사실상 혼인관계에 있는 배우자 또는 배우자 관계에 있었던 자, 계부모와 자의 관계, 동거하는 친족관계에 있는 자 등이라고 규정한다(제2조 제2항). 즉, 혼인관계를 전제로 현재 또는 과거에 그러한 관계에 있었던 사람과의 사이에 일어나는 폭력을 가정폭력으로 정의한다(박선환 외, 2008).

(2) 가정폭력의 실태

여성가족부의 2021년 가정폭력실태조사 연구의 내용을 살펴보면 다음과 같다(여성가족부, 2022).

① 배우자/파트너에 의한 폭력 피해 경험률

법률혼 또는 사실혼 관계의 배우자가 있거나(별거중인 경우 제외) 비혼동거 파트너가 있는 만 19세 이상의 응답자를 대상으로 지난 1년간(2021년 8월~2022년 7월)과 평생 동안의 배우자/파트너에 의한 폭력 피해 경험을 조사하였다.

지난 1년간 배우자/파트너에 의한 신체적/성적 폭력 피해율은 여성 4.6%, 남성 1.8%였으며, 4개 유형 폭력(신체적/성적/경제적/정서적 폭력) 피해율은 여성 9.4%, 남성 5.8%였고, 5개 유형 폭력(신체적/성적/경제적/정서적 폭력 및 통제) 피해율은 여성 28.7%, 남성 26.3%으로 나타났다.

폭력 유형별로는 지난 1년간 남성과 여성 모두 통제 피해 경험률이 가장 높았고(여성 25.1%, 남성 24.3%) 정서적 폭력 경험은 여성의 6.6%, 남성의 4.7%가 경험하였다. 또한, 평생 현재의 배우자/파트너에 의한 신체적/성적 폭력 피해 경험률은 여성 9.5%, 남성 4.8%였으며, 4개 유형 폭력 피해율은 여성 18.2%, 남성 10.3%로 나타났다.

② 배우자/파트너에 의한 폭력 피해 영향

배우자/파트너의 폭력 피해로 인한 영향 조사 결과 지난 1년간 배우자/파트너의 신체적, 성적, 정서적, 경제적 폭력으로 인한 정신적 고통의 평균값은 1.6점으로(4점 척도, 여성 1.7점, 남성 1.5점), '심각하지 않은 편'에 가깝다. '심각한 편이다'와 '매우 심각하다'는 응답을 살펴보면 여성은 상대방에 대한 분노, 무력감과 자존감의 하락, 피해의 재현, 우울, 불안 등의 정신적 고통을 경험하는 데 비하여 남성은 무력감과 자존감 하락의 형태로 배우자/파트너의 폭력을 경험하는 것으로 볼 수 있다.

③ 배우자/파트너의 폭력에 대한 대응

배우자/파트너의 신체적, 성적, 정서적, 경제적 폭력에 대한 대응으로는 절반 이상(53.3%)의 피해 경험자가 '별다른 대응을 한 적이 한 번도 없다'고 답하였다. 배우자/파트너로부터 신체적, 성적, 정서적, 경제적 폭력을 경험한 응답자가 폭력발생 이후 외부에 도움을 청한 경험이 있는지 조사한 결과, 피해 경험 여성의 89.7%, 남성의 96.7%는 외부에 도움을 청한 경험이 없었음. 도움을 청한 대상은 '가족이나 친척' 3.9%, '이웃이나 친구' 3.3%, '여성긴급전화 1366' 1.2%, '경찰' 0.8%, '가정폭력 상담소 및 보호시설' 0.3%로, 주로 사적 관계에서 도움을 더 많이 요청하는 것으로 나타났다.

④ 이혼 · 별거 · 동거종료 전후 배우자/파트너에 의한 폭력 피해 경험

평생 동안 이혼, 별거, 동거종료경험이 있는 응답자를 대상으로, 당시배우자/파트너에 의한 신체적, 성적, 정서적, 경제적 폭력 및 통제 피해 경험을 조사 결과, 이혼, 별거, 동거종료 이전에, 당시의 배우자/파트너에 의한 신체적/성적 폭력 피해율은 여성 38.8%, 남성 20.9%이며, 4개 유형 폭력(신체적/성적/경제저/정서적 폭력) 피해율은 여성 53.9%, 남성 45.7%였고, 5개 유형 폭력(신체적/성적/경제적/정서적 폭력 및 통제) 피해율은 여성 66.0%, 남성 62.2%로 나타났다. 한편, 이혼, 별거, 동거종료 전후 당시 배우자/파트너에 의한 평생 피해율을 보면, 신체적/성적 폭력 피해경험률은 여성 39.0%, 남성22.6%였으며, 4개 유형폭력 피해경험률은 여성 54.5%, 남성 47.4%로 나타났다.

⑤ 아동폭력 가해 경험

만 18세 미만의 아동을 양육하고 있는 응답자를 대상으로 지난 1년 동안 아동에 대한 폭력 가해 경험 조사 결과 지난 1년간 아동을 양육하는 응답자의 아동 대상 폭력 가해 경험은 11.7%이며, 폭력 유형별로는 정서적 폭력 10.2%, 신체적 폭력 4.0%, 방임 0.5%였다.

⑥ 가족원폭력 피해 경험

만 65세 미만 응답자가 지난 1년간 부모, 자녀, 형제자매 등 배우자/파트너를 제외한 가족원으로부터 경험한 폭력 피해 조사 결과, 지난 1년간 가족원폭력 피해율은 3.3%이며, 폭력유형별로는 정서적 폭력 1.9%, 신체적 폭력과 성적 폭력 각각 0.7%, 경제적 폭력 0.5% 순이었다.

⑦ 노인폭력 피해 경험

만 65세 이상 응답자가 지난 1년간 자녀, 사위, 며느리, 손자녀로부터 경험한 폭력 피해를 조사결과, 지난 1년간 노인폭력 피해율은 4.1%이며, 폭력 유형별로는 정서적 폭력 3.3%, 방임 0.5%, 신체적 폭력과 경제적 폭력 각각 0.4%로 나타났다. 주 가해자는 아들 66.1%, 며느리 31.3%, 딸 2.6% 순이었다. 또한, 지난 1년간 가족원에 의한 폭력 피해를 경험한 노인 응답자 중 주위에 도움을 요청했던 경험은 나타나지 않았다.

(3) 가정폭력 및 관련 법 · 제도 인식

① 가정폭력에 대한 인식과 목격 시 신고에 대한 인식

가정폭력에 대한 인식을 4점 척도로 조사결과, 11개 문항의 평균은 1.8점으로, '그렇지 않은 편이다'에 가까운 것으로 나타났으나, 2019년 조사 결과와 비교할 때 대부분의 문항에서 가정폭력 허용도가 다소 높아졌으며, 가정폭력 지속의 책임을 피해자에게 돌리는 인식이 드러났다.

또한, 이웃의 아동학대나 부부 사이에 발생한 폭력을 목격했을 때 신고하는 것이 마땅하다고 생각하는지에 대한 인식을 4점 척도로 조사결과 이웃의 아동학대 목격 시 신고 인식 평균은 3.4점, 이웃의 부부간 폭력 목격 시 신고인식은 평균 3.2점으로 '그런 편이다'보다 높았으며, 부부 사이에 발생한 폭력보다는 아동학대에 대한 신고 인식이 더 높은 것으로 나타났다.

② 가정폭력 관련 법 · 제도 및 관련 지원 기관 인지 여부

가정폭력 관련 법 · 제도(12개 문항)의 인지도는 76.3~86.2% 수준으로 전반적으로 높은 가운데, 경찰의 현장 진입권, 신고자 비밀 보장, 전과 기록 등 문항에 대한 인지도는 80% 미만이었다. 가정폭력 발생 시 도움을 받을 수 있는 기관의 인지도는 112 79.0%,

가정폭력 상담소 59.2%, 아동보호전문기관 56.1%, 가정폭력 피해자 보호시설(쉼터) 및 공동생활가정(그룹홈) 51.5%, 노인보호전문기관 48.1%, 여성긴급전화 1366은 46.0% 순으로 나타났다. 한편, 가정폭력 방지 관련 정책(11개 문항)의 필요성을 4점 척도결과 모든 문항의 평균은 3.4~3.5점으로 응답자들은 관련 정책의 필요성에 대해 크게 공감하고 있음을 알 수 있다.

(4) 정책적 시사점

① 피해자의 경제적 능력 상실 예방 방안 마련

조사결과 가정폭력으로 피해여성이 일자리를 잃거나 직장 내 관계에 어려움이 생기는 문제가 나타났다. 여성의 경제적 능력 약화는 배우자 간 권력관계의 불균형을 강화하고 폭력 발생 이후 피해자의 대응력을 약화시키며 경찰을 비롯한 외부의 개입을 자제하도록 하는 데 기여하고 가정폭력 대응의 사회적 비용을 증가시킨다는 점을 감안할 때, 피해여성의 경제적 능력상실을 예방할 방안 마련이 요청된다.

② 보건의료체계에서 가정폭력의 발견과 대응 강화

임신 기간에 배우자에 의한 폭력이 처음 시작되거나, 임신 전 시작된 폭력이 임신 기간에도 지속되는 문제가 나타났다. 임신 기간의 폭력이 여성과 태아의 생명과 건강을 위협한다는 점에서 임신 기간 가정폭력 문제에 대응하기 위한 정책적 노력이 필요하다. 응급의료기관은 물론 산부인과, 소아과, 가정의학과 등의 의료진이 가정폭력 피해를 발견하고 대응 기관으로 연계할 수 있는 역량을 강화할 필요가 있다.

③ 가해자 법적 조치 강화

가정폭력 관련 정책 중 가해자의 법적 조치 강화 요구가 높게 나타났다. 경찰이 가정폭력에 개입하는 방법을 정할 때 주요한 기준이 되는 피해자의 의사는 폭력 심각성이나 위험도, 재발가능성 같은 요소들로만 결정되지 않는다. 피해자가 경찰에 도움을 청하지 않는 이유에는 자녀들에 대한 고려, 경찰에 대한 기대 없음, 나아지지 않을 것 같다는 생각 등이 포함되어 있다. 수사기관은 피해자의 표면적 의사에 의존한 사건 처리가 아닌 피해자 및 가정구성원의 인권보장에 초점을 맞춰 법을 집행하고 피해자 안전을 확보하도록 적극적인 대응을 해야 한다.

④ 이별폭력에 대한 대응 강화

이혼·별거 집단의 폭력 피해 경험률이 매우 높다. 정서적 폭력만이 아니라, 신체적, 성적 폭력 피해 경험도 상당한 수준이며, 심지어 헤어진 후에도 폭력이 발생하고 있어, 이별에서 안전이 확보되지 못하고 있는 것으로 나타났다.

전(前) 배우자 관계도 가정폭력처벌법의 범위에 포함되는데, 피해자는 혼인 관계를 해소하였기 때문에 처벌할 필요가 없다고 보고 처벌 불원 의사를 밝히거나 신고조차 하지 않기도 하고, 이혼·별거 집단에서 나타나는 폭력, 이별폭력의 특성을 탐색하고 대책을 마련할 필요가 있다.

⑤ 인식 개선을 위한 홍보 및 예방교육 확대

가정폭력 허용도가 낮아지고 있지만, 폭력에 관대한 태도도 잔존하고 있고, 폭력에서 벗어나지 못하는 것을 피해자 개인의 의지로 돌리는 인식도 드물지 않아 인식 개선을 위한 홍보와 예방교육은 여전히 중요하다.

아직은 가정폭력이 신체적 폭력 중심으로 이해되는 경우가 많고, 폭력 유형 중 통제 및 정서적 폭력 피해율이 상대적으로 높게 나타나고 있으며, 이전보다 여성의 성적 폭력 피해가 증가한바, 통제, 정서적 폭력, 성적 폭력 또한 근절되어야 할 가정폭력이라는 인식 확산이 필요하다. 가정 내 의사결정 권한이 평등할 때 폭력 피해가 가장 낮은 결과를 고려하면, 폭력행동 자체에 대한 문제화와 더불어 배우자 간 평등한 관계 형성의 중요성도 강조되어야 한다.

가정폭력 예방교육은 가해 예방, 피해자의 대응력 향상과 더불어 피해자·가해자 주변인이 피해자를 지원하고 가해를 중단하도록 하는 역할과 태도를 포함할 필요가 있다.

2) 학교폭력과 정신건강

(1) 학교폭력의 정의

학교폭력은 학교폭력의 가해자나 피해자 또는 발생 장소 등에 있어 학교와 관련되어 발생하는 폭력행위이다. 그 주체나 대상이 모두 청소년이라는 점이 특징이다.

(2) 학교폭력의 발생원인

① 개인적 요인

개인적 요인에는 뇌 손상, 신경병리, 신경전달물질인 세로토닌, 미네랄, 테스토스테론과 같은 호르몬의 불균형, 낮은 IQ, 불치의 과잉행동, 충동성, 집중력 장애 등이 포함된다. 이 같은 요인으로 인한 학습의 손상 및 부족으로 인해 아동은 빈약한 학교 적응 및 작업성취, 공격적이거나 사회적으로 거부당한 아동과의 교제, 어린 나이부터 성과 약물 남용의 위험에 노출되는 환경 등에 집하게 될 가능성이 높다.

② 동료요인

동료로부터 거부당하는 아동은 그들의 사회적 목표를 달성하기 위해 폭력을 더 많이 사용하고, 그들이 조롱당하고 괴롭히는 대상이 되면 폭력을 더욱더 많이 사용한다. 이들은 자신의 공격적인 행동으로 인해 동료의 세련된 사회적 행동을 학습할 기회를 상실하며, 동료집단의 영향력 한계를 벗어난 청소년은 학교와 지역사회에서 잇따른 문제를 일으키고 위기상황을 증대시킨다.

③ 가정적 요인

어떤 시회적 환경보다도 가족은 인간행동을 형성하는 데 중요한 영향을 미친다. 특히, 아동에 대한 일관성 없는 부모의 통제 및 훈육, 모진 체벌, 한계설정의 실패, 사회적 행동에 대한 무시나 보상 부족, 부모-자녀 간 상호작용의 강제성 · 위압성 등은 가족 내 공격성을 강화하는 요인이다.

④ 학교적 요인

교사의 학습지도 실제, 학급 운영기술, 교수기술 등은 청소년의 공격행동 발달과 학교와의 유대에 중요한 영향을 미치는 학교 관련 요인이다. 학교풍토 또한 학생의 교육적 기대, 학교에 대한 합의, 학업성취 및 지역사회 내 행동과 높은 관련성이 있다.

⑤ 지역사회적 요인

학교폭력의 지역사회적 요인은 다음과 같다(박선환 외, 2008).

- 산업화로 인한 지역사회의 해체를 들 수 있다.
- 입시 경쟁의 긴장과 좌절감에서 오는 분노와 공격성으로 학교폭력이 유발된다.
- 매스미디어에 의한 폭력의 모방과 학습이 학교폭력의 원인이 된다.
- 사회 전반에 걸친 유해하고 비교육적 지역환경이 학교폭력의 원인이 된다.

(3) 학교폭력 실태

교육부는 17개 시·도교육감이 초·중·고등학교(초4~고3) 학생들을 대상으로 실시한 '2023년 1차 학교폭력 실태조사' 결과를 발표했다(교육부, 2023).

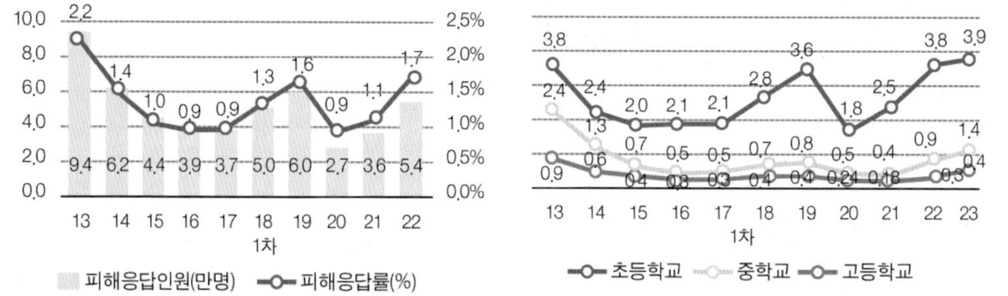

출처: 교육부(2023). 학교폭력 실태보도 자료, p.1.

[그림 7-1] **피해응답인원 및 응답률(왼쪽)과 학교급별 피해응답률(오른쪽)(%)**

전체 피해응답률은 1.9%였으며, 학교급별로는 초 3.9%, 중 1.3%, 고 0.4%로 조사되어 각각 0.1%p, 0.4%p, 0.1%p 증가한 것으로 나타났다.

학교폭력 피해유형은 언어폭력(37.1%), 신체폭력(17.3%), 집단따돌림(15.1%) 순으로 나타났으며, 2022년 1차 조사 대비 언어폭력(41.8% → 37.1%)과 사이버폭력(9.6% → 6.9%) 비중은 감소하였으나 신체폭력(14.6% → 17.3%) 비중은 증가하였다. 집단따돌림, 사이버폭력은 학교급이 높아질수록 응답률이 높게 나타났고, 과잉접근 행위(스토킹), 신체폭력은 학교급이 높아질수록 응답률이 낮게 나타났다.

학교폭력 가해응답률은 1.0%로 2022년 1차 조사 대비 0.4%p 증가하였다. 학교급별로는 초등학교 2.2%, 중학교 0.6%, 고등학교 0.1%로 조사되어 초등학교는 0.9%p, 중학교는 0.3%p 증가하였다(고등학교는 거의 동일).

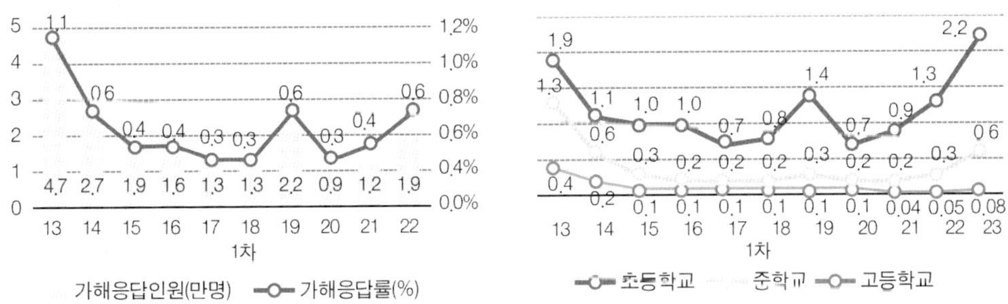

출처: 교육부(2023). 학교폭력 실태보도 자료, p.2.

[그림 7-2] **가해응답인원 및 응답률(왼쪽)과 학교급별 가해응답률(오른쪽)(%)**

학교폭력 목격응답률은 4.6%로 2022년 1차 조사 대비 0.8%p 증가하였다. 학교급별로는 초등학교 7.9%, 중학교 4.4%, 고등학교 1.2%로 조사되어 각각 0.6%p, 1.5%p, 0.4%p 증가한 것으로 나타났다.

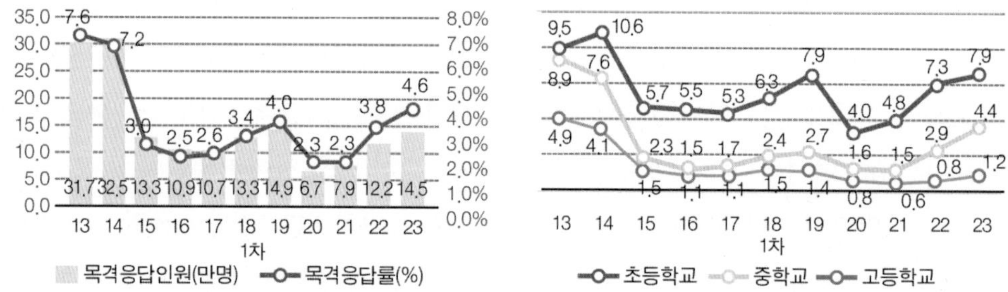

출처: 교육부(2023). 학교폭력 실태보도 자료, p.2.

[그림 7-3] **목격응답인원 및 응답률(왼쪽)과 학교급별 목격응답률(오른쪽)(%)**

(4) 학교폭력에 대한 개입방안

① 개인적 요인에 의해 발생한 학교폭력에 의한 개입방안

학교 사회복지사는 순간적 충동의 저변에 깔린 분노, 적대감, 가학성 등의 감정 상태를 가해자가 자각하고 통제할 수 있도록 분노조절을 위한 전략을 세워 도울 수 있어야 한다.

② 사회적 요인에 의해 발생한 학교폭력에 의한 개입방안

가. 학생 개인과의 관계에서

- 피해학생을 대상으로 개별상담과 집단상담을 병행 실시함으로써 피해학생의 심리정서적 지지 및 피해에 대한 압박에서 벗어나 정서적 안정을 되찾을 수 있도록 원조한다.
- 가해학생을 대상으로 개별상담, 집단상담을 병행 실시함으로써 심리정서적 치료 및 보호를 돕는다.
- 집단학습·훈련의 기회를 제공한다.
- 학교 및 지역사회의 자원(청소년 상담실, 지역사회복지관 및 관련 사회복지기관)에 대한 정보를 제공하고 필요할 때에는 외부자원과 연결시키기도 하고 이를 의뢰하기도 한다.

나. 동료와의 관계에서

서비스는 동료와의 관계를 강화하는 데 역점을 두어야 한다. 폭력이 개인적 목표를 달성하는 데 효과적인 수단일 수 있다는 신념을 포함하여 부정적 신념이나 가치를 약화시킨다. 또한, 문제를 해결하는 데 폭력이나 공격을 즐겨 사용하는 동료와의 교제를 약화시키며, 사회정보를 처리하는 데 적합한 기술훈련을 포함해야 한다.

다. 가정과의 관계에서

부모가 가능한 한 자녀와 대화시간을 많이 가질 수 있도록 계몽 · 유도한다. 부모에게 청소년 관련 정보를 제공하고, 학교 새마을 어머니회와도 연계 · 협력체계를 구축하여 간담회 등을 실시함으로써 여론을 환기시킨다. 또한, 자녀에 대한 이해를 심화하고 자녀를 독립된 인격체로 대우할 수 있도록 부모교육을 실시한다.

라. 학교와의 관계에서

아동의 성공적인 학교생활을 돕기 위한 서비스를 통해 가정-학교와의 협력을 증진시키고 학교에서의 바람직한 자녀의 행동에 대해 적절한 보상을 하도록 원조한다. 또한, 파괴적 행동의 결과를 제공하고 특별 원조를 받을 자격을 가진 아동에게 적합한 진단과 할당이 이루어지도록 한다. 무단으로 결석하는 아동은 가정으로 복귀할 수 있도록 원조하며 과제를 해결할 수 있도록 도와준다.

마. 지역사회와의 관계에서

지역사회 내 폭력 방지를 위한 사회복지 서비스는 문제해결을 위한 폭넓은 참여로부터 시작해야 한다. 지역의 위기와 예방적 요인에 대한 정보에 기초하여 거주자는 지역 순찰원의 수를 늘리거나 갱을 위한 프로그램을 설치하는 등 일련의 전략을 개발하여 자원을 활성화하고 폭력 희생에 대한 공포심을 줄이며, 폭력 청소년의 사회발달과정을 변경시키는 데 도움을 주어야 한다(박선환 외, 2008).

3) 성폭력과 정신건강

(1) 성폭력과 성희롱의 개념과 판단

성폭력이란 상대방의 의사에 반하여 이루어지는 성적 언동으로 상대의 성적 자기결정권을 침해하는 모든 행위로서 강간, 강제추행, 언어적 성희롱, 몰래카메라, 스토킹 등 상대방의 의사에 반하여 가해지는 모든 신체적, 언어적, 정신적 폭력이 이에 해당한다. 성희롱은 업무, 고용 기타 관계에서 공공기관의 종사자, 사용자 또는 근로자가 그 지위를 이용하거나 업무 등과 관련하여 성적 언동 등으로 성적 굴욕감 또는 혐오감을 느끼게 하거나 성적 언동 그 밖의 요구 등에 대한 불응을 이유로 고용상의 불이익을 주는 것을 말한다(국가인권위원회법 제2조 제5호).

(2) 성폭력의 발생원인

성폭력 발생을 사회문화적 맥락에서 살펴보면, 성폭력은 주로 남성에 의해 강제적이고 강압적으로 발생한다.

성폭력 발생원인을 심리적 동기 측면에서 살펴보면, 성장과정에서 성적 학대나 다른 폭력의 피해경험이 있는 경우가 많다. 이러한 폭력경험은 반사회적 행동의 잠재요인이 되며, 상대에 대한 성적 공격을 발생시키는 요인이 된다. 성폭력으로 인한 범죄자의 대부분은 피해자의 행동을 잘못 지각하는 특징이 있어 가해자가 일탈적인 성폭력 행위를 지속시키는 핵심요인이 된다.

심리적 동기 중 정서적 측면에서 보면 성폭력 가해자들은 공감능력이 부족해 피해자가 입은 피해를 가볍게 생각하여 반복적으로 성폭력을 유발시키는 요인이 된다(전석균, 2016).

(3) 성폭력 유형별 대처

성폭력 유형별 대처에 대한 내용은 다음과 같다(정보통신윤리위원회, www.icec.or.kr).

① 성추행 및 성폭행 피해 대처하기

안전한 장소로 대피하고, 긴급한 위기 상황이라면 경찰(국번 없이 112)에 신고하고 여성긴급전화(국번 없이 1366)에 도움을 요청한다(24시간, 365일 상담 및 신고접수 가능).

- 몸을 씻지 않은 상태에서 48시간 내 해바라기센터에 방문한다.
- 해바라기센터는 폭력피해자를 지원하는 전문기관이다.
- 초기에 피해 상황을 정확히 진단하고 치료하는 것은 피해자의 신체적 · 심리적 건강을 위해서 매우 중요하다. 특히 성폭력 피해 후에는 임신, 감염 등의 위험이 있으므로 가능한 한 빨리 병원에 가서 적절한 치료를 받는 것이 필요하다.
- 몸속에 정자가 살아 있는 시간은 48시간 정도이므로, 그 안에 병원에 가야 증거물을 채취할 수 있다. 이때 증거물이 씻겨서 소멸될 수 있으므로 씻지 않고 가야 하며, 입은 옷 그대로 가야 옷 등에 묻은 다른 증거도 확보할 수 있다.

② 사건과 관련한 상세 기록, 증거를 수집하기

- 피해 당시 입고 있던 옷, 피해 현장에 남겨진 행위자의 머리카락이나 음모 등의 증거물을 보관해둔다.
- 증거물은 코팅되지 않은 종이봉투에 보관한다.
- 멍이나 외상이 있는 경우, 얼굴이 나오게 사진을 찍어 놓는다.
- 구체적인 피해 장소, 시간, 날짜, 목격자, 자신의 대처, 가해자의 인상착의나 신체적 특징, 태도와 행위 등의 사건 정황을 자세히 기록한다.
- 병원 진단서 및 상담 사실 확인서를 발급받아 놓는다.

③ 데이트 성폭력 피해 대처하기

- 상대와 평소에 성에 관해 터놓고 진지한 대화를 나눈다.
- 성에 대한 자신의 의견을 충분히 말할 수 있어야 한다.
- 난폭한 기질 혹은 집착하는 징조가 보일 경우 단호히 거부한다.

- 데이트 중에 조금 이상한 기분이 든다면 자신의 직감을 믿는다.
- 만약 어떤 장소에서 상대가 당신에게 긴장감과 어색함을 느끼게 한다면 우선 그 자리를 피한다.
- 데이트 시간과 장소를 정할 때도 주도적으로 참여한다.
- 친밀한 접촉을 원하지 않을 때는 한정된 시간과 공간에 둘만 있는 것을 피한다.
- 데이트 폭력 상황에 대해서 이를 연인들 사이의 사랑싸움으로 치부하지 않는다.
- 데이트 폭력이 범죄라는 것을 기억하고 아무리 사소한 폭력이라도 폭력을 사용해서는 안 된다는 인식을 가진다.

④ 데이트 성폭력 피해 대처하기

- 데이트 상대의 요구에 응하지 않으면 상대의 기분을 상하게 하고, 자신을 싫어하게 될까 봐, 상대를 진심으로 사랑한다면 요구를 받아줘야 한다는 생각은 위험하다.
- 누구에게나, 어떤 관계에서나 자신의 신체적 · 정신적 권리를 보호하고 침해받지 않을 권리가 있다.
- 나의 성적 자기결정권을 침해하는 단 한 번의 폭력이라도 단호하게 대처하는 것이 중요하다.
- 가해자에게 맞설 수 있는 피해자의 가장 큰 자원은 '주체적인 나'로 서는 것이다.

⑤ 데이트폭력 행위자를 '가해자'라고 명명해 보기

- 가해자라는 이름을 붙임으로써 가해자가 나에게 저지른 폭력을 객관적으로 볼 수 있다.
- 가해자와 피해자 사이에 거리 두기를 시도할 때 저항하거나 대응할 힘이 생긴다.
- 가해자가 자신을 가해자로 규정한 것에 화를 내고, 관계를 망친다며 피해자를 비난할 수도 있다.
- 관계를 망친 사람은 피해자가 아니라 가해자라는 사실을 기억하기 바란다.

⑥ 주변에 도움 요청하기

- 가족, 동료, 친구 등 신뢰인에게 피해 사실을 말하고 도움을 요청한다.
- 주변 사람에게 지금 겪고 있는 일이 '남녀관계'나 '애정문제'가 아니라 '범죄'임을 인식시키고, 폭력적이고 위협적인 상황에 함께 대처할 수 있도록 한다.

⑦ 사건과 관련한 상세 기록, 증거를 수집하기

- 신속하게 자신을 도와줄 사람을 찾고 도움을 청한다.
- 성폭력 피해가 발생했을 경우에는 바로 산부인과 혹은 해바라기센터에 간다.
- 몸에 멍이나 상처가 있다면 사진을 찍는다.
- 육하원칙에 의해 피해 정황을 정확하게 기술해두고, 목격지, 증거, 피해자의 대응, 느낌, 지속 여부, 결과 등도 자세히 기록해둔다.

⑧ 스토킹 피해 대처하기

- 스토킹 피해 예방하기: 상대의 인격을 존중하지 않고 상대를 소유하려는 사람을 조심한다.
- 상식을 벗어난 호의를 베풀거나 상대의 고통을 받아들이지 않는 사람을 조심한다.
- 상대방이 계속 불안감을 조성하는 행동을 보인다면 거부의사를 분명하게 밝힌다.
- 남성이 마음에 드는 여성을 쫓아다니는 것이 범죄임을 인지시키고, 용기 있는 행동으로 여기거나 애정의 표현이라고 그 행동을 부추기지 않는다.
- 지인이라도 되도록 개인정보를 주는 것을 자제하되, 꼭 필요한 사람에게는 필요 최소한의 정도만 알려준다.
- 온라인상에서 자신의 사적정보(성별, 나이, 직업 등)는 비공개 설정한다.
- 모르는 사람의 쪽지 또는 대화신청은 가급적 답변하지 않는다.
- 피해 발생이 예상되는 경우, 통화 녹취 및 채팅 대화 캡쳐 등 증거자료를 확보하여 수사기관에 신고한다.

- 가해자에게 미안한 마음과 죄의식을 가질 필요는 전혀 없다. 상대방이 당신에 대한 마음을 정리하지 못하는 것은 전적으로 그 사람의 문제이며, 그 사람이 해결해야 할 문제이기 때문이다.
- 피해자의 온정적인 태도는 피해자의 대응방식 중 가장 잘못된 것이다.
- 내가 스토킹을 당하고 있음을 인정하는 것이 중요하다.
- 가해자에게 감정적으로 맞서지 말고, 냉정하고 침착하게 대응한다.
- 자신의 안전을 확보하는 방법을 찾기 교내 성평등센터에 도움 요청한다.
- 가해자가 집을 알고 있는 경우라면 한동안 거주지를 옮기거나 주소지를 이전할 수도 있다.
- 휴대 전화 명의를 바꾸는 것도 한 가지 방법이다.
- 가해자가 보낸 메일이나 문자를 저장해서 증거를 수집하고, 법률적인 대응을 하지 않더라도 언제 어떻게 쓰이게 될지 모르기 때문에 증거는 많을수록 좋다.
- 경찰서에 스마트 워치(시계의 버튼을 누르면 경찰에 신고되어 자신이 있는 곳으로 경찰 출동)를 요청하고, 순찰 강화를 요청할 수 있다.
- 집 근처 24시간 상점이나 경찰서 위치를 파악해 두고 필요 시 바로 도움을 청한다. 가해자가 찾아오거나 난동을 부리는 경우, 그때마다 경찰에 신고를 해두면 그렇게 남은 신고 기록은 나중에 증거로 활용할 수 있다(한국여성민우회, womenlink.or.kr).

⑨ 사이버 성폭력 피해 대처하기

- 개인정보 관리는 중성적 ID나 대화명을 이용한다.
- 개인정보는 최소한의 것만 기입하거나 비공개로 한다.
- 현실에서처럼 상대방을 존중한다.
- 상대방이 원치 않는 행동을 강요하지 않는다.
- 원치 않는 메일에 답장하지 않는다.
- 적대적인 상황이 예측될 경우 그 자리를 떠난다. 온라인을 통해 알게 된 사람을

만날 경우 꼭 주변에 미리 알린다.

- 대화실 등에서 사이버 성폭력 가해자를 보면 당장 중지할 것을 요구하고 피해자를 돕는다.
- 동의 없는 촬영과 유포를 중단한다.
- 촬영 당시 동의하였더라도 사후에 그 의사에 반하여 유포 · 판매 · 임대 · 제공 또는 공공연하게 전시 · 상영하는 경우 모두 처벌 가능하다.
- 친구가 '혹시 그거 봤어? ○○동영상'이라며 카톡을 보낸다면 친구를 신고하기는 어려울 수 있지만 당신은 할 수 있다.
- 신고하지 않아도 '난 볼 생각 없어'라고 단호하게 이야기한다.
- 분명하고 단호하게 거부 의사를 표현한다.
- 분명한 거부 의사를 짧게 밝힌 후에는 더 이상 가해자와 의사소통을 하지 않는다.
- 가해자의 쪽지나 이메일에 대해서는 응답하지 않거나 수신을 거부하고, 채팅방이나 게시판에서 나온 후에는 다시 들어가지 않는다.
- 정보통신망을 이용한 불안감 조성행위로 처벌되려면 '각각의 행위 간에 일시 · 장소의 근접성, 방법의 유사성, 기회의 동일성 등 밀접한 관계가 있어서 전체적으로 하나로 이어지는 반복적 행위'로 평가할 수 있어야 하고, 촬영 당시 동의하였더라도 사후에 그 의사에 반하여 유포 · 판매 · 임대 · 제공 또는 공공연하게 전시 · 상영하는 경우 모두 처벌 가능하다.
- 정보통신망을 통하여 타인의 명예를 훼손한 자는 민법 제751조 제1항의 '타인의 신체, 자유 또는 명예를 해하거나 기타 정신상 고통을 가한 자는 재산 이외의 손해에 대하여도 배상할 책임이 있다'의 규정에 따라 손해배상책임을 부담하게 된다.
- 형사고소와는 달리 민사소송은 익명을 대상으로 제기할 수 없기 때문에 수사기관에 형사고소를 한 후, 수사기관이 전기통신사업법의 절차에 의하여 신원을 파악한 후에 비로소 민사소송이 가능하다(정보통신윤리위원회, www.icec.or.kr).

2 자살과 정신건강

1) 자살의 정의

세계보건기구에서는 자살을 '죽음의 의도와 동기를 인식하면서 자신에게 손상을 입히는 행위'라고 정의한다. 프랑스 사회학자 뒤르켐(Durkheim)은 '자살이란 자신의 행위가 어떤 결과를 낳으리라는 것을 알면서 자신에게 행하는 적극적 또는 소극적 행위로 인해 직접적 또는 간접적으로 초래되는 죽음'이라고 정의하였다.

자살의 개념은 다음과 같은 속성과 의미를 지니고 있다.

- 번민성: 내외적 문제로 정신적인 고통을 받으면서 계속되는 어려움의 악순환을 반복한다.
- 해방성: 현실의 고통에서 벗어나기 위해 주변을 정리하고 무의 상태로 돌아감으로써 자유로움을 얻으려고 한다.
- 표출성: 자신의 내부로 향한 분노의 폭발로서 이러한 심리는 외부에 도움을 요청하는 절박한 표현이다.
- 충동성: 흥분한 순간에 이루어지는 충동적인 표현이다.
- 위협성: 자살할 의도 없이 주변을 놀라게 하려는 시도의 행위이다.

죽음으로 세상을 끝내기보다는 다음 세상에서의 삶을 동경하면서 자살행위를 한다(김용분, 이정섭, 2003).

2) 자살예방기본계획

국가적 차원의 자살 예방 전략으로 지금까지 〈제1차(2004~2008)〉, 〈제2차(2009~2013)〉, 〈제3차(2016~2020)〉, 〈제4차(2018~2022)〉의 계획이 수립되어 5년간의 자살 예방 국가 전략과 정책 방향을 제시하였으며 2023년 4월 보건복지부는 코로나19로 인한 사회경제적 변화로 자살률이 급증할 가능성에 대비해 생명안전망을 강화하는 자살예방기본계획 〈제5차(2023~2027)〉를 발표하였다(관계부처합동, 2023).

제5차 자살예방기본계획의 추진전략을 살펴보면 다음과 같다.

첫째, 자살률('21) 26.0명→ ('27) 18.2명으로 자살률 300% 감소 노력을 추진계획으로 세웠다.

둘째, 지역 맞춤형 자살예방정책 강화를 위하여 생명존중안심마을 조성을 ('22) 0개 → ('27) 17개 시 · 도에 세우는 것으로 추진전략을 세웠다.

셋째, 자살 고위험군 집중관리를 위하여 자살시도자 유족 개입률을 ('21) 6% → ('27) 40%로 높이는 것으로 추진전략을 세웠다.

3) 자살의 현황

OECD 국가 간 연령표준화 자살률(OECD 표준인구 10만 명당 명) 비교 시 OECD 평균 10.7명에 비해, 한국은 '23년 기준, 24.8명으로 가장 높은 수준이다. 통계청(2024) 발표에 의하면, 자살 사망자 수는 13,978명으로 전년 대비 1,072명(8.3%) 증가, 특히, 2월(22.0%), 6월(20.2%), 3월(15.5%), 5월(11.5%)에 증가하였다. 1일 평균 자살 사망자 수는 38.3명이었다.

자살 사망률(인구 10만 명당 명)은 27.3명으로 전년 대비 2.2명(8.5%) 증가하였고, 자살률은 60대(13.6%), 50대(12.1%), 10대(10.4%) 순으로 증가하였으며, 80세 이상(-1.9%)에서 감소하였다. 그러나 다음 표에서 보는 바와 같이 2023년 기준으로 우리나라는 10세 이상 전 연령에서 자살률이 가장 높다.

〈표 7-1〉 사망의 외인에 의한 연령별 사망률 추이(2022-2023) (단위: 인구 10만 명당 명)

연 령 (세)	2022년	2023년	사망의 외인						
			운수[1] 사고	추락[2] 사고	익사 사고	화재 사고	중독 사고	자 살	타 살
전 체*	52.1	54.4	6.4	4.9	1.0	0.4	0.4	27.3	0.6
0	21.3	19.1	0.9	-	-	-	-	-	4.3
1-9	2.5	2.8	0.4	0.4	0.6	0.0	0.0	-	0.7
10-19	10.0	10.8	1.3	0.1	0.3	0.0	0.1	7.9	0.4
20-29	28.7	28.2	3.0	0.4	0.4	0.2	0.4	22.2	0.4
30-39	31.9	32.7	2.4	0.7	0.3	0.2	0.4	26.4	0.4
40-49	39.3	40.5	3.0	1.5	0.6	0.2	0.4	31.6	0.6
50-59	49.2	51.3	5.9	3.7	0.8	0.5	0.7	32.5	0.6
60-69	62.9	64.7	10.7	7.6	1.4	0.7	0.6	30.7	0.8
70-79	106.6	108.9	18.5	14.4	3.2	1.0	0.4	39.0	0.8
80 이상	284.3	285.8	26.0	37.1	3.7	2.2	0.7	59.4	1.1

1) 운수사고는 사람이나 화물을 운반하기 위한 기계장치와 관련된 사고를 의미하며, 육상, 수상, 항공의 교통 및 비교통사고(논밭의 트랙터 사고 등)를 포함
2) 미끄러지거나 넘어지는 사고를 포함
* 연령미상 포함

출처: 통계청(2024), 2023년 사망원인통계 결과, p.16.

4) 자살예방 국가행동계획 추진 현황

자살예방 국가행동계획 추진 현황은 다음과 같다(한국생명존중희망재단; 한국보건사회연구원).

(1) 자살사망자 전수조사

경찰청에서 변사자 전수를 조사하여 읍 · 면 · 동 단위의 분석보고서를 지방자치단체에 제공하고 있다. 경찰 자료는 심리부검 수준의 전문가 면담은 아니지만, 자살

방법, 원인, 장소 등이 구체적으로 정리되어 있어 지방자치단체의 자살예방대책 마련에 중요한 자료를 제시하고 있다. 이로써 5년간의 자료를 통한 지역 맞춤형 자살예방정책의 구체화가 가능해졌다.

(2) 각 부처 간 정책 조율

자살예방 기본계획은 관계부처 합동으로 발표되었으며, 기본계획 내에는 각 부처가 자살예방을 위해 자살사망률 감소를 위해 실행하고자 하는 정책 과제들이 함께 포함되어 있다. 각 정책은 개별적, 독립적으로 이행되기보다 자살위험성에 대한 인지와 개입 단계에서 서로 연관되고 정책 대상에 따라 여러 부처의 정책들이 동시에 병행되어 진행될 수도 있기 때문에 부처 간 정책 조율이 필요하다. 또한 자살예방정책 이행 및 자살사망률 감소에 대한 중앙의 책임을 강화하기 위해서는 개별 부처의 개별 사업 혹은 정책에 대한 성과 점검 구조에서 벗어나 중앙 단위에서 이행하는 자살예방사업 선반에 대한 성과 점검이 있어야 한다.

(3) 고위험군에 대한 적극적 개입 및 유가족 원스톱 서비스

보건복지부는 정신건강복지센터의 전문인력을 확충하여 정신건강의학과 외래치료를 5단계로 세분화하고 본인부담금을 경감하여 충분히 정신치료를 할 수 있는 기반을 만들고 인지행동치료를 급여화하여 정신치료에 대한 접근성을 높였다. 또한 자살예방법 개정에 따라 경찰과 소방이 자살시도 신고접수 시 긴급구조를 위해 인터넷사업자 등을 통해 전화번호 등 개인정보를 열람할 근거가 마련되어 구조율 개선이 기대된다.

(4) 자살예방교육 의무화

보건복지부는 2024년 7월 국무회의에서 「자살예방 및 생명존중문화 조성을 위한 법률(약칭: 자살예방법) 시행령」 일부 개정령안이 의결되었다고 밝혔다.

이번 시행령 개정안은 자살예방 교육 의무화를 주요 내용으로 하는 자살예방법 개정('23.7 공포., '24.7.12. 시행)에 따라 자살예방 의무교육 대상 추가, 교육 방법, 실시 횟수, 결과 제출 방법 등 법률에서 위임된 사항과 교육 의무화 시행에 필요한 사항을 규정하였다. 개정 자살예방법과 동법 시행령에 따라 국가, 지방자치단체, 공공기관, 초중고등학교, 사회복지시설, 병원급 의료기관의 장은 자살방지 및 생명존중문화 조성을 위하여 연 1회 자살예방 교육을 실시하고 그 결과를 보건복지부 장관 또는 주무부처의 장에게 제출하여야 한다.

(5) 자살예방 국가행동계획의 추진체계

제5차 자살예방기본 계획에서는 위험 요인 감소 전략과 관련하여 자살위험이 큰 자살시도자 및 중증정신질환자 지원(예: 치료비 지원 등)을 강화(핵심과제 2-1. 치료 및 관리 강화)하고, 자살유발정보모니터링센터를 신설하여 자살 유발 정보를 24시간 실시간으로 모니터링하며 자살 유발 정보 확산 차단을 도모하는 것(핵심 과제 2-2. 위험 요인 관리 강화)도 주요 과제로 제시하였다. 또한 사후관리 강화 전략과 관련하여 자살시도자 정보 연계를 기반으로 한 보건·복지 통합서비스 제공과 응급실 기반 자살시도자 사후관리 사업 확대(핵심 과제 3-1. 자살시도자 사후관리), 자살 유족 원스톱 서비스 확대를 통한 유족 회복 지원(핵심 과제 3-2. 유족 사후관리)을 주요 과제로 제시하고 있다. 자살 사고가 급증하는 지역 대상 알림 체계를 구축하는 등 지역사회 사후 대응 체계 구축도 주요 과제로 제시하였다.

(6) 자살예방 전달체계의 개편

자살예방 전달체계로 2012년 중앙자살예방센터, 2014년 중앙심리부검센터가 설치되었으며, 이 두 기관은 2021년 한국생명존중희망재단으로 통합되었다. 한국생명존중희망재단에서는 자살예방 정책 및 기본계획 수립 지원, 자살예방 연구 및 통계 분석, 생명지킴이 및 전문인력 교육, 미디어 모니터링 및 홍보, 지방자치단체 사업지원 및 평가, 고위험군 관리 제도 및 사업 운영 · 지원, 심리부검 운영 및 분석 등의 사업을 추진하고 있다(강상경 외, 2023).

CHAPTER 08 현대사회의 정신건강 이슈(Ⅱ)

1 중독과 정신건강

1) 중독장애의 특성

중독의 사전적 정의는 '술이나 마약 따위를 계속적으로 지나치게 복용하여 그것 없이는 생활이나 활동을 하지 못하는 상태', '음식물이나 약물 따위의 독성으로 인해 신체에 이상이 생기거나 목숨이 위태롭게 되는 일', '어떤 사상이나 사물에 젖어 버려 정상적으로 사물을 판단할 수 없는 상태'이다.

정신적으로 건강한 사람은 특정한 의존 대상이 없어도 자신의 일과 인간관계, 취미 또는 여가생활을 통해 균형 있는 삶을 유지하지만, 중독자들은 균형 있는 삶을 유지하기 위해 대상이나 수단을 필요로 하는데, 그 대상이나 수단의 종류에 따라 행위중독, 도박중독, 물질중독, 알코올중독, 약물중독, 일중독, 인터넷 중독 등으로 명명한다(손재석 외, 2015).

현재 DSM-5(2013)에서는 중독에 대해 이전에 사용되었던 '물질남용과 의존'이라는 분류를 삭제하고 '중독과 관련 질환'이라는 행위중독을 하나의 범주로 묶어 논의하고 있다. 중독의 증상에는 네 가지 요소가 있다.

첫째, 갈망이다. 갈망이란 바란다는 뜻이다.

둘째, 내성이다. 내성이란 대상물에 대한 저항이 줄어드는 것이다.

셋째, 금단현상이다. 금단현상이란 일정기간 일정 약물을 지속적으로 섭취하던 사람이 갑자기 중단한 경우에 발생하는 증상이다.

넷째, 갈망, 내성, 금단현상으로 인한 사회적 · 직업적 장애이다.

갈망, 내성, 금단현상 그리고 이로 인한 사회적 · 직업적 장애가 모두 동반된다면 중독이라고 할 수 있으나 중독을 결정하는 양과 시간에 대한 기준이 없는 점을 주의해야 한다.

중독의 주정적인 결과는 다음과 같다.

첫째, 뇌의 불균형적 · 비정상적인 발달로 특정 뇌 부위만 자극 또는 과부화되어 균형적인 뇌 발달을 이루지 못할 수 있다.

둘째, 뇌 기능의 저하이다. 특히, 기억력과 판단력이 나빠지며 심한 경우에는 알코올에 의한 치매가 발생한다.

셋째, 신체적 기능의 이상과 약화이다. 장기의 생물학적 기능에 이상이 온다.

넷째, 신체적 면역성의 약화이다. 이는 사회적 · 환경적인 스트레스 등과 그것을 이겨내는 심리적 면역성의 약화, 그 개인이 가지고 있는 생물학적 취약성 등이 복합적으로 작용해 중독이 발생한다.

2) 중독관리통합지원센터

보건복지부의 중독관리통합지원센터에 관한 내용을 살펴보면 다음과 같다(보건복지부, 2025).

(1) 광역형 중독관리통합지원센터 주요업무

〈표 8-1〉 광역형 중독관리통합지원센터 주요업무

구분	사업영역	세부사업
기본사업	광역단위 중독사업 기획 및 운영 업무	• 지역사회 중독 정신건강실태조사 및 연구조사 확산 • 중독사업 운영 매뉴얼 및 콘텐츠 기획 · 개발 및 확산 • 중독예방 인식개선 등 홍보 · 교육 · 캠페인 • 지역자원 연계 및 협력체계 구축
	기초중독센터 지원업무	• 중독관리통합지원센터 사업 운영지원 및 관리 • 중독 정신건강 인적자원 개발
특화사업	중독 당사자 동료지원가 양성 및 활동지원	• 중독 당사자 동료지원가 양성 및 활동지원

※ 지역 인구 규모 및 예산에 따라 사업을 수행하되 기본사업을 우선순위에 두고, 지역특성에 따라 특화사업 추진
출처: 보건복지부(2025). 2025년 정신건강사업안내. p.97.

① 광역중독관리사업 기획 및 운영업무

- 지역사회 중독 정신건강 실태조사 및 연구조사 확산
- 중독사업 운영 매뉴얼 및 콘텐츠 기획 · 개발 및 확산
- 중독예방 인식개선 등 홍보 · 교육 · 캠페인
- 지역자원 연계 및 협력체계 구축

② 기초중독관리통합지원센터 지원업무

지역사회 중독 정신건강 서비스 인력의 역량 강화를 통한 서비스 질 제고를 목적으로 하는 사업이다.

③ 중독 당사자 동료지원가 사업

중독 회복자 중심의 동료지원가 양성 및 활동 모델 구축, 이를 통해 당사자 중심 회복지원 기반 마련 및 동료지원가 활동참여자의 자활사립의 제공을 목적으로 하는 사업이다.

(2) 기초형 중독관리통합지원센터 주요업무

〈표 8-2〉 **기초형 중독관리통합지원센터 주요업무**

<table>
<tr><th>구분</th><th>사업영역</th><th>세부사업</th></tr>
<tr><td rowspan="2">기본사업</td><td>중독문제 조기발견 및 개입사업</td><td>• 등록 전 대상자 상담
• 단기개입상담(SBIRT)</td></tr>
<tr><td>중독질환자 관리사업</td><td>• 중독질환자 등록 및 사례관리
• 중독질환자 재활프로그램
• 가족지원사업
- 사례관리서비스
- 교육 및 프로그램</td></tr>
<tr><td rowspan="4">특화사업</td><td>지역사회 중독정신건강증진사업</td><td>• 지역사회 중독 정신건강 실태조사
• 지역사회 중독 관련 교육, 홍보</td></tr>
<tr><td colspan="2">• 청년중독관리사업(해당 사업예산을 받는 경우 필수)</td></tr>
<tr><td colspan="2">• 노숙인 등 취약계층 관리사업(해당 사업예산을 받는 경우 필수)</td></tr>
<tr><td colspan="2">• 중독 당사자 동료지원가 양성 및 활동지원</td></tr>
</table>

※ 지역 인구 규모 및 예산에 따라 사업을 수행하되 기본사업을 우선순위에 두고, 지역특성에 따라 특화사업 추진
출처: 보건복지부(2025). 2025년 정신건강사업안내. p.101.

① 사업대상

지역사회 내 거주하는 주민으로 등록기준은 지역사회 내 중독문제가 있어 고위험군 이상으로 선별된 대상자 및 가족이며, 퇴록기준은 사망(질병, 각종사고, 자살, 기타), 전출·연계(전출일반, 기관연계), 서비스 종결(협의종결, 부재종결, 기관종결, 본인희망), 자살위험감소, 오등록 등이 있다.

② 중독문제 조기발견 및 개입사업

등록 전 대상자 상담사업은 개인 및 지역사회 유관기관(경찰, 행정복지센터 등)으로부터 의뢰접수된 대상자에게 조기선별 및 중독상담 서비스 제공을 사업목적으로 하며, 단기개입상담(SBIRT: Screening Brief Intervention Referral Treatment)은 중독자 조기발견 및 단기

치료(SBIRT: Screening Brief Intervention Referral Treatment)를 적용하여 단기개입 서비스를 통한 중독 고위험군 조기 중재 및 의뢰체계의 구축을 목적으로 하는 사업이다.

③ 중독질환자 관리사업

중독질환자의 재활 교육 및 훈련 지원, 사회적 관계 형성 지지를 통한 재발방지 및 사회적 관계지지 형성 사업으로 주 사업내용은 중독문제 재발방지를 위한 재활교육 프로그램 운영, 사회적 관계 지지를 위한 자조모임 운영 등 네트워크 형성 등이 있다.

④ 지역사회 중독정신건강증진사업

주요 사업으로 지역사회 중독 정신건강 실태조사, 지역사회 중독 관련 교육·홍보 등이 있다.

⑤ 청년중독관리사업

청년층 대상 알코올·마약류 등 중독 정신건강문제 예방·조기발견 및 중독자를 지원(상담·치료관리·자조모임 등 운영)하는 사업으로 주 사업대상은 지역 내 만15~39세의 청년이다.

⑥ 노숙인 등 취약계층 관리사업

노숙인 및 취약계층 대상 알코올 중독문제 예방·조기발견 및 중독자 지원하는 사업으로 주요 사업으로는 유관기관 연계망 구축, 유관기관 역량강화 지원, 유관기관 내 중독자 발견 및 사례관리, 교육 서비스, 집단상담·교육 프로그램 운영 등이 있다.

⑦ 중독 당사자 동료지원가 양성 및 활동 지원

- 중독 동료지원가 양성 및 활동 홍보
- 중독 당사자 동료지원가 양성과정 운영 및 관련 지원
- 지역 내 중독 당사자 동료지원가 활동 지원

- 지역 내 활동 중인 중독 당사자 동료지원가 슈퍼비전 및 역량강화교육 시행
- 중독 당사자 동료지원가 활동 관련 우수사례 공유 및 외부 확산

2 행위중독과 정신건강

행위중독의 개념은 『DSM-Ⅳ-TR(APA, 2000)』에 포함되어 있는 내용이 매우 제한적이다. 『DSM-5』에서는 행위중독 분류가 추가되어 있고, 여기에는 인터넷중독과 도박중독이 있으며 그 내용은 다음과 같다(김윤재 외, 2018; 황미영 외, 2025).

1) 인터넷 중독

(1) 정의

인터넷 중독장애(IAD: Internet Addiction Disorder)는 일상생활을 간섭할 정도로 인터넷을 과다하게 사용하는 것을 가리킨다. 간단히 인터넷 중독(Internet 中毒)이라고 한다. 이 용어는 1995년에 골드버그(Goldberg)가 정신병의 일종으로 처음 제시하였다. 그러나 정신질환 진단 및 통계편람에 포함되어 있지 않다.

또한, 인터넷 중독이란 '과도한 통신, 인터넷 사용에 의해 현실세계에서의 사회, 가정, 일상생활에 실제 어려움이 생겨 자신이나 주변 사람들이 문제가 있다고 인식하게 되는 경우'이다. 인터넷 중독은 온라인 게임에 몰두해 심각한 문제가 발생하는 게임중독, 무절제한 채팅을 통해 원조교제를 하거나 불륜에 빠지게 되는 채팅중독, 온라인 주식 판매에 빠져 재산을 탕진하는 주식중독 등으로 세분하기도 한다. 정신의학에서는 인터넷 중독을 병적 도벽, 병적 방화, 병적 도박과 같은 충동조절장애의 하나로 본다(질병백과, 서울아산병원, http://www.amc.seoul.kr/asan/main.do).

(2) 인터넷의 순기능

현대인은 현실적인 삶의 공간뿐 아니라 인터넷이라는 무한한 크기의 가상공간에서 살아가고 있다. 인터넷을 통해 다른 사람들과 연결을 갖고 지식을 교환하며, 자신의 의견을 표현하고 놀이를 즐기며, 상거래를 하고 사업을 펼쳐 나간다. 또한, 인터넷이라는 가상공간에서 자신의 능력을 발전시켜 나가고 만족을 얻기도 한다. 인터넷을 사용하는 동기와 목적은 사람마다 다르지만 대부분의 현대인은 하루에 일정시간 인터넷에 접속해서 그 안에서 자신의 관심사나 욕구를 해결한다.

① 정보 수집활동

인터넷은 원하는 정보를 찾아볼 수 있는 무한한 정보의 저장고이다. 사람들은 필요한 정보를 인터넷에서 구하고, 관련 정보를 구할 수 없을 때는 인터넷을 통해 불특정인에게 도움을 청하기도 한다. 인터넷은 책상 앞에 앉아 지구 반대편에 있는 정보까지 접할 수 있는 편리성이 있고 인터넷 활용방법이 발전하면서 각종 정보 제공활동은 더욱 활발해지고 있다.

② 대인관계 활동

인터넷에서는 연령과 지위, 성, 나라와 지역을 넘나드는 만남과 교류가 가능하다. 현실 속의 자신과는 다른 인물을 창출해내서 그 사람으로 행동할 수 있고, 드러나지 않았던 자신의 모습이 발현되어 또 다른 성격의 소유자로 행동할 수도 있다. 인터넷은 제한된 주변 사람들을 뛰어넘는 만남의 기회가 되기 때문에 오프라인 만남을 위한 방법으로 활용하기도 한다. 또한, 채팅이나 댓글을 통해 자신과 비슷한 사람들 또는 다른 사람들이 있다는 사실을 확인하고 지지와 용기를 얻기도 한다. 이러한 장점 때문에 실제로는 대인관계가 제한되어 있는 사람들도 인터넷에서는 활발한 대인접촉을 하고 자신을 표현하는 기회를 즐긴다.

③ 게임과 취미활동

많은 사람이 인터넷으로 연결된 다른 사람들이나 사이버 공간의 가상인물과 경쟁을 하는 인터넷 게임을 즐긴다. 인터넷 게임은 자신의 결정에 따라 몇 번이고 제한 없이 도전할 수 있고, 많은 게임이 계속 도전하고 싶은 유혹을 물리치기 어려울 정도로 정교하게 만들어져 한 번 빠지면 헤어나기 어려운 특징이 있다. 또한, 인터넷을 통해 소설이나 만화를 발표하고 여러 가지 이야기를 전달하는 사람들이 있는가 하면 이를 찾아 즐기는 사람들이 있다. 인터넷을 통해 공통의 취미를 가진 사람들을 폭넓게 만나고, 이들을 중심으로 동호회를 구성해서 서로의 취미에 대한 정보를 교환할 뿐 아니라 함께 즐기는 기회를 만들기도 한다.

④ 상거래 활동

인터넷은 각종 창의적인 상업적 아이템을 만들어 판매하고 이를 구할 수도 있는 공간이다. 사람들은 컴퓨터 앞에 앉아 많은 상품을 검색하고 이를 구입하는 인터넷 홈쇼핑을 즐긴다. 이에 따라 오프라인에서 상점을 운영하지 않더라도 사이버 공간에서 상점을 운영하는 창업주들이 늘고 있다. 과거에는 개인이 창작품들을 발표하고 판매하려면 이를 판매 대행해 주는 업자나 상점을 찾아야 하는 어려움을 겪었으나 인터넷의 발전은 이러한 연결을 용이하게 해 주었을 뿐 아니라 직접 상거래를 할 수 있는 공간도 마련되어 누구나 뜻만 있으면 상거래에 참여할 수 있게 되었다. 또한, 전 세계의 상품 정보를 실시간으로 접할 수 있고 그 상품을 인터넷으로 구입할 수도 있어서 네티즌들은 윈도쇼핑(window-shopping)과 실제 쇼핑을 좀 더 쉽게 즐길 수 있다.

⑤ 자기표현 활동

인터넷은 수동적으로 정보를 접하고 타인이 짠 콘텐츠에 이끌려 다니는 공간이 아니라 자신도 참여할 수 있는 양방향 커뮤니케이션 공간이기 때문에 더 많은 사람을 머물게 한다. 네티즌들은 채팅을 통해 익명의 사람들과 대화를 나누고 댓글을 통해 자신의 견해를 피력할 수 있다. 이때 자신의 신분, 연령, 인종, 실제적인 캐릭터를 숨기거나 변형할 수도 있다. 즉, 인터넷은 평소의 자신과는 다른, 또 다른 정체성을 만들어 생활할 수 있는 또 하나의 세상이다. 어떤 사람들은 사이버 공간에서 자기정체성을 여러 가지로 변형시켜 사용하기도 한다. 평소 수줍음이 많고 타인의 반응을 살피느라 자신의 의견을 잘 밝히지 못했던 사람도 인터넷에서는 용감하고 대담하게 자신의 견해를 밝히고 오프라인에서보다 공격적인 태도로 토론에 참여하기도 한다. 자기개방, 자기표현, 자기주장의 기회를 갖기 위해 홈페이지나 블로그 등을 만들어 운영하기도 하고 이러한 참여가 가능한 포털 사이트를 이용하기도 한다. 자기의견을 표현하면서 전 세계에 퍼져 있는 다른 네티즌들의 반응을 알아낼 수도 있다. 각종 견해에 대한 찬반에 불이 붙으면 적극적으로 토론에 참여해서 자신이 옳다는 주장을 펼치기도 한다. 이와 같이 적극적이고 활발한 참여가 가능하고 그에 대한 반응도 오프라인보다 직접적이고 폭넓다는 점이 네티즌을 인터넷 공간으로 끌어들이고 있다 (김윤재 외, 2012).

(3) 인터넷의 역기능

인터넷이 우리의 실생활에 미칠 수 있는 역기능적 영향은 다음과 같다.

첫째, 클릭으로 펼쳐지는 인터넷에서의 활동은 매우 즉각적이다. 즉각성은 참여에만 해당하는 것이 아니다. 인터넷에서는 마음에 들지 않는 것은 지우기 하나로 사라지게 할 수 있고, 다른 사람과 접촉 도중에도 즉각 관계를 끊는 것이 가능하기 때문에 이러한 즉각성은 성급함과 조바심, 이기심 때로는 무책임감을 낳는다.

둘째, 생활영역의 모든 일이 인터넷으로 연결되면서 오프라인에서의 생활이 지나치게 축소되어 부작용을 낳기도 한다. 컴퓨터 앞에서 보내는 시간이 많아 각종 만족을 추구하고 실생활은 소홀히 하는 폐인들이 나타나고 있다. 특히, 많은 노력과 책임감이 요구되는 일들을 점점 멀리하는 경향이 생기기도 한다. 인터넷에만 빠져 실생활에서는 대인관계를 거의 하지 않거나 역으로 대인관계에 어려움이 있는 사람이 인터넷에서만 만족을 느끼며 이를 해결하지 않으려는 태도를 보이기도 한다.

셋째, 인터넷의 익명성 때문에 무례하거나 무책임한 행동을 하는 사람도 있다. 다른 사람을 대할 때 상대를 배려하지 않는 태도, 즉 타인에게 상처가 되는 말을 직접 던지거나 타인에 대해 확인이 안 된 험담을 하기도 한다. 이러한 태도는 실생활의 대인관계에도 영향을 미쳐 언어가 거칠어지고 타인에 대해 공감하고 배려하는 면이 줄어들 수 있다.

넷째, 인터넷 정보에 대한 의존도가 높아지면서 자기 스스로 연구하는 노력이 줄어들 수 있다. 인터넷의 장점은 폭넓고 많은 정보를 쉽게 접할 수 있다는 것이지만 이러한 장점은 좀 더 중요하고 가치 있는 정보를 접하려고 노력하지 않는 부작용을 낳을 수 있다. 인터넷 세상의 큰 문제는 네티즌 자신이 주의하지 않으면 정보의 홍수에 빠져 헤어 나오지 못하게 된다는 것이다. 이 때문에 하루에도 몇 시간씩 불필요한 정보 검색으로 시간을 보내는 사람이 생긴다. 네티즌은 무엇이 잘못된 정보인지, 무엇이 불필요한 정보인지 스스로 판단하고 조절하는 능력을 키워야 하며, 이러한 능력은 자신이 정보활동에 좀 더 적극적으로 참여할 때만 가능하다. 예를 들어, 대학생들이 필요한 리포트 정보를 인터넷에 올리고 상업적으로 판매하는 경우가 많은데 이러한 정보 사용에 빠지면 눈속임을 반복하게 되고, 이미 만들어진 얕은 지식에 길들여진다. 또한, 지식의 소유보다 정보화 사회에서 가장 중요하다고 할 수 있는 중요한 정보 수집능력 또는 지식 생산능력 등을 키우지 못하는 문제점을 낳는다.

다섯째, 인터넷은 약물중독과 거의 비슷한 중독증상을 낳을 수 있고, 이 증상은 오늘날 사회문제가 되어 국가적으로 해결을 요하는 수준까지 심각해지고 있다. 실제로 국책상담연구기관인 한국청소년상담원은 인터넷 중독과 관련된 연구를 하고 있을 뿐 아니라 '인터넷 RESCUE 스쿨'(2009)과 같은 프로그램을 진행하고, 한국정보문화진흥원은 산하에 인터넷 중독예방센터를 설치·운영하고 있다.

여섯째, 사이버 공간에서의 범죄도 문제가 된다. 사이버 공간에서는 해킹, 명예훼

손, 사생활 침해, 지적 재산권의 침해, 무단광고 및 개인정보 유출, 음란 외설물 불법 유포, 바이러스 및 스팸메일 범죄 등 다양한 범죄가 나타나고 있다(김윤재 외, 2012).

(4) 인터넷 중독 관련 심리적 특성

현재까지 알려진 결과들에 따르면, 인터넷을 과도하게 사용하는 경우 인터넷을 하고 있는 동안은 자신의 문제나 불만스러운 부분에 대해 잊은 채 일시적으로 심리적 안정감을 느낄 수 있다. 그러나 현실에서는 자신의 문제가 해결되지 않아 더 큰 심리적 어려움에 빠져들고, 이러한 어려움을 회피하고자 인터넷 사용에 더욱 몰입하게 되는 악순환을 경험할 수도 있다(장재홍, 신효정, 2003). 현재까지 보고된 심리적 특성들을 열거하면 다음과 같다(한국정보문화진흥원, 2008).

① 충동성

충동성 수준이 높으면 자신의 생각이나 욕구를 조절하기 어려우며, 자신의 생활에 대해서도 구체적인 계획을 세우기 어렵다. 인터넷 사용으로 인해 어려움이 발생하더라도 상황에 민감하게 반응하지 못하며, 자신의 인터넷 사용시간 조절이 힘들어지고 결국 인터넷 중독에 빠지게 된다(김윤재 외, 2012).

② 사회성 및 사회적 불안

현실의 사회생활에서 잘 적응하지 못하거나 다른 사람의 인정을 받지 못해 자아존중감에 상처 입는 사람들이 사이버 공간에서는 자신의 실제 모습을 숨기고, 자신이 되고자 하는 이상적인 모습을 표현할 수 있다. 그리고 현실세계에서 다른 사람의 인정을 받지 못한 사람들은 사이버 공간에서 만난 사람들에게 많은 사회적 지지를 얻으며 친밀하게 느끼고, 자신의 자아존중감을 회복하기 위해 인터넷상의 대인관계에 더욱 쉽게 빠져든다(황상민, 한규석, 1999).

(5) 인터넷 중독의 원인 및 증상

① 원인

인터넷 중독의 경우 정서적인 불안, 낮은 자아존중감, 정체성에 대한 불만, 사회생활에서의 자신감 결여, 자기실현의 실패, 환상적인 사고 경향이 있는 사람들에게 더 자주 나타난다. 특히, 인터넷 중독 중에는 주로 게임과 채팅이 문제가 되는데 이는 다른 서비스에 비해 사이버 공간에서 상호작용을 요구하는 요소가 많기 때문이다. 즉, 인터넷 중독군은 사이버 공간에서 이러한 상호작용을 얻기 원하며, 상호작용이 일어난다는 것이 중독성을 높이는 요소의 하나로 작용함을 알 수 있다.

② 증상

인터넷 중독은 전형적인 물질중독과 유사한 부분도 있지만, 신체적인 의존증상이 없거나 매우 미약하다는 차이점이 있다. 인터넷 중독은 다른 정신과적인 문제와 함께 나타나는 경우가 흔하다. 가장 주목받는 것이 우울증이다. 우울증에 걸리면 우울감이나 삶의 어려움을 인터넷 사용행위를 통해 보상받으려 하고, 인터넷에 몰두함으로써 우울한 감정을 줄이려는 경향이 강해진다. 이 밖에도 인터넷을 무절제하게 사용하는 청소년들에게 특히 알코올중독이 더 많다. 또한, 인터넷 중독에서 강박적인 성향이 더 많이 나타나며 주의집중력 저하, 과잉행동성, 충동성이 주증상인 주의력결핍과잉행동장애가 더 많은 것으로 알려져 있다. 이 외에도 충동조절의 어려움, 학업능력의 저하, 학교의 높은 결석률, 대인관계의 어려움, 부모님과의 심한 갈등이 인터넷 중독 아동 및 청소년에서 더 많이 나타나는 것으로 보고되고 있다.

(6) 인터넷 중독의 실태

여성가족부는 2024년 7월에 전국 학령 전환기(초등학교 1·4학년, 중학교 1학년, 고등학교 1학년) 청소년 및 보호자 150만여 명이 참여한 '2024년 청소년 미디어 이용습관 진단조사' 결과를 발표했다. 이 조사는 미디어 과의존 등으로 도움이 필요한 청소년을 선제적으로 찾아 맞춤형 치유서비스를 제공하기 위한 목적으로 2009년부터 매년 실시하고 있다. 2024년 4월 실시된 조사에는 청소년 124만 9,317명과 보호자(초등 1학년 대상) 25만 6,699명이 참여했다.

조사 결과 인터넷 또는 스마트폰 과의존 위험군으로 진단된 청소년은 22만 1,029명으로 나타났다. 인터넷 과의존 위험군이 17만 4,374명, 스마트폰 과의존 위험군이 12만 7,845명이다. 이때 과의존 위험군이란 전문기관의 도움이 필요할 정도로 일상생활에 어려움이 있는 '위험사용자군'과 사용시간이 늘어 자기조절에 어려움이 있는 '주의사용자군'을 총칭한다. 인터넷 과의존 위험군이면서 스마트폰도 과의존 위험군인 '중복위험군' 청소년은 8만 1,190명에 이르렀다.

〈표 8-3〉 **인터넷 · 스마트폰 과의존 위험군 청소년** (단위: 명)

구 분	2022년	2023년	2024년
과의존 위험군(A+B-C)	235,687	230,634	221,029
인터넷 과의존 위험군(A)	188,978	181,065	174,374
스마트폰 과의존 위험군(B)	134,832	131,560	127,845
중복위험군(C)*	88,123	81,991	81,190

* 중복위험군: 인터넷 과의존 위험군이면서 스마트폰도 과의존 위험군인 청소년

출처: 여성가족부(2024). 2024년 청소년 미디어 이용습관 진단조사, p.1.

〈표 8-4〉 **연도별 과의존 위험군 청소년**

구분	초등 4년			중등 1년			고등 1년			총 계		
	소계	위험군		소계	위험군		소계	위험군		소계	위험군	
		남	여		남	여		남	여		남	여
'22	71,262	43,377	27,885	86,342	44,627	41,715	78,083	35,968	42,115	235,687	123,972	111,715
'23	65,127	40,497	24,630	90,730	47,661	43,069	74,777	36,028	38,749	230,634	124,186	106,448
'24	58,081	36,549	21,532	89,812	46,513	43,299	73,136	36,239	36,897	221,029	119,301	101,728

출처: 여성가족부(2024). 2024년 청소년 미디어 이용습관 진단조사, p.1.

인터넷 · 스마트폰 과의존 위험군 수는 중학생(8만 9,812명), 고등학생(7만 3,136명), 초등학생(5만 8,081명) 순으로 많았다. 성별로는 남학생(11만 9,301명)이 여학생(10만 1,728명)보다 많았다.

인터넷 과의존 위험군은 남자 중학생(3만 7,418명)이, 스마트폰 과의존 위험군은 여자 중학생(2만 6,533명)이 가장 많았다.

〈표 8-5〉 **학년별 · 성별 인터넷 과의존 및 스마트폰 과의존 위험군 청소년**

구분	인터넷 과의존 위험군(A)			스마트폰 과의존 위험군(B)			인터넷과 스마트폰 중복위험군(C)			인터넷 · 스마트폰 과의존 위험군 (A+B−C)		
	소계	성별		소계	성별		소계	성별		소계	성별	
		남	여		남	여		남	여		남	여
초4	48,526	30,951	17,575	27,205	17,076	10,129	17,650	11,478	6,172	58,081	36,549	21,532
중1	71,558	37,418	34,140	52,304	25,771	26,533	34,050	16,676	17,374	89,812	46,513	43,299
고1	54,290	26,201	28,089	48,336	23,852	24,484	29,490	13,814	15,676	73,136	36,239	36,897
합계	174,374	94,570	79,804	127,845	66,699	61,146	81,190	41,968	39,222	221,029	119,301	101,728

출처: 여성가족부(2024). 2024년 청소년 미디어 이용습관 진단조사, p.2.

(7) 청소년 미디어 과의존 치유서비스 지원 체계

정부는 미디어 과의존 청소년의 치유를 위해서 전국 청소년상담복지센터를 중심으로 정신건강복지센터, 가족센터, 치료협력병원 연계를 통한 상담 · 치료 지원 및 청소년 상담전문가의 사후관리 등 종합적인 연계서비스를 제공하고 있다.

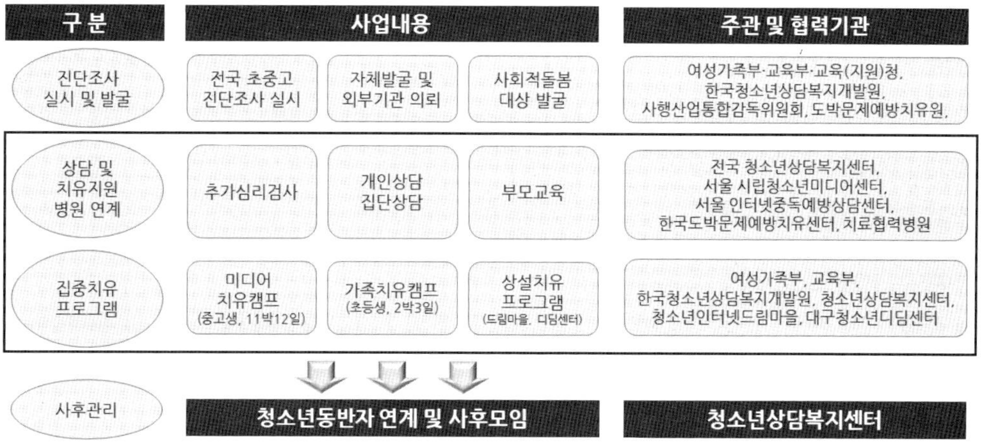

출처: 여성가족부(2024). 2024년 청소년 미디어 이용습관 진단소사, p.7.

[그림 8-1] **청소년 미디어 과의존 치유서비스 지원 체계**

2) 도박중독

(1) 도박중독의 정의

도박중독(gambling addiction)은 도박자 자신의 신체적 · 정신적 건강뿐 아니라 가정과 직업, 대인관계, 사회적 관계 등을 모두 파괴시킬 정도로 도박에 몰입하고 자신의 의지로 조절할 수 없는 상태이다. 반면, 도박협회(GA: Gambler Anonymous)에서는 강박행동과 같이 본인의 자발적 의사에 반해서 도박행동을 하는 경우에는 도박중독이라는 용어 대신 강박성 도박이라는 용어를 사용한다. 도박중독과 관련된 또 다른 개념으로 병적 도박이 있다. 병적 도박의 경우 DSM-Ⅳ에서는 외적 행동특징뿐만 아니라 자제력의 장애와 금단증상, 내성 그리고 일상생활의 기능 손상까지 포함시켰다.

(2) 도박중독의 유형

도박의 유형에는 사교성 도박, 문제성 도박, 병적 도박이 있으며 다음과 같다.

사교성 도박(유희성)은 제한된 기간 동안 서로 받아들일 수 있는 손실액을 미리 정해 놓고 친구나 동료들 사이에서 이루어지는 활동이다. 문제성 도박(습관성 도박)은 병적 도박보다는 덜 심각한 수준이다. 도박자 자신의 개인생활, 가족, 직업과 관련된 행위를 손상시키거나 해로운 결과를 초래하는 상태로 사교성 도박과 병적 도박 사이의 중간 수준에 해당되는 도박행동 상태를 의미한다. 병적 도박(강박적 도박)은 억제할 수 없는 압도적인 도박 충동에 휩쓸려 도박행동을 하게 되며, 충동의 강도와 절박함이 점점 커지면서 더 많은 시간과 에너지, 정서적·재정적 자원을 소비하게 되는 상태를 의미한다(전석균, 2016).

(3) 도박중독의 단계

병적 도박의 상태에 이르게 되는 단계는 다음과 같이 4단계로 구분할 수 있다.

첫째, 승리단계는 도박에서 우연히 승리했을 때의 흥분을 느끼고 점차 배팅액이 증가되면서 승리를 하는 빈도가 높아지면서 도박에 대한 환상에 빠지게 된다.

둘째, 패배단계는 승리에 대해 과장하며 실패를 숨기고 거짓말을 하면서도 도박을 멈추지 못하고 실패가 계속되면서 가정·직장생활에 문제가 생기고 부채상환이 늦어진다. 상환능력을 상실하고 불법적·합법적으로 빚짐, 초조, 불안, 허탈감에 빠지면서 성격에 변화가 생기고, 혼자 도박하고 오직 도박만 생각한다.

셋째, 도박에 투자하는 시간이 증가하고, 신용을 잃으며 가족과 친구로부터 멀어져도 남의 탓만 한다. 법적 소송에 연루된다.

넷째, 포기단계는 절망, 이혼, 자살 생각과 자살 시도, 자살실패, 약물 남용, 감정파괴, 금단현상, 법적 구속의 문제를 갖게 된다(이흥표, 2002).

(4) 도박중독의 요인

① 개인적 요인

도박중독의 개인적 요인에는 생물학적 요인과 인지적 요인, 동기적 요인, 성격적 요인이 있다. 분자유전학 연구에서 병적 도박자 중 공유된 유전자인 D2a1을 가진 경우가 51%에 달하며, 이는 통제집단에 비해 2배 가까이 높은 수치였다(Comings et al., 1996).

인지적 요인은 통제력의 착각, 해석의 오류, 미신적 신념과 같은 왜곡된 비합리적 사고가 병적 도박의 발달과 유지에 중요한 역할을 하는 것으로 본다. 도박자들은 자신이 게임의 결과를 직간접적으로 통제할 수 있다는 믿음과 결과를 정확하게 예측할 수 있다는 믿음을 가지고 있나. 이러힌 비합리적 신넘이 병적 도박자들의 지속적이고 굳은 인지적 특성이다(이흥표, 2002).

동기적 요인에는 금전 추구, 흥분 추구, 회피 또는 도피 추구, 대인관계 추구, 오락 추구 등 다섯 가지가 있는데, 이러한 동기들은 서로 간에 상호작용을 한다. 다섯 가지 동기 중에서 금전 추구가 도박문제의 심각성을 유발하는 가장 중요하고 직접적인 변인이다(이흥표, 2002).

성격적 요인은 내성적 성격을 가진 사람이 도박으로 잠시 동안 스트레스를 풀고, 문제가 해결되지 않고 남아 있는 것을 잘 모르는 것이다. 도박중독자는 지연시킬 수 없거나 행동의 장기적 결과를 기대하고 집중할 수 없는 것과 같은 충동성과 흥분이나 각성을 얻기 위해 도박을 하는 감각 추구성향(Anderson & Brown, 1984)의 특성이 있다.

② 가족적 요인

가족 중 도박중독자가 있는 경우에 관찰 · 대리 · 모방학습을 통해 다른 가족원들도 도박중독에 빠질 위험성이 높다. 즉, 부모에게 도박문제가 있는 경우 그들 자녀들도 도박과 관련된 문제가 나타나는 경향이 있다(Lesieur & Heinema, 1988).

③ 사회적 요인

사회적 관점에서 병적 도박은 개인이 사회에 적응하지 못해서 생긴 반응이라고 가정한다(Raylu & Oei, 2002). 도박에 대한 사회적 태도, 사회적 통제, 접근 가능성 등이 사회적 요인으로 역할한다(이흥표, 2002).

(5) 도박장애의 진단과 개입

① 도박장애의 진단

DSM-5에서 도박장애는 12개월 동안에 다음 중 4개 이상의 항목에 해당하는 도박 행동이 지속적이고 반복적이면 사회적 · 직업적 부적응을 초래한다고 진단한다.

- 원하는 흥분을 얻기 위해 점점 더 많은 액수의 돈으로 도박을 하려는 욕구를 지닌다.
- 도박을 줄이거나 중단하려고 하면 안절부절못하거나 신경이 과민해진다.
- 도박을 통제하거나 중단하려는 노력이 거듭 실패로 돌아간다.
- 도박에 집착한다.
- 정신적인 고통이 따른다.
- 도박으로 잃은 돈을 만회하기 위해 다음 날 다시 도박하러 간다.
- 도박하는 행위를 감추기 위해 거짓말을 한다.
- 도박으로 인해 중요한 대인관계, 직업, 교육이나 진로의 기회를 위태롭게 하거나 상실한다.
- 도박으로 인한 절망적인 경제 상태에서 벗어나기 위해 다른 사람에게 돈을 빌린다.

② 도박중독치료 프로그램

도박중독의 예방과 치료에는 개개인의 도박경험과 정도에 따라 탄력적이며 융통성이 있는 적용이 필요하고, 창의적인 다양한 방법을 개발하여 현실적인 대안을 찾을 필요가 있다. 이를 위한 4주 집중치료 프로그램은 〈표 8-6〉과 같다.

〈표 8-6〉 **4주 집중치료 프로그램** (단위: 5일/주)

주	내용	
1주	• 모듈 1: 프로그램 소개 • 모듈 2: 문제성 도박은 무엇인가?	• 모듈 3: 생활방식으로서의 도박(스트레스 관리와 휴식) • 모듈 4: 지지체계 확립
2주	• 모듈 5: 부채평가와 관리계획 • 모듈 6: 부정적이고 비합리적인 사고	• 모듈 7: 물질남용과 정신건강 이슈 • 모듈 8: 재발 방지
3주	• 모듈 A: 스트레스 관리와 이완요법 • 모듈 B: 여가계획	• 모듈 C: 자아존중감 • 모듈 D: 상실 대응
4주	• 모듈 E: 대인관계 • 모듈 F: 의사소통 기술	• 모듈 G: 분노관리 • 모듈 H: 자기주장

출처: 박상규 외(2009). 중독의 이해와 상담실제, p. 353.

(6) 청소년 도박의 실태

청소년의 인터넷 이용률과 스마트폰 보유율이 급증하면서 온라인을 통한 실시간 베팅게임, 불법 스포츠도토, 홀덤펍 등의 도박에 과거보다 쉽게 노출될 가능성이 증가하고 있다. 이에 따라 온라인 불법도박으로부터 청소년을 보호하고 청소년 도박 근절을 위한 범정부 대응팀 출범 등 다양한 정책방안이 지속적으로 마련되고 있다.

우리나라 최초 국가승인통계로 살펴본 청소년 도박 실태 통계인 한국도박문제예방치유원(2025)의 통계에 의하면, 실제 경찰청 사이버도박 특별단속에 검거된 청소년(2024년 11월 기준)은 4,715명으로 전체 검거되었으며, 인원의 47.3% 수준이다. 이는 단순한 도박 참여뿐만 아니라 불법도박사이트 운영, 개발, 광고 및 대출 등 실질적인 운영 및 관리까지 하는 것으로 밝혀졌다. 또한, 건강보험심사평가원에 따르면, 도박 중독으로 진료를 받은 19세 미만 청소년이 2017년 49명에서 2021년 141명으로 5년간 3배 정도 증가한 것으로 나타났다.

CHAPTER 09

스트레스와 정신건강

1 스트레스의 이해

1) 스트레스의 개념

스트레스(stress)라는 용어는 라틴어에서 파생된 것으로 처음 영어로 사용된 것은 17세기이다. 당시에는 고뇌, 억압, 곤란이나 역경 등을 의미하였다. 18~19세기에 이르러 스트레스의 일반적인 의미가 변해 물체나 인간에게 작용하는 힘, 압력, 강한 영향력을 가리키는 뜻으로 사용되었다(이형렬, 2012).

스트레스는 어떤 체계에 작용하는 힘(Hall, 1972) 또는 '만들어진 어떤 요구(demand)에 따른 신체의 비특이성 반응'을 의미한다(Selye, 1980).

2) 스트레스의 이론

스트레스에 대한 다양한 이론은 크게 세 가지 관점에 근거해서 나눌 수 있다. 즉, 스트레스를 외부자극에 대한 생리적 · 심리적 반응으로 정의하는 반응중심 관점, 스트레스를 하나의 자극으로 보는 자극중심 관점 그리고 스트레스를 개인과 환경 간의 복합적이고 역동적인 상호작용의 과정으로 보는 상호작용론적 관점으로 나눌 수 있다(Lazarus & Folkman, 1984).

(1) 반응중심 관점의 스트레스

반응중심 관점은 스트레스를 환경적 스트레스 요인에 대한 개인의 신체적 · 심리적 반응으로 정의한다. 여기에서 환경적 스트레스 요인은 좋지 않은 결과를 초래할 가능성이 있는 외부상황이다.

반응중심의 입장을 취한 연구들은 주로 유해한 자극과 같은 외부환경의 잠재적인 스트레스 요인과 이로 인해 개인에게 나타난 신체적 또는 생리적 변화와의 관계에 초점을 두었다. 그리고 스트레스를 개인에게 지나친 심리적 또는 육체적인 요구를 불러일으키는 어떤 외적인 행동, 상황, 사건의 결과로 정의(Kreitner & Kinicki, 2000)한다. 즉, 반응중심 관점에서는 여러 가지 눈에 보이는 형태로 나타나는 개인의 반응이 스트레스라고 할 수 있으며, 개인의 스트레스 반응은 개인이 고통스러운 환경을 경험하고 있음을 나타낸다.

이러한 관점을 토대로 한 연구들은 여러 가지 환경적 스트레스 요인들로부터 유사한 반응이 나타날 수 있다는 점을 밝히기는 했으나, 이 접근방법에서 문제점으로 지적되는 것은 스트레스 요인을 알고 있는 것만으로는 스트레스 반응의 성질이나 그 출현 여부를 예측할 수 없으며 시간에 따라 스트레스 반응이 달라질 수 있다는 점이다. 즉, 스트레스의 원인 자체에 대한 설명이 부족하다는 점이 이 접근방법의 한계점이다.

(2) 자극중심 관점의 스트레스

자극중심 관점에서는 파괴적인 결과를 초래할 수 있는 환경의 특성이나 사건 또는 상황을 스트레스라고 하며, 스트레스를 어떤 대상에 작용하는 외부의 힘으로 보는 물리학에서의 정의와 유사하다. 또한, 이 관점에서 스트레스의 결과는 긴장이라는 반응이다.

그린버그와 배런(Greenberg & Baron, 1997)은 중요한 목적에 대해 이를 달성할 수 없을 지도 모른다는 위협을 개인이 의식하고 지각하는 상황에서 일어나는 감정적 상태와 신체적 반동의 패턴이라고 스트레스를 정의하였다. 스커머혼(Schermerhorn, 1997)은 직무스트레스가 생각보다 많은 요망, 제약, 기회 등에 직면할 때 개인이 경험하게 되는 긴장의 상태라고 정의하였다.

자극중심 관점의 접근방법은 어떠한 생활사건들이 스트레스를 유발하는지를 밝힘으로써 스트레스를 이해하는 데 기여하였다. 그러나 개인의 심리적 중간과정을 무시하고 상황 특성으로만 스트레스를 규정하려는 문제점이 있으며, 동일한 스트레스에 대해 개인에 따라 그 반응이 다르다는 것을 설명할 수 없다는 점이 지적되어 왔다.

(3) 상호작용론적 관점의 스트레스

스트레스에 대한 상호작용론적 접근은 앞서 두 가지 접근방법을 통합한 접근방법으로 현대 스트레스의 개념을 정의하는데 가장 보편적으로 사용되고 있으며, 반응중심 관점과 자극중심 관점의 한계를 극복할 수 있는 방법으로 간주된다(강정산, 1993).

이 접근방법에서는 스트레스를 심리적 과정과 연계된 개인의 지각현상으로 설명하며, 스트레스를 환경의 자극과 개인의 반응 간 상호작용 결과로 보고 개인을 둘러싼 환경과 개인 간의 특별한 관계를 강조한다. 이러한 접근은 스트레스에 대한 개인의 독특한 반응은 개인의 심리적 과정을 거쳐서 나타나게 된다고 봄으로써 외부자극이 동일하더라도 이에 대해 개인이 어떻게 평가하고 어떤 대처전략을 사용하느냐가 중요한 역할을 한다. 그리고 같은 사건에 대해서도 개인이 처한 상황이나 자원에 따라 개인이 경험하는 스트레스가 달라질 수 있음을 제시하였다(Lazarus & Folkman, 1984; 이형렬, 2012).

3) 스트레스의 원인

(1) 소인적 요인

① 생물학적 요인

생물학적 요인에는 유전적 배경, 영양 상태, 생물학적 민감성, 일반적인 건강 상태, 독소에의 노출 등이 있다.

② 심리적 요인

심리적 요인에는 지능, 언어기술, 도덕성, 성격, 과거경험, 자아개념, 동기 부여, 심리적 방어, 통제범위 또는 자신의 운명을 통제할 수 있다는 느낌 등이 포함된다.

③ 사회문화적 요인

사회문화적 요인에는 나이, 성, 교육, 수입, 직업, 사회적 지위, 문화적 배경, 종교와 신앙, 정치적 관계, 사회화 경험, 사회적 통합이나 인간관계의 수준 등이 포함된다.

(2) 촉진적 요인

① 스트레스 생활사건

스트레스 생활사건은 세 가지로 분류된다.

- 사회활동에 의한 분류: 가족, 직장, 교육, 대인관계, 건강, 재정, 법적 또는 지역사회 위기 등이 포함된다.
- 개인의 사회영역에 의한 분류: 개인의 사회영역에 새로운 사람이 출현하는 것과 중요한 사람이 떠나가는 것 등이다.
- 사건과 사회적 열망의 관계에 의한 분류: 현대사회에서 일반적 가치에 따르면 승진이나 고용, 결혼 등과 같은 사건은 바람직한 것으로 여겨진다. 죽음이나 재정적 문제, 해고, 이혼과 같은 사건들은 바람직하지 못한 것으로 본다.

이상의 분류처럼 스트레스가 쌓이는 생활사건은 정신질환이 생기고 진행되는 데 영향을 주는 연속선상에 작용한다.

② 생활 긴장과 혼란

생활사건이론은 변화에 대한 사고로부터 형성되었다. 펄린(Pearlin)과 스쿨러(Schooler)는 개인의 가치체계에 대한 사건의 중요성을 조사하여 다음과 같이 구분하였다.

- 결혼생활의 긴장
- 10대 및 청년 자녀와 관련된 부모의 긴장
- 가정 경제와 관련된 긴장
- 과다하거나 불만족스러운 업무

위의 네 가지 영역에 대한 연구로, 매일 겪는 사소한 혼란 또는 스트레스가 개인의 기분과 건강에 더욱 밀접한 관계가 있고 더 많은 영향을 미친다는 결과를 발표하였다.

(3) 평가적 요인

평가란 개인의 안녕에 대한 사건의 중요성을 검토하는 것이다. 여기에는 인지적 · 정서적 · 생리적 · 행동적 · 사회적 반응이 포함된다.

① 인지적 사정

모낫(Monat)과 라자루스(Lazarus)는 적응에 있어 인지적 요소가 핵심적인 역할을 한다고 보았다. 피해를 주는 상황의 힘과 피해를 무마시키거나 줄이는 개인의 자원에 대한 이해에 따라 손상이나 잠재적 손상이 평가된다. 스트레스를 도전으로 보는 강인한 성격의 사람은 생활사건을 이득으로 변화시킬 수 있으며, 스트레스 수준을 감소시킨다. 반면에 수동적 · 적대적 · 회피적 · 자기패배적 방어를 하는 사람에게는 스트레스의 근본이 사라지지 않는다.

<강인한 성격을 지닌 사람들의 특징>

- 참여 대 멀리하기: 자신의 행동에 목적이 있고, 회복에 적극적으로 관여한다.
- 도전 대 위협: 안정보다는 변화가 인생에 더 기대된다는 믿음을 갖고 사건을 위협보다는 변화와 성장의 기회로 본다.
- 조절 대 무력감: 자신에게 일어나는 일에 대해 통제력을 지닌다고 믿는 것으로, 내적 통제 위의 개념과 비교할 수 있다(김윤희 외, 2001).

② 정서적 반응

스트레스원 평가에서 우세한 정서적 반응은 특이하지 않고 일반적인 불안반응이다. 예를 들면 즐거움, 슬픔, 공포, 화, 불신 등과 같은 감정이 포함된다.

③ 생리적 반응

성장호르몬, 프로락틴, 아드레노코르티코트로픽 호르몬, 갑상선 자극 호르몬, 옥시토신, 인슐린, 에피네프린, 노르에피네프린, 기타 뇌의 신경전달물질을 포함한 다양한 신경호르몬의 상호작용을 반영하고, 도전-도주 생리반응은 자율신경계의 교감신경계를 자극하며, 신체 면역체계에 영향을 준다.

④ 행동적 반응

캐플런(Caplan)은 스트레스 상황에 대한 개인의 반응을 4단계로 설명하였다.

- 1단계: 스트레스가 있는 환경을 변화시키거나 개인으로 하여금 그 상황으로부터 벗어날 수 있게 하는 행동이다.
- 2단계: 외적 환경과 그 여파를 변화시키는 행동에 대한 새로운 능력을 얻기 위한 행동이다.
- 3단계: 불쾌한 정서적 상승을 막기 위한 내적 정신행동이다.
- 4단계: 내적 재조정을 통해 사건과 그 후유증을 다루는 내적 정신행동이다(김윤희 외, 2001).

⑤ 사회적 반응

머케닉(Mechanic)은 스트레스와 질병에 대한 인간의 사회적 반응을 세 가지 관점에서 설명하였다.

첫째, 의미 찾기로, 문제에 대한 정보를 찾는 것이다. 대처전략을 고안하는 데 필수적이다.

둘째, 사회적 귀속으로, 현 문제상황의 원인이 되는 요소를 확인한다. 문제가 자신에게 있다고 생각하면 위축된 행동에 빠질 수 있으므로 적극적인 대처에 영향을 미칠 수 있다.

셋째, 사회적 비교로, 사람은 자신과 비슷한 문제를 가진 타인의 기술과 능력을 비교한다. 사람들의 자기평가는 비교 대상이 누구인가에 따라 좌우되며, 결과는 사회조직망과 지지체계로부터의 지지에 대한 요구를 평가하는 것이다. 따라서 인지적·정서적·생리적·행동적·사회적 요소를 고려한 생활 스트레스원에 대한 클라이언트의 평가는 사정에서 필수적인 부분이 되어야 한다(김윤희 외, 2001).

4) 스트레스의 평가

정신건강은 사람과 상황에 따라 정신건강의 의미가 달라지는데 일반적으로 행복, 만족, 성취, 낙관, 희망과 결부된 안녕 상태를 의미한다. 정신건강의 단독 기준에 대한 생각보다는 정신건강은 기울기나 정도를 지닌 연속선상에 존재하는 수많은 기준으로 구성되어 있다고 보아야 한다. 이러한 기준들은 절대적이지 않고, 모든 기준에 있어 이상적인 것에 아무도 도달할 수는 없으나 대부분의 사람은 최적의 상태에 도달할 수 있다(김윤희 외, 2001).

(1) 스트레스 진단방법

① 스트레스 호르몬 측정

가. 생리적 측정법

생리적 측정법은 전문의료기관에서 현재의 스트레스 수준을 진단하는 방법이다. 호르몬의 변화, 피부 전도율, 뇌파, 심장박동, 체온, 근긴장도, 신체 전기 저항 등을 통해 스트레스를 측정한다.

나. 자기보고법

자기보고법은 설문지를 통해 일상생활에서 일어나는 다양한 신체적 · 정신적 변화를 점수화하여 측정하는 방법이다. 자기보고법은 현재 자신의 심리적 · 행동적 요인에 의한 스트레스 정도와 스트레스로 인한 위험 정도를 간편하게 진단할 수 있다(천재학습백과 koc.chunjae.co.kr/main.do, 고등 운동과 건강생활).

② 면역기능 평가

면역에 대한 임상적 검사에서는 숙주방어와 자가면역질환의 병인에 관계되는 면역계의 네 가지 주요 구성요소에 대한 조사가 필요하다.

- 체액성 면역(B 세포)
- 세포성 면역(T 세포, 단핵구)
- 세망내피계의 거식세포와 다형핵 백혈구
- 보체

면역검사를 필요로 하는 임상적인 상황은 다음과 같다.

- 만성 감염
- 재발되는 감염

- 특히 드문 병원균의 감염
- 특정 자가면역증후군 등(닥터코리아, http://www.doctorkorea.com)

③ 심박변이도 검사

심장박동의 변이 정도를 의미하며, 심박변이도 검사를 통해 스트레스 상황에서의 자율신경계 조절능력을 추정한다.

④ 뇌 기능평가

뇌 기능평가는 뇌파분석으로 뇌의 발달 상태, 심신의 스트레스 상태, 정서와 감정의 불균형 상태 능을 종합적으로 평가하는 방법이다.

⑤ 스트레스 반응성 검사

스트레스 반응성 검사는 피험자에게 인위적인 심리적 자극이나 생리적 자극을 가해 혈압, 심박수 등 심혈관계 지표의 변화나 스트레스 호르몬의 변화를 측정하는 것이다. 여기에는 암산, 비디오 게임, 대중연설, 반응시간과제, 어구전철과제, 색깔-단어검사 등이 있다(신경희, 조상윤, 2013).

(2) 심리행동적 평가

심리행동적 평가에서는 스트레스가 인지되는 정도, 요인, 반응의 양식, 대처능력 등에 관한 다양한 검사가 가능하다.

① 전반적 스트레스 정도 평가

전반적 스트레스 정도 평가는 스스로 지각하는 스트레스의 정도를 평가하는 검사법이다. 간이 스트레스량 측정 설문지와 웰네스(Wellness) 평가지가 있다.

② 행복지수 평가

행복지수 평가는 스트레스를 느끼는 정도와 주관적 행복감을 평가하는 검사법이다.

③ 스트레스 요인 평가

스트레스 요인 평가는 일상의 스트레스 인자들과 그로 인한 스트레스의 정도를 평가하는 지표로서, 린(Linn)의 스트레스 인자지각척도와 브랜틀리(Brantly) 등의 일상적 스트레스 평가서가 있다.

④ 스트레스 취약성 평가

밀러(Miller)와 스미스(Smith)에 의해 개발된 스트레스 취약성 평가는 평소의 생활양식, 생활환경, 대처자원을 전반적으로 검토하여 스트레스에 취약한 정도를 평가한다.

⑤ 스트레스 대처방식 평가

짐 보이어(Jim boyers)가 개발한 스트레스 대처방식 평가는 대처방식을 영역별로 세분하여 피험자가 주로 어떤 대처방식을 사용하고 있는지 평가할 수 있다.

⑥ A형 행동유형 평가

A형 행동유형 평가는 프리드만(Friedman)과 로젠만(Rosenman)이 정의한 A형 행동유형 성향을 평가하는 방법이다.

⑦ 적개심, 분노평가

프리드만과 로젠만 A형 행동유형 성향을 정의한 후 이어진 여러 연구에서 A형 행동유형의 특징적인 측면들이 모두 해로운 것은 아니라는 주장이 제기되면서 그중 적개심과 분노, 불안 등에 대한 간단한 척도가 개발되어 검사할 수 있게 되었다.

⑧ 불안평가

불안평가는 불안의 형태나 그 정도에 대한 평가방법으로 벡(Beck)의 불안척도, 스필

버거(Spielberger)의 상태-특성 불안척도, 테일러(Tayler)의 현재성 불안척도 등이 있다.

⑨ 우울평가

우울평가는 이영호의 무망감 우울증 척도, 예사버그(Yesavage) 등이 개발한 단축형 노인 우울증 선별검사 척도 등 우울에 관한 이론을 기초로 개발된 검사이다.

⑩ 그림심리진단

그림심리진단은 투사적 기법의 심리검사로서 피검자의 내적 세계에 대한 풍성한 정보를 제공하는 원천이 된다(신경희, 조상윤, 2013).

(3) 생활환경, 생활사건 평가

① 생활스트레스 평가

생활스트레스 평가법으로는 홀메스(Holmes)와 라헤(Rahe)가 개발한 사회 재적응 평정척도가 가장 널리 알려져 있다. 지난 1년간 겪은 생활스트레스 사건을 평가하는데, 여기에는 부정적인 사건과 긍정적 사건이 모두 포함된다.

② 직무스트레스 평가

직무스트레스는 근로자 개인의 건강과 삶의 질에 영향을 주므로 이를 위한 대안이 필요하다. 직무스트레스는 물리적 작업환경, 직장 내 대인관계, 업무에 대한 부담을 포함한 다양한 요인으로 구성되어 있다. 일반적으로 심리적 요구가 높고 업무의 자기결정권이 낮은 직업일수록 직무스트레스가 높다고 알려져 있다. 장세진 등이 개발한 한국인 직무스트레스 측정도구와 린치(Lynch) 등의 평가척도가 있다.

③ 학생스트레스 평가

학생스트레스 평가는 학교스트레스 정도 및 학생의 대처양식을 평가하는 검사로, 초·중·고등학생 모두에게 적용이 가능한 이선희가 제작한 평가지표 등이 있다.

<스트레스에 대한 정신건강 평가를 위한 조건>

미국정신건강위원회의 보고서에서 연구 책임자인 야호다(Jahoda) 박사는 적절한 정신건강 평가를 위해 다음의 조건들을 제시하였다.

- 정신건강의 기준을 단일기준으로 보지 않아야 한다.
- 건강인에게도 건강하지 못한 경향이 있기 때문에 건강기준들은 최소부터 최적의 상태까지 연속적인 것으로 생각되어야 한다.
- 정신건강을 측정하는 도구가 만들어져서 이용되어야 한다.
- 정신건강 기준들은 개인의 상태를 한정시키기 위해 어떤 시점에서 운영되든지 개인의 건강 경향이나 병적 경향의 지침으로 생각되어야 한다.
- 정신건강 기준은 단순히 특정한 한 상황에서 개인의 기능을 평가하는 것이 아니라 비교적 지속적인 속성을 평가한다.
- 정신건강 기준을 절대적인 기준으로 생각하지 말고 연령에 따라 달성해야 할 최소한의 기준이 결정되어야 하며 변경될 수 있어야 한다(김윤희 외, 2001).

④ 스트레스에 대한 정신건강 평가기준

야호다 박사의 정신건강의 평가기준은 다음과 같다.

가. 자신에 대한 긍정적인 태도

자신을 하나의 인간으로서 수용하고 자신의 욕구와 행동을 알며 자신에 관해 어느 정도 객관적으로 볼 수 있고 자기인식을 할 수 있는 태도이다. 이를 위해서는 자기이해와 자기수용과 자기개방이 필요하다. 정신적으로 건강한 사람은 자신을 정확히 이해하며, 자신을 있는 그대로 인정하고 받아들이며 다른 사람에게 있는 그대로의 자신을 솔직히 드러내 보일 수 있다. 반면, 건강하지 못한 사람은 자신의 약점이나 현실을 있는 그대로 수용할 용기가 없기 때문에 의식적으로나 무의식적으로 그것을 부인한다. 또한, 이들은 대부분 남에게 자신을 솔직히 개방할 능력이 없기 때문에 자기은폐를 일삼게 된다.

나. 성장, 발달, 자기실현

자신의 잠재력을 개발하여 실현하고 새로운 성장과 발달에 도전할 수 있어야 한다. 즉, 인간이 적절하고 자유롭게 자아와 접촉하고 그의 느낌이나 감정을 살펴서 인지적 기능과 통합하며 내적 갈등과 스트레스에 억압받지 않고 환경과 자유롭고 개방적으로 상호작용을 할 수 있는지, 다른 사람과 잘 어울리며 그 사람들과의 경험을 통해 성장할 수 있는지 등에 초점을 둔다.

다. 통합력

통합력은 개인의 내 · 외적 갈등이나 욕구와 기분 및 정서를 조절하는 데 있어서의 균형, 외적 표현과 내적 억압 간에 균형을 이루는지를 의미하며 정서적 민감성 및 조절과 통합된 인생철학의 개념들을 포함한다.

라. 자율성

자율성은 결정과 스스로 행동을 조절하는 능력으로 가치체계에 대해 갈등을 일으키는 사회적 기대에 순응하거나 반대하는 능력을 의미한다.

마. 현실시각

현실지각은 개인이 현실을 인지하는 능력이다. 주위를 어떻게 파악하고 그에 대해 어떻게 움직이는가 하는 것이 현실지각의 핵심이다.

바. 환경의 숙달

환경의 숙달은 상황에 맞게 적응적으로 행동하며 애정, 일, 놀이, 대인관계에서 만족을 얻어 문화적으로 적합한 수준에 이르는 능력이다.

정신건강 상태는 적응-부적응 반응의 정신생물학적 회복력의 개념을 반영하는 것으로 인간이 살아가는 동안 스트레스와 변화의 시기를 극복해야 함을 의미한다. 따라서 정신생물학적 파멸과 재통합의 시기를 성공적으로 견디는 것은 인간으로 하여금 이후의 변화를 더 잘 대처할 수 있도록 하는 것을 의미한다. 정신건강 관련 현상의 모형은 [그림 9-1]과 같다.

소인요인: 생물학적 · 심리적 · 사회문화적

↓

촉진 스트레스원: 종류, 원인, 시기, 수

↓

스트레스원에 대한 1차적인 평가: 인지적 · 정서적 · 생리적 · 행동적 · 사회적

↓

대응자원에 대한 2차적인 평가: 인지적 · 정서적 · 생리적 · 행동적 · 사회적

↓

대처기전

↓

잠재적 건강문제

건설적 — 비건설적

신경증적 건강문제와 정신증적 건강문제

대처반응의 연속선

적응반응(건강) — 부적응 반응(질병)

출처: 김윤희 외(2001), p. 195.

[그림 9-1] **정신건강 관련 현상의 모형**

5) 정신질환과 정신건강 관련 증상

(1) 정신질환의 특성

① 신경증의 특성

- 증상이나 증상군은 고통스러운 것으로 개인이 수용할 수 없고 용납할 수 없는 것으로 인식된다.
- 현실검증력은 전반적으로 분명하다.
- 비록 기능은 많이 손상되었더라도 행동은 사회적 규범을 많이 침범하지 않는다.

- 대부분은 치료를 받지 않고 견디거나 재발되며, 단순히 스트레스원에 대한 일시적 반응은 아니다.
- 증명할 수 있는 기질적 원인이나 요소가 존재하지 않는다.

② 정신증의 특성

가장 심각한 갈등상황에서 인간은 위협을 극복하는 것에 무력하게 되고 진실을 왜곡하게 된다. 정신증의 특성은 다음과 같다.

- 퇴행된 행동
- 인격의 분열
- 인식 수준의 현저한 감소
- 적절하게 기능하는 것에 어려움이 많은 것
- 현실검증력의 손상(망상이나 환각의 존재가 정신증의 직접적인 증거)(김윤희 외, 2001).

(2) 심리적 반응

심리적 반응에 대한 대표 증상으로 무기력, 외상후스트레스장애가 있다.

① 무기력

자기생활의 여러 가지 조건을 통제할 수 없다고 생각하는 데서 오는 희망 상실이나 대처할 수 없다는 데서 오는 무기력감은 개인이 살아가려는 의지 및 결정에 영향을 미친다. 그중 가장 대표적인 것은 셀리그만(Seligman)의 연구이다. 셀리그만은 1960년대 중반 대학원에서 실험심리학 연구를 하다가 '개의 공포실험'을 통해 '학습된 무기력(learned helplessness)'이라는 개념을 만들었다. 그는 '하나의 유기체가 스스로 통제할 수 없는 외상적 경험을 하게 되면 후에 이러한 외상적 경험에 대처하여 반응하려는 동기가 감소되어 비록 자극을 회피할 수 있는 방법이 있어도 그것을 학습하는 데 어려움을 겪게 된다. 결국, 정서적인 평형이 깨어지게 되며 우울증과 불안이고조된다. 개들이 왕복 상자에서 도망칠 수 없도록 하는 것은 전기 충격 그 자체가 아니라 충격을 통제할 수 없었던 경험, 즉 통제에 대한 무력감이다.'라고 하였다(Seligman, 1980).

그러나 셀리그만은 이렇게 학습된 무기력이 동물에만 국한된 증상이 아니라 사람에게도 동일하게 적용되고 있음을 발견하였다. 그에 따르면 스트레스에 성공적으로 대처하는 것은 학습과 연습의 결과이다. 성공적인 대처방법을 학습하지 못해서 그들이 어떤 일을 하든지 아무런 변화가 없음을 여러 번 경험한 사람은 무력감이 생기고 무감동해진다.

② 외상후스트레스장애

미국정신의학회의 DSM-Ⅳ 개정판(1994)에 의하면, 외상후스트레스장애란 극심한 외상성 사건에 노출된 후 특징적 증상이 나타나는 것이다. 여기에서 외상성 사건이란 직접적으로 경험한 전투, 폭행, 유괴, 인질, 테러리스트들의 공격, 전쟁포로나 수용소 수감, 자연적 또는 인위적 피해, 심한 자동차 사고, 생명을 위협하는 질병의 진단 등이다. 외상후스트레스장애는 제2차 세계대전 이후 참전했던 퇴역 군인들에게서 다양한 부적응 문제가 나타나면서 체계적인 연구가 이루어지기 시작하였다. 우리나라에서 삼풍백화점 붕괴사고, 성수대교 붕괴사고, 대구 지하철 화재사건 등과 같은 충격적 사건이 발생한 후 이러한 사건의 생존자나 목격자들 중의 일부가 외상후스트레스장애를 나타낸 바 있다(장연집 외, 2010).

가. 원인

데이비드슨과 포아(Davidson & Foa)는 외상후스트레스장애의 유발에 영향을 미치는 개인적 요인으로서 다음과 같은 특성을 지적하였다.

- 정신장애에 대한 유전적 또는 체질적 취약성
- 아동기의 외상적 경험

- 의존성이나 정서적 불안정성과 같은 성격특성
- 자신의 운명이 외부요인에 의해 결정된다는 통제소재(locus of control)의 외부성
- 사회적 지지체계의 부족
- 최근 생활의 스트레스나 변화
- 최근의 심한 음주

정신분석학적 입장에서는 외상후스트레스장애를 외상적 사건이 유아기의 미해결된 무의식적 갈등을 다시 불러일으켜 그 결과, 억압 · 부인 · 취소의 방어기제가 동원되어 이 장애의 증상이 초래된다는 것이다. 행동주의적 입장에서는 외상적 사건이 무조건자극이 되고 외상과 관련된 단서들이 조건자극이 되어 불안반응이 조건형성된다고 본다. 한편, 인지적 입장에서 자노프-불먼(Janoff-Bulman, 1989)은 외상후스트레스장애를 경험하는 사람들에게는 공통적으로 세 가지 신념이 나타난다고 보았다.

첫째, '저런 일이 나에게는 일어나지 않을 거야'라는 안전성에 대한 신념이다.
둘째, '이 세상은 통제 가능하고 예측 가능한 공정한 세상이다.'라는 의미 있는 세상에 대한 신념이다.
셋째, '나는 저런 사건의 희생양이 되지 않을 소중한 사람이다.'라는 가치 있는 자기에 대한 신념을 지닌다.

외상적 사건은 이러한 신념들을 일시에 무너뜨려 혼란과 무기력 상태에 빠뜨림으로써 외상후스트레스장애를 유발하게 된다는 주장이다. 호로비츠(Horowitz, 1986)는 외상후스트레스장애가 유발되는 인지적 과정을 설명하는 정보처리이론을 제시하였다. 그의 정보처리이론에 따르면 외상적 사건은 그 사건을 경험한 사람에게 많은 양의 정보를 주는 것인데, 이러한 정보의 대부분은 일상적인 경험과 너무 동떨어진 것이기 때문에 개인의 인지체계에 의해 잘 수용되지 않아 정보는 처리되지 않은 원래의 형태로 활성화된 채 남게 된다. 따라서 남겨진 외상적 사건은 개인의 심리적 평정에 영

향을 미치고, 새로운 정보들이 완전히 처리되어 통합될 때까지 증상이 지속된다.

호로비츠는 외상적 사건을 경험한 사람은 일반적으로 다음 5단계를 경험하게 된다고 하였다(권석만, 2008).

- 과도한 스트레스를 느끼는 충격의 단계
- 부인과 마비가 나타나는 회피의 단계
- 외상적 정보의 침투와 회피반응이 함께 나타나는 동요의 단계
- 조금씩 정보처리가 진행되는 전이의 단계
- 외상적 정보가 완전히 정보처리되는 통합의 단계

나. 증상

- **과민반응**(hyperalertness, hyperarousal): 과민반응 환자는 항상 안절부절못하고 불안해하며 쉽게 깜짝 놀라면서 수세를 취한다. 예를 들면, 베트남 참전 용사는 항상 벽 쪽에 등을 대고 앉거나 성폭력을 당한 사람은 주위에 범인이 있는가를 경계한다. 또한, 잠을 잘 못자고 동요하며 집중하기 어렵다.
- **충격의 재경험**(re-experience or intrusion): 사건이 실제와 같은 것으로 느끼는 기억, 꿈, 환각이 재연될 수 있다. 때로는 기억이 전혀 없거나 거의 희미할 수도 있다. 동료가 수류탄으로 사망한 사람은 심질환으로 개심술을 받은 후에 가슴에 충격을 받으면 스트레스 장애가 발생하기도 한다. 성폭력을 당한 여성은 승강기에 누군가 타면 땀이 나기 시작하고 숨이 가빠진다.
- **감정 회피 또는 마비**(avoidance or emotional numbness)
  - 충격의 감정, 생각, 상황의 기억을 피하려 노력하고 정상적인 감정반응이 소실된다.
  - 감정의 대부분이 비현실적이고 인생의 일상적인 일들이 문제가 되지 않는다.
  - 타락하고 분노, 피해의식, 수치심, 회피 등으로 고립된다.

- 어린아이들은 경험 그 자체에 대한 꿈 대신 귀신에 대한 꿈을 꾼다.
- 위통, 두통, 화장실 훈련 망각, 이별 불안, 학교공포, 외부인 공포로 나타난다.
- 알코올이나 약물 남용이나 의존에 쉽게 빠진다.
- 정서적 불안으로 인한 뚜렷한 자율신경계 장애가 있으며 착각 · 환각 등이 나타나기도 하며 해리증상, 공황발작이 동반되기도 한다(김윤재 외, 2012).

2 스트레스의 대처관리

1) 스트레스 대처

대처자원에는 재산, 개인의 능력과 기술, 방어기술, 사회적 지지, 동기 부여 등이 있다. 또한 강한 자아정체성, 사회조직망의 참여, 문화적 안정성, 안정된 가치와 신념체계, 예방적 건강태도, 유전적 또는 체질적 강인성을 포함한다.

대처기전은 스트레스 관리에 중점을 둔 노력으로 정의할 수 있는데, 세 가지 주된 대처기전 유형이 있다.

① 문제중심 대처기전

문제중심 대처기전은 위협 자체를 극복하기 위한 과제와 노력으로 협상, 직면, 조언 찾기가 있다.

② 인지중심 대처기전

인지중심 대처기전을 통해 문제의 의미를 통제하는 시도가 가능하며, 이에 따라 문제를 무력하게 할 수 있다. 여기에는 긍정적 배교, 선택적 무시, 보상으로의 대치, 원하는 대상의 가치 떨어뜨리기 등이 있다.

③ 정서중심 대처기전

정서중심 대처기전은 정서적 고통을 완화하는 것에 중점을 둔다. 예를 들면, 부정·억제·투사와 같은 자아방어기전을 사용하는 것이다(김윤희 외, 2001).

2) 스트레스 관리

(1) 치료전략과 활동

① 위기단계

건강과 안녕을 위협하는 위험요소에 초점을 두고 안전을 제공하는 환경을 구성한다.

② 급성단계

질병에 따른 목표를 정하고 증상을 완화시킨다.

③ 치료유지단계

완전 회복의 단계이다. 적응 대처자원을 강화하고 기능을 증진시킨다.

④ 건강증진단계

환자가 최상의 안녕을 성취한다. 삶의 질을 높이고 기능적 상태를 증진한다.

⑤ 이완치료

이미 언급한 적응을 위한 문제해결 기능 이외에 정서적 긴장을 조절함으로써 스트레스에 대응할 수 있다(김윤희 외, 2001).

(2) 대처전략의 유형

메나한과 머비스(Menaghan & Merves) 그리고 라탁(Latack)의 대처전략연구를 이선규(1991)가 분류한 것을 재인용하여, 직접방법과 상황의 인지적 재평가방법에 초점을 두고 대처전략의 유형을 네 가지로 세분화하여 제시하고자 한다.

① 직접행동 전략

직접행동 전략은 스트레스의 상황에 직접행동을 취하는 전략이다. 스트레스 요인을 해결하기 위해 상사를 만나 자문을 구한다거나 동료와의 대화나 의논을 통해 문제를 적절히 처리함으로써 직접적으로 스트레스에 대처하는 전략이다.

직접행동 전략은 직무스트레스의 1차적인 결과인 도전감에 의해 선택되며, 2차적인 결과인 직무성과, 직무만족, 조직몰입, 생산성을 향상시킨다.

② 외재화 전략

외재화 전략은 상황의 인지적 재평가전략에 해당된다. 이 전략은 직무만족에 대한 기대를 의식적으로 제한하거나 금전적 보상 등 외재적 보상으로 직무만족의 기준을 변화시킨다. 이러한 관점은 직무만족에 대한 기대의 제한이나 기준의 변화를 통해 궁극적으로 피할 수 없어 불만족스러운 근무조건을 수용한다.

③ 내재화 전략

내재화 전략은 상황의 인지적 재평가에 해당된다. 이 전략은 현재 상황에 대한 자기의 관점을 끌어올리기 위해 과거 및 동료들과 비교하거나 현재 상황을 긍정적으로 재평가하여 낙관적으로 상황을 인식하는 것이다. 이 전략은 현재의 문제를 일시적으로 보기 때문에 미래에 있어서 조건이 더 나아질 것이라고 본다.

④ 회피전략

회피전략도 인지적 재평가에 해당한다. 스트레스 문제에 접근하지 않고 멀어지거나 사건의 불유쾌한 관점에 선택적으로 관심을 둔다.

이상에서 언급하고 있는 외재화 전략, 내재화 전략, 회피전략 등은 스트레스의 지각을 수정할 목적으로 한 해석적인 전략이지만 이들은 결국 불만족, 심리적 불균형,

낮은 생산성, 높은 결근율, 높은 이직률 등 직무스트레스의 부정적인 결과와 관련된다(Caplan et al., 1984; 이선규, 1991).

이선규(1991)는 직무스트레스에 관한 연구에서 직접행동 전략이 직무스트레스와 부(-)의 관계에 있고, 직무만족과는 정(+)의 관계에 있어 직무스트레스 수준을 낮추고 직무만족을 증가시키는 역할을 한다고 보고하였다.

3 문화적응 스트레스와 정신건강

인간은 사회문화적 존재로 문화를 형성함과 동시에 문화로부터 행동양식에 영향을 받는다. DSM-Ⅳ에서 공식 인정된 우리나라의 화병과 같은 신체화장애가 대표적인 예라 할 수 있는데 이처럼 문화는 정신건강과 밀접하게 관련된 것으로 볼 수 있으며, 한국인의 정신건강과 관련된 문화적 특성에 대한 자료들이 더 탐색되어야 한다(김정미 외, 2019: 396).

1) 이주의 세계화와 다문화사회로의 변화

전 세계적으로 인구이동이 이루어지면서 인구이동과 동반하여 문화이동이 나타나고, 이는 문화접촉, 문화충격, 문화적응 등의 과제들과 맥락을 같이하게 된다. 이러한 다문화사회로의 변화는 인구이동에 따른 새로운 문제점에 대한 대안 마련이 시급함을 암시하고 있다.

인구이동의 이유는 이주자의 본국과 이주 목적 국가의 환경을 배경으로 배출 요인과 흡인 요인으로 나눌 수 있는데, 본국으로부터 사람들이 밖으로 나오려는 인구 배출 요인과 인구 흡인 요인으로는 풍부한 일자리나 높은 임금, 높은 생활수준, 교육이나 문화, 의료 등 사회기반시설의 풍부함과 기후나 정치적인 문제 등이 있다(김정미 외, 2019: 397).

우리나라의 경우 연도별 인구대비 체류외국인 현황('18~'24년)을 살펴보면 전체 인구대비 체류외국인 비율은 코로나19의 영향으로 2019년 4.87%에서 2021년 3.79%까지 감소하였다가 2023년 4.89%, 2024년 5.2%로 증가하였다. 연도별 · 주요 국적별 체류외국인 현황('18~'24년)을 국적별로 살펴보면 한국계 중국인을 포함한 중국이 36.2%(958,959명)를 차지하고 있으며, 베트남 11.5%(305,936명), 태국 7.1%(188,770명), 미국 6.4%(170,251명), 우즈베키스탄 3.6%(94,893명) 순으로 나타났다(법무부, 2025).

2) 이민자의 문화적응과 정신건강

현재 우리나라에 거주하고 있는 외국인 중 가장 많은 비율을 차지하고 있는 부분이 바로 외국인 노동자이다. 우리나라의 외국인 노동자는 1991년부터 실시한 '해외투자기업연수생 제도'와 1993년에 실시된 '산업 연수생 제도'를 계기로 유입되었으며, 이러한 외국인 노동자는 '출입국관리법'상의 체류 자격에 따라 크게 고용허가를 받고 입국해서 취업하고 있는 합법근로자는 대부분 선진국에서 유입된 전문직 내지 기술직 종사자들로 저임금의 생산직 노동자와는 구분된다. 산업기술연수생은 '기업체에서 산업상의 기술 · 기능을 연수받는 자'로 정의되며, 국내에서 합법적으로 체류하면서 국내 기업에 취업하고 있지만 '근로기준법'상 근로자로 인정받지는 못한다. 그리고 미등록노동자인 '불법체류자'가 있다.

이들은 열악한 근무환경에 노출되어 정신건강문제를 경험하는 것으로 보고되고 있고(임혁 외, 2012), 우리나라에 거주하고 있는 외국인의 출신 지역 90% 이상이 아시아 지역으로 한국계 중국인을 제외하고 중국, 베트남, 태국, 우즈베키스탄, 필리핀 등 상대적으로 지위가 낮을 가능성을 시사한다.

결혼이주여성의 경우 일반적인 이민자와 달리 한국이민과 동시에 한국 가족의 일원으로 편입되어 가족생활을 영위하게 되는데, 일상적인 사회생활에 앞서 부부관계, 친인척관계 등에 대한 적응 부담이 우선적으로 있게 되고, 국내 결혼이주여성을 대상으로 한 연구들을 보았을 때 결혼이주여성은 적응 스트레스뿐 아니라 생활과 양육, 가족과 관련한 다양한 어려움과 스트레스를 경험하는 것으로 나타났다.

3) 문화적응 스트레스

문화적응 스트레스는 새로운 문화에 적응하는 과정에서 경험하게 되는 심리적, 문화적 스트레스로서, 다문화가정 청소년이 원래의 문화와 새로운 사회의 현격한 차이에 직면하여 경험하게 되는 스트레스로 그 내용을 살펴보면 다음과 같다(송순택, 2015: 15-19).

(1) 문화적응 스트레스의 개념

문화적응 스트레스(Acculturative Stress)는 문화적응 과정에서 이주민, 난민들이 경험하는 정신건강 상의 문제를 의미한다(이소래, 1997; 노충래, 2000). 곧 자신이 거주하던 국가를 떠나 타국으로 이동한 이후 현지 사회의 새로운 언어, 관습, 낯선 규칙, 법규 등에서 경험하는 스트레스 행동의 특정한 경향을 말한다. 다시 말하면, '다른 문화 간에 지속적이며 직접적인 접촉으로부터 발생하게 되는 문화적인 변화와 이에 따른 적응의 과정'으로 정의할 수 있다(Gibson, 2001).

문화적응 스트레스를 좀 더 구체적으로 살펴보면, 라자루스와 포크먼(Lazarus & Folkman, 1984)은 개인이 적응능력을 넘어서는 내적, 외적인 요구로서의 스트레스 개념에 그 바탕을 두고, 사회적, 문화적 요소들을 확장시킨 심리, 문화적 스트레스로 개념을 정의하였다(이소래, 1997: 214 재인용).

또한 문화적응 스트레스는 개인 또는 집단이 새로운 문화의 적응과정에서 경험하는 현상으로(Berry et al., 1987), 문화적응 과정에서 고통과 역기능으로 발생하는 긴장상태라고 보았다(최현, 2008: 20 재인용). 그 결과로 개인에게 우울, 불안, 위축 등의 심리적 현상이 나타나면서 부적응을 경험하게 된다.

(2) 문화적응 스트레스와 정신건강

문화적응 스트레스와 그에 대한 대처는 정신건강에 중대한 영향을 미친다(Gil et al., 1984). 문화적응 스트레스가 클수록 새로운 사회에 대한 불안, 우울, 소외감, 낮은 자긍심, 정체성 혼미 등의 심리적 부적응의 양상을 나타낸다(Rumbaut, 1994; 은선경, 2010: 19 재인용). 그리하여 개인이 가지고 있던 예전의 사회질서와 문화적 규범을 잃게 함으로써 혼란을 초래한다. 다문화가족들은 새로운 문화적 환경을 접하며 통제의 어려움을 느끼고, 이러한 통제할 수 없다는 느낌은 심리적 건강을 위협하는 요소가 되어 문화적응 스트레스를 높이는 결과를 가져올 수 있다(Smart & Smart, 1995).

(3) 다문화가정의 문화적응 스트레스

한국에서 태어난 다문화청소년은 한국 문화를 특성을 가지고 있으나 부모의 한쪽은 한국 사람이고 다른 한쪽은 외국 사람으로 결혼을 통해 가족을 이루었기 때문에 다문화청소년은 두 문화가 상호 접목하며 발생하는 역동적 문화적응 과정을 거치게 된다. 많은 다문화 청소년들은 이중 문화적응의 과정에서 차별, 소외 및 정체성 혼란, 학습부진, 학업중단, 진로탐색 기회의 부재 등 많은 문화적응 스트레스를 겪고 있다. 이에 더해 다문화청소년은 청소년 시기에 동반하는 역할 갈등 및 자기정체감 형성 등의 문제와 그로 인한 심리적 취약성이 문화적응 스트레스와 맞물리면서 복합적인 어려움을 겪고 있다(박정윤, 2024).

우리나라 정신건강복지 정책 및 지원제도는 기본적으로 정신건강복지법과 정신건강기본계획을 통해 파악 가능하다. 정신건강복지법에서 명시하는 법률 대상자는 국민으로 한정되어 있으며, 대한민국 국적을 소지하지 않은 이주민은 포함되어 있지 않다. 이는 정신건강복지정책인 기본계획에서도 알 수 있는데 제2차 정신건강기본계획(2021~2025)은 '온 국민 마음건강 종합대책' 이름으로 발표되었는데 여기에서도 한국 국민을 대상으로 함이 명시되어 있다. 이에 이주민의 정신건강 및 정신건강복지에 대한 내용도 추가할 필요가 있겠다(강상경 외, 2023).

한국교육개발원 교육통계서비스가 제공하는 자료에 따르면, 2023년 기준 다문화 학생 수는 18만 1,178명으로 2013년 55,780명 대비 약 3배 증가한 수치이다. 또한 이들 중 2022년 기준으로 전체 다문화 학생 중 약 89.7%는 초등학교와 중학교에 재학 중이다. 그런데 여성가족부(2022)의 발표에 의하면 이들의 학교폭력 경험은 2.3%였으며, 다문화 자녀들이 가장 많이 경험하는 학교폭력 피해 유형은 집단따돌림(왕따)으로 전체의 49.1%이며, 그 다음이 말로 하는 협박과 욕설로 43.7% 경험한 비율이 높다. 이에 대해서는 9~11세 37.4%, 12~14세 59.3%, 15~17세 56.0%로 전체적으로는 연령이 증가할수록 언어폭력이 증가하는 경향을 보인다. 그 외에도 9~11세는 타 연령대보다 집단따돌림(59.7%) 비율이 높은 것이 특징이고 12~14세는 성추행 관련 경험이 17.7%로 눈에 띄게 높다. 15~17세는 채팅 · SNS · 이메일 · 휴대전화 등에 의한 간접적 언어폭력(26.5%), 강제 심부름과 같은 괴롭힘(23.9%), 돈이나 물건을 빼앗긴 경험(22.20/0)의 비율이 타 연령대에 비해 높은 특성을 보인다.

CHAPTER 10 가족상담 및 치료

1 가족상담 및 치료(Ⅰ)

1) 가족상담 및 치료

(1) 가족상담 및 치료의 정의 및 필요성

현대인은 사회의 복잡성, 경쟁성, 미래에의 불확실성, 다양한 가치관과 정보의 범람 등의 영향으로 과거보다 더 많은 선택과 결정을 해야 하고 여러 사건과 긴장과 스트레스를 경험하는 일이 많아지고 있다. 가족도 역시 주변 환경의 변화와 가족원 간의 가치관 차이로 인하여 세대별, 성별로 역할의 혼돈과 상충이 발생하고 대화단절과 긴장, 불안정이 증가하게 되었고, 그 결과 적응력과 대처능력이 낮은 가족들에서 부부불화, 가족원의 일탈행동, 자녀비행, 폭력, 가출, 별거 등의 문제와 알코올 문데, 우울증, 자살, 이혼위기까지 발생하는 일이 많아지고 있으므로 과거에 비해 현대인은 개인적인 정신건강 문제와 더불어 가족원 간의 갈등과 불일치, 관계위기를 겪을 가능성이 높고 이를 극복할 자원과 전략이 계속적으로 필요하게 되었다.

가족상담 및 치료란 가족원 개인의 부적응과 대인관계 문제, 가족원 간의 갈등과 가족의 역기능 문제를 해결하기 위하여 가족체계를 변화시키는 데 초점을 두고 직접 개입하는 것으로, 가족원 간의 관계구조와 상호작용을 변화시켜 대인관계 기술과 적응능력을 향상시킴으로써 개인과 가족이 건강하고 기능적인 생활을 하도록 전문적인 도움을 주는 활동이다. 가족이 겪는 다양한 문제에 대해 대처능력과 문제해결 능력을 갖추도록 전문적인 도움을 주는 가족상담 및 치료는 현대사회에서 매우 필요한 분야이다. 그러므로 가족상담 및 치료는 인간의 많은 문제의 기반이 가족체계와 연관된다는 전제를 가지며, 가족체계를 변화시켜 적응력과 문제해결 능력을 향상시킴으로써 건강하고 기능적인 가족 조성에 이바지한다는 의의가 있다(최규련, 2019: 15-18).

(2) 가족상담 및 치료의 발달에 영향을 준 이론

상담이론으로는 정신분석이론, 인본주의 상담, 행동치료, 인지치료, 현실치료, 게슈탈트 치료, 사이코드라마 및 집단상담이 있고, 가족학 및 사회과학이론으로는 구조기능론, 상징적 상호작용론, 가족발달이론, 가족스트레스이론, 건강가족이론, 가정폭력이론, 여권주의이론, 체계이론, 포스트모더니즘, 사회구성주의 이론 등이 있다.

(3) 가족상담 및 치료의 핵심개념

가족상담 및 치료의 핵심개념에는 일반체계이론, 체계적 이론, 사이버네틱스 이론, 가족규칙, 가족신화, 가족 삼각관계, 가족 의사소통, 순환적 인과성, 해결에 초점두기, 전체성과 피드백, 상호보완성과 패턴, 개방성과 폐쇄성, 자율성과 자기조직, 부모화, 경계, 가족항상성 등이 있다.

(4) 가족상담 및 치료의 모델

가족상담 및 치료의 모델에는 정신역동 가족치료, 보웬의 다세대 가족치료, 경험적 가족치료, 구조적 가족치료, 전략적 가족치료, 인지행동주의 가족치료, 해결중심 단기가족치료, 이야기 가족치료 등이 있다. 그러나 여러 가지 치료모델이 있음에도 불구하고 대부분의 전문가들은 자신의 기호도나 클라이언트의 욕구에 맞게 다양한 모델의 기술을 활용하여 '절충적'인 모델을 개발하고 사용할 것을 주장한다.

각 모델의 세부 내용을 살펴보면 다음과 같다(최규련, 2019: 80-122).

2) 해결중심 단기치료

해결중심 단기치료의 내용을 자세히 살펴보면 다음과 같다.

(1) 해결중심 단기치료의 주요학자

해결중심 단기치료는 1978년 설립된 밀워키의 단기가족치료센터를 중심으로 시작되었다. 핵심적인 인물은 드세이저(S. Deshazer)와 김인수 부부이다. 드세이저와 김인수는 20여 년간 계속적으로 가족치료모델을 단순화, 실용화하기 위한 노력을 거듭해왔다. 현재 1970년대에 정신건강연구소(MRI)에서 일했던 드세이저는 그의 많은 시간을 조사와 연구 그리고 이론을 형성하는 데 헌신하는 반면, 임상적 감각이 뛰어난 김인수는 치료자를 훈련시키는 데 정열을 쏟고 있다.

립칙(E. Lipchik)과 와이너 데이비스(M. Weiner Davis)는 현재 밀워키의 단기가족치료센터에서 독립하여 각각 독자적으로 활동하고 있는데 특히 립칙은 치료자의 치료적 질문을 개발하는 데 기여하였다.

오헬론(B. O'Hanlon)은 밀워키와는 특별한 관련을 맺지 않고 네브래스카(Nebraska)에서 독자적으로 활동한 오헬론은 에릭슨에게서 직접훈련을 받아서 그의 개념이나 이론을 가장 잘 이해하고 있는 사람으로 알려져 있다.

(2) 해결중심 단기치료의 발달배경

1970년대 후반 정신건강연구소(Mental Research Institute: MRI)의 단기치료센터에서 활동한 드세이저와 동료들은 10회기 정도의 짧은 기간에 내담자의 문제를 해결하려고 하였다. 1975년 드세이저는 문제의 구성에 가족구성원과 내담자를 포함시킴으로써 더 종합적인 단기치료 모델을 만들었다. 드세이저는 MRI를 떠나 동료들과 함께 1978년에 미국 위스콘신주의 밀워키에 단기가족치료센터(Brief Family Therapy Center: BFTC)를 설립하였고, 해결중심단기치료 모델은 1980년대에 발전되기 시작하였고 1982년부터 그 이름을 사용하였다.

전통적으로 정신분석학이나 인본주의 심리학자들은 문제의 원인을 발견해야만 한다고 하였지만 해결중심 단기치료는 과감하게 이러한 이론에서 탈피함으로써 새로운 치료의 장을 열고 있으며, 해결중심 단기치료와는 별도로 발전된 MRI의 단기가족치료는 문제를 해결하기 위하여 문제의 원인을 밝히는 것보다는 현재의 문제를 지속시키는 것이 무엇인지 문제해결양식을 밝히고, 그 양식을 변화시킴으로써 현재의 문제나 증상을 제거할 수 있다고 설명하고 있다.

(3) 해결중심 단기치료에서 치료자와 내담가족원의 관계 유형

해결중심 단기가족치료는 다른 치료모델에 비해 상담자와 내담가족의 협동적 관계를 강조한다. 그러므로 상담자는 초기면접에서 그들과 인사를 나누고 상담과정을 설명한 다음 그들의 가족상황과 장점과 자원, 성공경험은 물론 그들의 상담동기와 원하는 것을 파악하는 것이 치료적 관계형성에 중요하다. 해결중심 모델에서는 내담가족원의 상담동기와 원하는 것, 그들과 상담자와의 상호작용 특성 등을 기준으로 가족원과 상담자의 관계를 방문형, 불평형, 고객형으로 나누고 이 관계유형에 따라 상담을 진행하는 과정과 과제를 주는 내용을 각기 다르게 해야 한다.

① 방문형

이 관계유형은 고민과 갈등만 있고 변화와 해결에 대한 기대나 소원이 적은 비자발적 유형이다. 일반적으로 부모나 배우자, 교사, 법원 등에 의해서 의뢰되어 자신의 의사와 상관없이 상담실에 온 사람이기 쉽다. 이 관계유형에서는 자신의 문제를 인정하지 않고 상담의 필요성도 인식하지 않으며 다른 사람에게 문제가 있다고 생각한다. 따라서 이 관계는 문제해결 동기가 약하고 상담목표에 합의하기 어렵다.

② 불평형

이 관계유형은 상담 중에 목표나 불평을 찾아내고 관찰을 잘하여 구체적인 문제상황을 말한다. 이들은 문제행동과 증상을 보이는 다른 사람 때문에 자신이 희생되었다고 생각하고 자신의 힘든 점에 대해 상담자에게 이해받기를 원한다.

이들 대부분은 다른 사람이 변화해야 문제가 해결될 수 있다고 생각하나 문제해결을 위해 자신이 해야 할 일에 대해서는 생각하지 않는다.

즉 문제로 인해 고통을 받고 있지만 해결책을 찾는 단계에서는 수동적이고 불문명한 반응을 보이며 불평과 문제 중심의 대화가 특징적이다.

③ 고객형

이 관계유형은 문제해결과 변화를 위한 자발적인 동기를 가지며, 자신이 해결책구축의 한 역할을 담당하고 노력해야 할 것을 깨닫고 문제해결을 위해 어떤 일을 하려는 의지를 나타낸다.

(4) 해결중심 단기치료의 치료과정

치료과정은 크게 세 가지로 구성되고 60분 정도가 소요된다. 45분 내외 동안 상담자의 상담이 진행되고 일면경 뒤나 모니터실에 있는 관찰팀은 상담과정을 관찰하면서 필요시 인터폰이나 전화로 개입한다. 상담자가 일면경 뒤나 모니터실에 있는 관찰팀에게 가서 10분 정도 함께 상담과정을 검토하고 상담자와 내담가족의 관계유형과 전달할 메시지에 대해 의논한다. 상담자가 상담실로 돌아와서 5분 정도 내담가족에게 메시지를 전달한다.

(5) 해결중심 단기치료의 치료목표

해결중심 단기가족치료의 목표는 도움이 필요해서 온 가족의 현재 문제를 해결하는 방법을 가족과 함께 구축하고 실천하도록 돕는 것이다. 가족치료자와 내담가족이 첫 면접상담에서 치료목표를 분명하고 구체적으로 정하게 되면 종결을 위한 목표달성 기준이 설정되어 효과적인 상담이 될 수 있다.

(6) 해결중심 단기치료의 평가

우리나라의 경우 해결중심 단기가족치료모델은 1987년 개발자인 드세이저와 김인수가 워크숍을 진행하면서 처음 소개되었다. 그 이후 학회에서 여러 번의 워크숍이 실시되고, 1996년 한국지부가 설립되어 교육과 훈련을 하는 것에 힘입어 짧은 시간 안에 확산되어 왔다. 최근 조사결과에 따르면 가족상담자 중에서 교육훈련을 받은 모델과 적용모델 순위에서 해결중심 단기치료 모델이 모두 1순위로 나타나 가족상담 현장에서 이 모델이 광범위하게 적용되고 있는 것으로 나타났다. 그리고 해결중심 단기치료모델을 가족문제, 특히 부부갈등, 자녀문제, 가정폭력 문제에 적용한 사례연구 결과들이 최규련의 연구를 시작으로 상당수 보고되었고, 우리나라 가족문제 해결에도 나타나는 것으로 입증되었다.

3) 다세대 가족치료

보웬의 다세대 가족치료의 내용을 자세히 살펴보면 다음과 같다(최규련, 2019).

(1) 다세대 가족치료의 주요학자

보웬(Bowen)의 가족치료는 가족치료에 관한 여러 접근 중에서 인간의 행동과 문제에 대해 가장 포괄적인 관심을 가진다. 그는 가족원의 마음과 생각까지 깊이 보려고 했고, 가족의 생활을 형성하고 계속하게 하는 가족상황을 보다 넓게 보려고 했다. 보웬의 다세대 간 직선적 인과율은 직선적 인과율을 중시하는 전통적인 정신분석학과 순환적 인과율을 중시하는 체계이론에 절충이라고 볼 수 있다. 1950년대 초부터 영향력을 발휘한 보웬은 가족치료의 거장으로 평가받고 있다.

(2) 다세대 가족치료의 주요개념

보웬의 주요개념은 모두 개인과 가족체계와의 상관관계의 특징에 관한 것으로 보웬 이론의 2대 공리라고도 할 수 있는 개별성과 집합성(연관성), 그리고 지적 체계와 정서적 체계를 선세로 한 깃이다.

(3) 다세대 가족치료의 치료과정

- 행동장애를 증가된 불안의 산물로 본다.
- 치료목표는 불안을 경감시키고, 자아분화를 촉진하는 것이다.
- 자아분화는 치료목표인 동시에 성장목표 다세대에 걸쳐 삼각관계를 이루고 있는 사람들을 대상으로 탈삼각 관계를 꾀하는 것이다.
- 치료과정 4단계
  - 1단계: 가족의 문제와 전체 가족체계에 대한 평가를 하여 치료계획을 세운다.
  - 2단계: 가족 내 불안과정에 초점을 맞추어 감정을 통제하고 불안을 감소시키는 방법을 연습한다.
  - 3단계: 삼각관계와 다세대전수과정에 대한 정확한 인식과 객관적인 이해를 한다.
  - 4단계: 새로운 행동을 실천하여 탈삼각관계로의 변화를 체험하는 단계이다.

(4) 다세대 가족치료의 치료목표

보웬의 이론에서 가족 내 문제의 핵심은 불안과 정서적 융합이다. 그러므로 치료목표는 불안을 감소시키고 자아분화 수준을 높이는 것이다. 자아분화는 치료목표인 동시에 성장목표이다. 다시 말하면 분화되지 않은 가족자아 집합체에서 자신을 분리 독립시켜 정체감을 형성하고 자기 충동적, 정서적 사고와 행동에서 자유를 획득해 나갈 수 있도록 돕는 것이 치료의 목표이다.

(5) 다세대 가족치료의 평가

보웬은 개인의 기능을 여러 세대에 걸친 가족의 정서적 과정과 연관시켜서 폭넓게 이해하는 이론적 틀을 제공하였으나 실제 치료단위는 가족 전체가 아닌 개인이나 부부로 한정하였다는 특징이 있다. 현재까지 우리나라에서 실시된 실증적 연구들에서 자아분화 수준이 낮을수록 불안, 우울감, 자존감 등 심리적 적응지표에서 부정적인 결과를 보이고, 갈등대처능력이 부족하여 가정폭력과 결혼부적응을 초래하는 것으로 보고되었다.

2 가족상담 및 치료(II)

1) 경험적 가족치료

사티어의 경험적 가족치료의 내용을 자세히 살펴보면 다음과 같다(최규련, 2019).

(1) 경험적 가족치료의 주요학자

경험적 가족치료는 지금-여기에서의 경험을 중시하는 현상학이론과 인본주의 철학에 근원을 두고 있는데 이 모델은 가족이 상담하는 장면에서 매순간 일어나는 주관적 상황과 경험을 중시하며, 이 경험들을 통해 변화가 나타나고 성장하게 된다는 전제를 갖고 있으며, 경험적 가족치료의 대표적인 학자는 휘터커와 사티어이다. 휘터커는 가족이 솔직하게 자신을 드러내고 개인의 정서적 경험수준을 깊고 풍부하게 하기 위해 가족구성원 안의 감정에 대한 저항을 깨는 직면기법과 직관을 많이 사용하였으며, 정신분열증 치료를 하면서 정신장애에 미치는 가족의 영향을 확인하고 가족을 치료에 참여시키기 시작하는 경험적 가족치료를 개발하게 되었다.

한편, 사티어는 성장모델을 강조하였는데, 사티어의 이론의 특징을 살펴보면 첫째, 개념은 직선적이며 단순한 원인결과적 접근법에서 벗어나 체계론적 사고를 근거로 하는 것이고, 둘째, 개념은 긍정적인 실존주의를 기초로 하는 것이다. 그가 사망한 1988년 이후 반맨이 뒤를 이어 사티어 치료모델을 확대하고 보급하였고, 이들 외에 게슈탈트 치료를 가족치료에 접목시키려고 노력한 켐플러, 인간관계에서 공간의 중요성을 인식하고 은유로 공간을 사용한 캔터, 치료기법으로 조각기법, 인형극 등의 표현기법을 활용한 덜(Duhl), 부부간의 정서적 유대감 강화와 감정을 중시하는 정서중심부부치료를 개발하고 임상연구를 하고 있는 그린버그와 존슨 등이 접근법에 속하는 치료자들이다.

(2) 경험적 가족치료의 발달배경

경험적 가족치료는 정신분석이론과 행동주의가 갖는 결점에 대한 반동으로 출현한 인본주의와 실존주의와 현상학 등의 이론과 게슈탈트 치료의 영향을 받아 출현함에 따라 경험적 가족치료는 인본주의 영향으로 인해 인간의 성장 잠재력과 문제해결력을 존중하고, 자아가치와 성숙 및 성장을 중시하며, 실존주의와 현상학의 영향으로 자발성과 자유, 창의성, 지금-여기에서의 개인의 주관적인 감정과 욕구, 행동을 중시하고 게슈탈트의 영향으로 상담 장면에서 상담자와 가족 사이에 그때그때 경험하는 상황과 느낌을 중시하고 현재 충만을 경험하는 것에 초점을 두었다. 또한 경험적 가족치료에서는 가족에게 통찰력이나 설명을 해주기보다는 가족의 특유한 갈등과 행동양식에 맞는 경험을 제공하려고 노력하고, 따라서 가족이 보이는 역기능의 양상이 다양한 만큼 그들이 가족에게 주려는 경험 또한 다양하다.

(3) 기본가정

경험적 가족치료는 즉시적이고 지금-여기(here and now)에서의 경험을 중시한다. 사티어는 인간은 기본적으로 악하지 않고 선하다는 철학적 신념을 가지고 있다. 사티어가 발전시킨 개념들은 50여 년간 수많은 사례를 접하면서 정립하게 된 인간에 대한 신념과 가치를 기초로 하고 있으며, 이 개념들에 기초하여 성장모델을 발전시켰다.

(4) 주요개념

① 자아존중감과 자기가치

자기가 자신에게 가지는 애착, 사랑, 신뢰, 존중과 같은 것으로 특히 사티어는 감정 측면을 중요시하고, 우리 내면에는 항상 사랑과 인정받고자 하는 욕구와 자기가치와 자아존중에 대한 원초적 욕구가 있으며 이러한 욕구가 충족될 때 자기가치와 자아존중을 학습하고 발전시키게 된다. 자아존중감은 어릴 때 부모자녀관계와 가족구조에서 어떠한 경험을 하였는가에 의해 학습되고 형성되며, 점차 친구와 주위 사람으로 확대된 관계에서의 경험에 의해 영향을 받았으며, 사티어는 자아존중과 자기가치를 에너지 자원으로 간주하였다.

② 사티어의 성장모델

사람들이 새로운 경험을 하도록 하고, 아동기에 학습된 것 가운데 제한적이거나 역기능적인 극복유형이 발견되면 그것에서 벗어나도록 하는 기법(자아존중감의 재형성과정에 초점)이다.

③ 자아존중감

사티어의 핵심적 개념이며 인간의 기본적 욕구이고, 인간의 성숙에 필수적이다.

(5) 경험적 가족치료의 치료과정

경험적 가족치료는 치료자가 가족과의 깊은 상호작용을 통해 가족을 변화시킬 수 있다는 신념으로 치료에 개입한다.

① 변화개념

사티어 모델에서의 변화는 일치적인 의사소통 경험과 학습을 통하여 이루어진다고 믿으며, 사티어는 치료과정에서 발생하는 변화를 위해 새로운 발견, 인식, 이해, 새로운 적응 등의 개념을 클라이언트에게 학습하는 데 기초가 된다고 규정한다.

- 새로운 발견: 억압하고 있는 기대와 욕구를 발견하는 것이다.
- 인식: 인식은 사람들이 내용과 과정, 양 측면을 동시에 듣는 태도를 발진시기는 것을 의미한다.
- 이해: 이해는 상황이나 사건이 일어나는 과정을 있는 그대로 알아차리는 것을 의미한다.
- 새로운 적용: 새로운 적용이란 우리가 발견한 것의 가치를 깨닫고 새로운 방식으로 이해하여 우리의 성장을 돕게 하는 것을 의미한다.

② 역기능적인 의사소통의 변형

- 회유형의 변형: 다른 사람을 돌보듯이 자신을 돌보도록 한다.
- 비난형의 변형: 자기 자신이 다른 사람을 비난하는 것을 알도록 하는 것으로 비난하는 사람 내면의 무가치한 감정을 확인하고 수용하며, 다른 사람을 수용하는 것으로 변형한다.

- 초이성형의 변형: 자신과 다른 사람에 대하여 초이성형을 사용하고 있는 것을 인식, 낮은 수준의 감정과 높은 수준의 지적인 면에 불균형적인 것을 균형적이 되도록 하는 것이다.
- 산만형의 변형: 자신, 다른 사람, 상황에 대하여 산만한 유형을 사용하고 있는 것을 인식, 적절한 상황에서 자신의 장점을 발휘하도록 접근함으로써 변형한다.

③ 변화의 단계

- 제1단계: 정체상태

  고통, 증상 등을 통해 변화의 필요성이 제기되는 상태이다. 이 단계에서는 변화를 원하는 클라이언트의 현재 상태를 파악하고 이해하며 접근한다.
- 제2단계: 외부사람의 참여

  이 단계에서는 과거에 참여하지 않았던 사람을 소개하는 단계치료상황에서 외부 사람은 심리치료자나 가족치료자가 될 수 있다.

(6) 경험적 가족치료의 치료목표

① 경험적 가족치료의 궁극적인 목적

경험적 가족치료의 궁극적인 목적은 각 개인들이 자기가치에 대한 안정된 감정을 발전시킴으로써 성장하도록 하는 것이다. 목적을 달성하기 위한 방법으로서는 개인에게 중요한 의미가 있는 대상과 의사소통하는 방법으로서만이 가능하다고 보았다. 따라서 치료과정의 목표는 대인관계의 상호작용에서 상호존중과 신뢰를 할 수 있는 경험을 내담자가 직접 하도록 하는 것이다.

② 구체적인 가족치료의 목적

첫째, 새로운 희망을 가질 수 있도록 하며, 과거의 꿈을 자각하도록 하거나 새로운 꿈을 형성한다. 둘째, 각 가족성원들에게 새로운 방법으로 상황을 보고 다루도록 가르친다. 셋째, 자기가치 및 자기존중 감정을 향상한다. 넷째, 각 가족성원들은 자신과 다른 사람의 유일성, 차이점, 유사점을 인정하여 의사소통한다. 다섯째, 적합한 의사소통을 할 수 있는 능력과 가족성원들 간의 조화능력을 향상한다. 여섯째, 가족규칙을 분명히 한다. 일곱째, 성장가족에서 학습한 역기능적 극복행위 형태에서 벗어나게 한다. 여덟째, 의식적으로 의사결정하고 선택함으로써 행동에 책임을 지도록 한다. 아홉째, 기존의 내적·외적 자원을 새로운 차원에서 형성하고 활용한다.

(7) 경험적 가족치료의 치료기법

① 재정의

재정의는 내담자나 가족의 세상에 대한 내면적 준거틀을 변화시키는 데 효과가 있는 치료적 전략이다. 이 기법은 행동, 감정, 사고에 어떠한 긍정적 개념을 제시하는 것으로도 볼 수 있다. 재정의는 부정적인 의미를 긍정적인 것으로 변화하기 위하여 사용하는 기법이다. 기존에 자신이 가지고 있는 고정관념, 사고, 판단의 준거 틀이 변화함으로써 사실이 변화하지 않은 상태에서 의미와 가치판단이 변하게 되는 것이다.

② 가족조각

가족조각은 특정한 시기의 어려웠던 사건을 선정하고, 정서적인 가족관계를 언어를 사용하지 않고 신체적으로 상징화하기 위하여 사람이나 대상물들을 배열하는 것이다. 사티어는 가족조각을 하는 데 있어 역기능적인 의사소통 유형을 사용하였다. 구체적으로 가족성원들에게 역기능적인 의사소통의 유형을 소개하고, 각 유형의 특징적인 신체적 자세를 연습하도록 한 이후에 자신의 유형을 표현하도록 하며 점차적으로 가족 전체가 참여하여 조각하도록 한다. 가족조각은 가족들이 조각에 대한 교육가정을 거친 후에 실시하는 것이 효과적이다.

③ 원가족 삼인군(三人群) 치료

사티어는 출생가족의 성장과정과 생활경험을 중요시하며, 현재의 자기존중감정, 자기가치, 신념, 생존유형, 일치적인 의사소통 등을 성장과정에서의 생활경험과 연결시켜 이해하려고 노력하였다. 이것을 현재의 문제나 증상의 원인을 파악하기 위한 것보다는 부모와 자신과의 관계를 중심으로 전체 가족구조, 전체적인 가족생활역사, 가족관계를 이해하고 평가하도록 하는 것에 관심을 두고 있다. 내담자가 원가족 삼인군에서 학습한 역기능적 대처방법에 집착하는 것에서 벗어나고, 가족규칙과 부모의 규제에서 벗어나 독자적인 개별성을 갖도록 돕는 데 있다. 또한 의식적 선택을 통하여 내담자가 자신의 행동에 책임을 지고, 자신의 감정과 그 감정에 한 감정을 잘 관리할 수 있도록 도우며, 자신의 내적·외적 자원을 인정하고 개발하며, 일치된 의사소통을 할 수 있도록 하며 결과적으로 자존심을 높이는 데 있다.

(8) 그 밖에 사티어의 치료기법

- 연극: 가족구성원들은 가족이나 개인의 생활에서의 한 장면을 연출한다.
- 은유: 한 단어가 다른 생각을 표현하기 위해 사용되며 그 생각은 비유에 의해 논의된다.
- 유머: 때로 가족조각에서의 자세가 웃음을 자아내게 된다. 사티어는 학습을 위해 편안한 분위기를 유지하도록 가벼운 유머감각을 사용한다.
- 접촉: 사티어는 가족구성원과 초기단계에 악수를 한다든가 하는 접촉을 사용한다. 비언어적 지지가 되는 접촉은 가족들이 원하는 범위 내에서, 경계선을 넘지 않도록 한다.
- 의사소통 입장: 사티어는 가족구성원에게 회유형, 비난형, 초이성형, 산만형 중의 하나의 입장을 취하도록 한다. 가족구성원들은 각 입장에 대한 감정을 서로 나누고 서로의 입장에 반응한다. 이렇게 하여 가족구성원들은 효과적인 의사소

통방법을 배우고 어떻게 합리적이 되는지를 알게 된다.

- '나'의 표현: 사티어는 가족에게 그들 자신의 감정을 갖도록 격려한다. 일반적으로 사람들은 수동태로 표현하곤 한다. 예를 들면, '그 일은 혼란스럽다'라고 말하는 대신 '내가 혼란스럽다'라고 말하도록 하는 등 1인칭 주어를 사용하도록 한다.
- 모의가족: 보통 워크숍 참여자들은 가족 내의 바람직한 의사소통 방법과 입장을 배우기 위해 모의형태의 가족이 되어 연기하게 된다.
- 치료도구로써의 밧줄: 가족구성원의 수만큼의 밧줄을 준비하여 각자의 허리에 묶어 서로 간의 관계를 상징한다. 밧줄 끝으로는 다른 구성원의 허리를 묶는다. 구성원들은 밧줄을 보고 경직된 관계 및 연결 상태를 인식하게 된다. 대부분의 경우 엉킴도 생기게 된다. 치료자는 경직되고 엉킨 밧줄을 풀기 위해서 어떻게 해야 하는지 묻는다. 만약 밧줄을 어떻게 풀 수 있는지 말로 할 수 있다면 이것은 일상생활에 적용시키는 법도 배우게 될 것이다.
- 관계의 해부: 결혼에서의 무의식적 계약은 가족조각과 역할놀이에서 명백하게 나타난다. 계약에 대한 대안적 가능성들이 수행되고 배우자는 계약들에 대해 언급한다. 예를 들면, 만약 부인이 남편에게 의지하기 위해 결혼을 했으면 그녀는 남편 뒤에 서서 그의 목을 안고 기대는 자세를 취한다. 두 사람 모두 그들의 느낌을 말로 표현한다. 그 후 부인은 더 강하게 남편의 목을 안고 그에게 기댄다. 다시 그들의 느낌을 표현하도록 한다. 다음에는 역할을 바꾸어 해본다. 사티어는 이 기법을 부부가 최근의 관계를 어떻게 보고 앞으로 관계가 어떻게 될지를 알 수 있도록 하기 위해 사용한다.

3 인지행동주의 가족치료

1) 인지행동주의 가족치료의 주요학자

(1) 패터슨(G. Petterson): 행동주의 부모훈련 프로그램

인지행동주의적 가족치료 분야에서 최대의 실천가이며 연구자는 단연 심리학자 패터슨이다. 패터슨은 행동주의 방법론을 부모훈련과 부부관계에 적용하여 발전시켰다. 상당히 심각한 행동상의 문제를 가진 아동들의 치료를 실시하였는데, 이를 토대로 행동주의 부모훈련 프로그램과 워크북을 개발하였다. 또한 그는 부부의 상호작용에 관해서도 사회교환이론을 적용하여 많은 연구업적을 남겼다. 부부간에 불화가 생기는 것은 두 사람 상호 간에 긍정적인 만족을 주는 보상행동이 충분하지 않기 때문이라고 생각하여 긍정적 행동을 증가시키려는 노력을 기울였다.

(2) 리버만(R. Liberman): 소거와 모델링에 관한 연구

정신과의 사리버만은 우울, 두통, 부부간의 불화를 겪는 성인들의 가족을 치료하면서 조작적 조건화의 원리를 적용하였다. 증상을 강화시키는 환경반응을 조사하고, 무시하면 사라질 것이라는 소거(extinction)의 원칙을 적용하여 치료효과를 얻었다. 또한 자녀의 문제행동은 부모가 효율적인 통제방법을 알지 못하기 때문이라고 지적하고, 모델링(modeling)의 개념을 적용했다.

(3) 스튜어트(R. Stuart): 유관계약에 관한 연구

사회사업가 스튜어트는 유관계약(contingency contracting) 방법을 개발하였다. 유관계약이란 가족구성원의 바람직하지 않은 행동을 수정하는 방법에 초점을 맞추는 것이 아니라, 오히려 바람직하고 긍정적인 행동변화를 극대화시킬 수 있는 상호작용 강화에 초점을 맞추는 것이다. 스튜어트는 가족 내에서 갈등을 일으키고 있는 다른 구성원에게 우선 무조건 긍정적이며 보상적인 태도를 보일 것을 제안한다. 다른 구성원들의 긍정적 베풂은 그 받는 구성원에게 호혜적 반응을 불러일으키고, 이러한 결과로 가족 내에 있던 갈등이 제거되고, 상호 긍정적 기류가 최대화되며, 각 가족구성원 간의 책임감도 커질 것이라고 보았다.

2) 인지행동주의 가족치료의 발달배경

인지행동치료의 토대가 된 인지적 접근(cognitive approach)의 효시는, 기존의 성격 및 정신병리 이론과는 전혀 다른 인간에 대한 조망을 제시한 조지 켈리(George Kelly, 1955)였고, 이후 미국 펜실베이니아 대학의 정신과 교수인 벡(Aaron T. Beck)으로 이어져서 '인지치료'라는 구조화되어 있고, 단기적이며 현재 지향적인 심리치료 이론과 기법으로 정립되었다. 최근 인지행동주의 가족치료는 부모훈련 및 부모자녀관계 상담, 부부상담 및 치료, 성 치료 등에 적용되고 있다. 인지행동주의적 치료는 러시아 심리학자인 파블로프(Ivan Pavlov, 1849~1936)의 고전적 조건화 이론을 기초로 하며, 미국의 왓슨(Watson, 1878~1958)에게 영향을 미쳤다.

3) 인지행동주의 가족치료의 기본가정

인지치료의 창시자인 벡(Aaron T. Beck)은 '우리의 감정과 행동은 객관적 현실보다는 주관적으로 구성한 현실에 의해서 결정된다'고 주장하며, '자기 자신, 다른 사람, 주변 세상, 그리고 미래에 대한 왜곡된 구성과 집착이 우리를 고통스럽게 만든다'고 설명하였다. 인지행동치료에서는 우리의 감정이나 행동이 어떤 사건이나 상황 자체 때문이 아니라 그것에 대한 자신의 '주관적인 해석'에 의해서 영향을 받는다고 가정한다. 그리고 모든 심리적 문제의 이면에는 왜곡되고 역기능적인 생각과 믿음이 자리잡고 있다고 가정한다. 이것을 '인지매개가설'이라고 부른다.

4) 인지행동주의 가족치료의 주요개념

(1) 정적 강화(Positive Reinforcement)

정적 강화란 어떠한 행동 후에 따르는 결과로 인해 미래에 그 행동의 빈도가 높아지는 것을 의미한다. 이는 결과에 대한 지지와 보상을 줌으로써 그 행동의 빈도가 높아지는 것을 정적 강화라 한다. 우리가 어떤 행동을 한 후에 바람직한 결과를 얻을 때 우리는 미래에도 똑같은 행동을 하게 될 것이다. 그러나 만약 환경이 그 행동에 반응을 하지 않는다면 미래에 그 행동은 횟수가 줄어들거나 전혀 일어나지 않을 것이다. 흔히 주변에서 일어나는 문제행동은 잘못된 강화에서 비롯되는 경우가 많다.

(2) 부적 강화(Negative Reinforcement)

부적 강화란 싫은 자극에서 벗어나도록 어떤 바람직한 행동을 함으로써 행동을 강화 받는 것을 의미한다. 벌과 혼돈하는 경우가 있으나 부적 강화는 바람직한 행동을 증가시키는 절차이고, 벌은 바람직하지 않은 행동을 감소시키는 절차이다. 다음으로 끝내고 싶을 때 자신이 적절히 행동할 수 있기 때문에 상황을 스스로 통제할 수 있다. 그러므로 부적 강화는 바람직한 행동을 증가시키는 절차이고, 벌은 바람직하지 않은 행동을 감소시키는 절차이다.

(3) 행동형성

표적행동에 대한 점진적인 접근을 차별 강화하는 것으로 새로운 행동을 가르칠 때 주로 사용한다. 아동이 해 보지 않았던 새로운 행동을 가르칠 때 처음부터 완벽한 행동만 강화하려 하면 강화할 기회가 줄어든다. 그러므로 표적행동을 구성하는 부분을 나누어서 표적행동에 가까워지면 강화하여, 일련의 작은 개선들이 모여 점차 바람직한 행동이 되도록 한다.

(4) 모델링(Modeling)

모델의 행동을 관찰하고 유사한 상황에서 모델과 비슷하게 행동하는 것이다. 모델링은 행동형성과 같이 복잡하고 새로운 행동을 가르치기 위해 사용된다. 모델링은 바람직한 행동을 하는 가족원이나 치료자에 의해 사용될 수 있으며, 그것은 다른 가족원에 의해 모방된다. 모델링은 길고 지루한 시행착오 학습과정을 단축시키는 효과적인 방법으로 알려져 있다. 모방은 아동의 사회성 발달에 결정적인 역할을 한다. 모델의 행동이 강화를 받는 경우에 더 잘 강화 받게 되며, 부모, 교사, 형제자매, 친구가 주 모델이 된다.

(5) 자극통제(Stimulus Control)

행동 그 자체는 문제가 되지 않지만 시간과 장소, 상황에 따라 부적절한 경우가 있다. 미리 단서를 주는 선행 자극을 통해서 적절한 행동을 유도하는 것이 필요하다. 예를 들어 한 아동이 특정한 시간과 장소에서만 어떤 행동을 하기를 기대한다면 아동이 잘못된 행동을 한 후보다는 행동 전에 정확한 수행에 대해서 단서를 받도록 하는 것이 필요하다.

(6) 소멸(Extinction)

반응에 대해 아무런 강화가 주어지지 않을 때 발생한다. 이전에 강화 받던 행동에 대해 강화를 중단하는 절차로 사람들이 싫어하는 행동을 감소시킬 때 사용한다. 이 절차를 적용하면 처음에는 행동의 빈도나 강도가 증가하지만 점차 감소된다. 모든 강화원을 차단할 수 있어야 효과가 크다.

(7) 벌(Punishment)

행동 후에 따른 결과로 인해 미래에 그 행동의 빈도가 줄어드는 것이다. 벌은 사용하기 쉽고 단기적인 효과가 있기는 하지만, 모든 긍정적인 절차를 다 적용한 후에도 효과가 없을 때 최후의 수단으로 하는 것이 좋다. 벌은 벌주는 이를 부적 강화해서 벌을 점차 더 많이 사용하게 되며, 벌 받은 이의 감정적 혹은 공격적 행동을 유도하고, 벌주는 이를 피하게 하며, 부정적인 모델을 제공하고 장기적인 효과는 없기 때문에 바람직하지 못한 측면을 갖고 있다. 또한 벌은 무엇을 하지 말아야 하는지는 가르치지만 무엇을 해야 하는지는 가르치지 않으며, 부모나 교사로 하여금 아동의 잘못된 행동에 관심을 쏟게 한다.

(8) 효과적 계약하기

효과적 계약하기는 쌍방 간의 바람직한 행동으로의 변화를 위한 협상의 과정이다. 이것은 상호작용을 위한 명백한 규칙으로 정의된다. 계약은 개방된 협상 아래서 이루어지며 거의 혐오감이 일어나지 않는다.

① 치료과정

가. 인지행동치료과정 시작하기

- 치료과정에서의 변화를 바탕으로 앞으로 가족이 당면하게 될 여러 문제들을 효과적으로 해결할 수 있도록 도와준다.
- 이러한 관점에서 보면 인지행동주의적 가족치료는 치료와 동시에 예방에 많은 관심을 두었다고 말할 수 있을 것이다.

나. 의제설정의 중요성

- 내담자 만나기 전의 태도로 내담자의 생활과 문제 이해를 위해 관련 기록지 살펴보는 습관을 들인다(내담자에 대한 세부적인 것을 잊어버릴 수 있음).
- 내담자 삶 속에 살아가는 모습을 추측하고 인사 나눔이 필요하다(너무 파고들거나 주제를 벗어나면 안 됨).

- 의제란 회기의 핵심 내용이다(지난 과제 검토, 당일 이야기를 토대로 오늘 과제 제시).
- 주제(어떤 이야기, 주요 내용), 사례 개념화, 치료목표달성을 위한 계획을 한다.
- 기본적 의제 핵심: 일주일간의 생활 점검, 회의 의제 협력적 설정, 과제 검토, 치료계획에 근거하여 수행, 새로운 과제를 제시한다.
- 회기 요약한다(배운 것이 무엇인지 내담자에게 질문).
- 내담자와 함께 점검(어떤 질문이나 관심사, 토의할 다른 주제들이 있는지)한다.
- 좋은 의제를 찾음으로써 내담자를 도울 수 있다(증상과 문제 상황 속에 이루고자 하는 목표 사이의 방향 제시).
- 너무 많은 주제를 나열할 경우(동떨어진 이야기 포함) 중요한 몇 개의 주제를 선택할 수 있도록 내담자 도움을 준다(나머지 의제는 과제 혹은 다음 회기의 주제로).
- 예상 밖의 상황을 진행하고 싶어 할 때 상담 목표달성 과정과 내담자와의 관계 형성에 중점을 두고 균형이 필요하다.

② 첫 회기 중요 사항(소개, 점검, 확인)

서로 소개, 이전 만남 이후 점검, 현재 문제 검토, 심리검사 후 변화사항(검사 수행, 상담에 관한 내담자 느낌 듣기), 상담의 동기 부여를 한다.

- 전체 상담과정에 대한 정보를 알려줌으로써(심리교육 내용: 관계형성에 도움 됨, 학습과성의 공유, 자신의 역할 이해 도움, 증상 이해 및 동기 증진), 상담과정이 위협적이지 않다는 것을 알게 된다.
- 심리교육의 요소: 구체적인 내용은 내담자 문제에 따라 다양하고, 문제행동, 증상 등의 특성과 치료에 초점을 통하여(인지행동치료모델설명), 도표제시, 인지/정서/행동/생리반응/자동적사고 등이 있다.

가. 1회기 상담

- 장애 요소의 진단 준거 검토
- 정상적인 범위와 병리적인 범위 차이 이야기 하기(치료가 합당함, 본인의 잘못이 아님을 이

해, 불안할 때의 생리적/인지적/회피행동을 구체적으로 설명)

- 불안의 3요소(생리적/인지적/행동적) 소개
  - 행동적 요소: 장애 유지에 대한 회피행동, 안전행동을 분명하게 이야기한다.
  - 화이트 보드 이용하여 불안의 하향 나선을 그려 설명한다.
  - 화이트 보드 이용하여 다양한 기법이 어떻게 악순환을 끊을 수 있는지 설명한다.
- 회기의 마지막 부분: 내담자가 요약하도록 도와준다. 회기 중에 핵심 목록을 기록하는 것도 바람직하다.
- 과제를 기억하지 못하거나 당황스러워 다시 물어보지도 못했다(내담자 노트에 기록하도록 격려함).
- 회기 끝부분에 유념할 사항
  - 과제 혹은 회기 중에 질문이나 염려사항, 미진한 사항(다음 회기에 다루기로 약속)
  - 상담자에게 어떤 질문이나 피드백도 괜찮다는 것을 주지시키고, 촉진적 분위기(협력적 경험주의 분위기)를 만든다.

나. 2회기 상담

- 과제를 통해 확인된 의제에 대한 이야기를 다루고, 자신의 증상 발견, 역기능적 패턴 확인, 상황 탐색을 시작할 것을 제안한다.
- 후반부에는 노출기법과 인지재구조화 기법을 설명(습관화 제시)한다.
- 객관적 시점을 유지하기 위해 노출을 위한 불안 위계표(SUDS)를 작성한다.
- 불안의 3요소에 대한 탐색 요청을 하고, 회기에 대한 내담자 질문과 배운 점: 이번 회기에 가져간 두 가지 핵심신념을 파악한다.

다. 과제의 의미

내담자가 중심 역할을 하는 인지행동치료에서는 첫 시작부터 강조되고, 과제를 왜 하는 것인지 이해하도록 도와주며, 과제가 치료 결과와 관련 있음을 이해할 필요가 있다. 소크라테스식 질문을 통해 과제가 왜 도움이 될 것인가를 스스로 설명하게끔

이끌어내도록 한다. 과제는 실제 삶에서 새로운 기술을 연습할 기회를 준다. 내담자 스스로 시도해서 긍정적인 결과를 경험할 때 상담에서 배우고, 핵심 기술에 대한 확신을 느낄 수 있다. 상담 종결 시 자신이 상담자로 계속 기여할 수 있음을 알게 된다.

③ 치료목표

행동주의적 접근에서는 내담자 가족의 바람직하지 못한 행동도 바람직한 행동과 마찬가지로 학습된 행동으로 보기 때문에 치료목표는 잘못 학습되었다고 생각되는 행동을 줄이거나 제거하고, 좀 더 효과적이고 바람직한 행동을 새로이 학습하도록 내담자 가족을 도와준다.

부정적 행동의 감소보다는 긍정적 행동을 증가시키는 데 초점을 둔다. 예를 들면, 공격적인 아동의 반사회적 행동을 제거하기 원할 때는 처벌하기보다는 아동의 긍정적 행동을 찾아 정적 강화를 하도록 노력하는 것이 중요하다는 것이다.

④ 치료기법

행동적 가족치료는 주로 부모훈련, 부부 치료, 성 치료에 사용되며 치료과정과 기법들은 다음과 같다.

가. 부모치료

부모치료에 사용되는 일반적인 치료기법은 다음과 같다.

강화는 결과를 보상하는 정적 강화와 혐오적인 결과와 반응에 의해 사라지는 부적 강화가 있다. 예를 들면 부모는 어린이가 자기의 방을 청소한 후 보상을 줌으로써 자녀의 청소를 정적으로 강화할 수 있거나 자녀가 그것을 할 때까지 잔소리를 함으로써 부적으로 강화할 수 있다. 관심은 종종 행동에 큰 영향을 미치므로 바람직하지 못한 행동에 관심을 두는 것은 비의도적인 사회적 강화를 종종 제공한다. 반응과 그 결과 간의 관계는 그 반응을 지배하고 있는 조건을 한정하며, 강화계획은 반응과 결과 발생 간의 관계를 묘사한다. 강화가 불규칙적인 간격으로 발생할 때 그 반응은 소멸되기가 훨씬 힘들어진다.

긍정적인 연습은 부모로 하여금 아동이 나타내 보이길 바라는 기술을 반복 연습시키는 전략이다.

타임아웃은 부적절한 행동의 결과로 정적 강화를 받을 기회를 잃어버리는 것을 의미한다. 이때 이유를 설명해야 하며 시간은 2~5분이 적절하며 반드시 아동에게 이유를 설명해야 한다. 타임아웃 중에 일어나는 저항이나 고함 소리는 무시한다. 시간이 지났는데도 계속 고함을 지를 때는 조용히 하면 즉시 내보내 주겠다고 한다.

반응 대가는 부적절한 행동의 결과 일정량의 정적 강화제를 상실하는 벌에 의한 형태이다. 예를 들면 잘못된 행동을 할 때 아이가 소중하게 생각하는 물건이나 활동을 상실하게 하며 미리 경고를 해야 한다. 유치원에 왔을 때 아동에게 토큰 10개를 준다. 그리고 잘못된 행동을 할 때마다 토큰을 하나씩 빼앗는다. 집에 돌아갈 때 남아 있는 토큰 수에 해당되는 강화제를 준다.

프리맥의 원리는 바람직한 행동을 증가시키기 위하여 발생빈도가 높은 행동이 발생빈도가 낮은 행동을 위한 강화제로 사용되는 원리이다. 예를 들면 야구를 좋아하는 아이에게 숙제를 마쳐야 야구 놀이를 할 수 있다고 말한다. 프리맥 원리가 효과적이기 위해서는 강화제가 아동에게 매우 인기 있는 것이어야 한다.

나. 부부치료

행동주의적 부부치료는 다른 행동주의 치료와 마찬가지로 정교하고 구조화된 사정으로 시작한다. 일반적으로 면담 이전에 임상적 상태, 특별한 표적행동에 대한 사정, 그리고 표준적인 부부관계를 사정하는 질문이 포함된 구조화된 사정단계를 분석하기 위하여 부부와 만난다. 가장 널리 사용되는 질문지(Lock-Wallace Marital Adjustment Scale)는 의사소통, 성, 애정, 사회적 활동, 가치 등을 포함한 다양한 측면의 결혼 만족을 다룬 질문지로써 부부의 가장 골치 아픈 문제 정도를 기술하고 있다. 문제 있는 결혼생활을 다루는 행동주의적 접근법을 정리하면 다섯 가지의 개입기법으로 나눌 수 있다.

첫째, 부부는 각자를 막연하고 비판적인 불평으로 묘사하기보다는 대신에 '우리 부부는 서로 좀 더 이해할 수 있었으면 좋겠다.'와 같이 명백한 행위 진술을 표현하도록 한다.

둘째, 부부는 '나는 남편과 덜 싸우면 좋겠다.'와 같은 부정적 통제 대신에 '우리 부부는 서로 좀 더 이해할 수 있었으면 좋겠다.'와 같이 긍정적인 통제를 증가시킨다.

셋째, 부부는 의사소통을 개선하도록 도움을 받는다.

넷째, 부부는 권력을 공유하고 효과적인 의사결정 방법을 구축하도록 격려받는다.

다섯째, 부부는 치료에서 얻은 이익을 유지하고 확대시키는 수단으로써 미래의 문제를 해결하기 위한 전략을 배운다.

다. 행동적 부부치료의 일반적인 치료기법

언어적 학대와 다른 혐오적 반응을 피하도록 한다. 문제를 정의할 때 긍정적인 말로 시작하는 것이 효과적이다. 행동적 부부치료의 일반적인 치료기법을 소개하면 다음과 같다.

- 주장훈련: 부부관계 또는 대인관계에서의 불안을 주장 행동을 통해 상호 저지함으로 불안을 줄이는 데 사용되는 훈련이다.
- 체계적 둔감성 훈련
  - 공포나 불안을 극복하기 위한 이완훈련이다. 이 방법은 이완을 한 후 불안을 일으키는 장면을 상상하는 것이다.
  - 불안이 낮은 장면에서부터 시작하여 높은 장면으로 올라가면서 실시하게 한다.
  - 이완을 한 후 어떤 한 장면을 상상하는 중에 불안해지면 다시 이완한 후 그 장면을 상상하는 방법으로 과민성을 제거한다.
- 포화: 이 기술은 정적 강화 자극이라 할지라도 계속적으로 주어져 포화상태에 이르게 되면, 그것은 정적 강화 자극으로써의 기능을 상실하고 오히려 반대의

효과를 나타내는 원리이다.

- 혐오기술: 일시적으로 만족을 주거나 장기적으로 보면 바람직하지 못한 행동에 대하여 혐오자극을 제시함으로써 부적응 행동을 하지 않도록 하는 방법이다.

CHAPTER 11 정신장애의 치료

1 정신치료

1) 개인 정신치료

개인 정신치료는 정신분석이론에 기초하되, 정통적인 정신분석보다 유아적 갈등이나 무의식적 내용을 덜 철저하게 나루면서 현재 갈등과 정신역동도 다룬다. 증상 완화에 치료목표를 두고 부수적으로 왜곡된 성격구조의 변화나 병적 자아방어기전을 시정하려는 정신치료법이다. 개인 정신치료는 크게 두 가지로 구분되는데 표현형과 지지형이 있다.

(1) 치료기법

① 해석

해석은 과거에 무의식적이었던 내용을 의식화하는 것으로서 환자의 느낌 · 생각 · 행동에 대해 무의식적 의미나 원인을 연결시켜 설명해 준다. 주로 전이나 저항, 현재 상황, 공상 등의 의미나 원인을 밝힌다.

② 직면

직면은 환자가 인정하지 않으려는 것을 말해 주거나 환자가 피하거나 축소하는 것을 확인시켜 주는 것이다.

③ 명료화

명료화는 대화내용들에 대해 통합된 관점을 가지도록 하기 위해 환자가 말한 것들을 모으고 재구성해 준다. 또는 환자가 말로 표현하기 어려운 것을 표현하도록 도와준다.

④ 자세하게 말하도록 격려함

자세하게 말하도록 격려하는 것은 환자가 말하는 것에 대해 더 자세하고 많은 정보를 달라고 요청하는 것이다. '무슨 생각이 떠오르는가?'와 같은 개방성 질문을 할 수 있고 구체적인 요구를 할 수도 있다. 이는 표현형, 지지형 모두에서 사용된다.

⑤ 감정이입적 확인

감정이입적 확인은 치료자가 환자의 내적 상태에 대해 감정이입적·동정적 동조를 하는 것이다. 예를 들어 '당신이 그에 대해 우울함을 느낀다는 사실을 이해한다.' 또는 '그랬을 때 마음이 상했군요.'라고 말한다. 자아심리학에서 매우 중요시하는 기법이다.

⑥ 충고와 칭찬

충고와 칭찬은 의사가 중립적 입장을 떠나 어떤 특정 행동을 하라고 처방하거나 칭찬함으로써 재강화하는 것이다.

⑦ 확인

확인은 환자의 말이나 행동을 단순히 긍정하는 것이다. 예를 들어, '아하' 또는 '무엇을 의미하는지 알겠다.'라고 말하는 것이다.

(2) 적응증

정신병적 상태를 포함하여 분석적 정신치료의 대상범위는 넓다. 대체로 정신분석과 같다. 단지 어떤 이유로 정신분석을 받을 수 없는 환자가 대상이 된다. 어떤 환자에게 정신분석을 할 것인가, 표현형 또는 지지형 분석적 정신치료를 할 것인가를 선택하는 것은 진단명보다도 환자의 정신역동을 잘 평가한 후 환자가 자신을 이해하고자 하는 동기, 자아의 강점과 약점, 대상관계의 특징, 자기의 응집력 등을 고려하여 결정한다(민성길 외, 2006).

(3) 치료의 원칙

표현형의 경우 주 1~3회, 45~50분간 면담한다. 그러나 지지형에서는 주 1회, 30~50분간 면담한다. 장의자에 누워 자유연상하기보다 서로 마주 보는 상태에서 면담과 토론 같은 여러 가지 정신치료기법을 좀 더 자유롭게 활용한다.

(4) 표현형 정신치료

① 표현형 정신치료의 목적

표현형 정신치료는 환자의 무의식적 과정에 대한 통찰을 획득하는 것이 목적이다. 의사는 비판단적 환경을 조성하고 중립적 입장을 취한다. 전이나 대상관계, 꿈의 해석은 가볍게 다룬다. 문제에 대한 직면, 문제의 명료화 등의 기법을 사용하고 자아방어기제를 현실적으로 보완해 주며, 자기파괴적 행동에 대해서는 좀 더 적극적으로 개입한다.

② 통찰지향 정신치료

통찰지향 정신치료도 표현형 정신치료에 속하는데 이는 자아가 매우 건강하지만 몇 가지 이유로 문제가 있을 때 그리고 정신분석을 받지 못하게 되었을 때 자신의 감정, 행동, 대인관계의 정신역동에 대한 통찰을 얻기 위해 사용된다. 치료자는 정신분석훈련보다 철저하지 않으나 지도자에게 임상사례연구를 통한 개인지도와 훈련분석을 받아야 한다.

③ 적응증

치료 대상은 신경증, 인격장애 및 정신질환자 전반이지만 그 효과는 환자 선택에 따라 한계가 있다. 예후는 병전 사회 적응능력이 높고 대인관계가 원만하거나 유발인자가 확실한 급격한 발병일수록 좋은 편이다(민성길 외, 2006).

(5) 지지형 정신치료

① 지지형 정신치료의 목적

지지형 정신치료는 정신분석적 개념에 의거하지만 불안, 죄의식, 수치, 좌절, 외부의 압력 등에 대해 환자의 손상된 방어기제와 통합능력을 회복시키고 강화하는 것이 목적이다.

② 관계지향 정신치료

이는 통찰지향 정신치료에 대비하여 관계지향 정신치료라고도 한다. 그 이유는 이 치료기법에서 권위자(의사)의 지지가 효과를 나타내기 때문이다. 이로써 환자의 장애된 방어기제와 통합능력을 재생시키고 강화한다. 즉, 치료자가 환자를 당분간 받아주고 의존을 허용하여 불안, 죄의식, 수치, 좌절, 외부 압력 등으로 고통받고 약해진 환자의 자아를 지지해 줌으로써 문제점을 처리해 나가도록 도와주는 것이다.

③ 치료의 원칙

기술적으로 강하고 긍정적인 치료자에게 의존하도록 만드는 것이 중요하다. 그래도 치료자는 환자를 역동적으로 잘 이해하고 있어야 한다. 기법에 있어(정신분석적 치료는 해석을 사용하나) 지지적 정신치료에서는 다음에 기술된 여러 기법이 주로 사용된다. 즉 따뜻하고 친절하며 강한 리더십, 의존 욕구의 충족, 정당한 독립이 발달되도록 도와줌, 건전한 승화가 일어나도록 도움(예: 취미생활), 휴식과 기분 전환, 과도한 외부적 원인의 고통을 가능한 한 피하게 함, 필요하면 입원시킴, 증상 완화를 위해서는 투약도 함, 현재의 문제점에 대한 지도와 충고 등이다.

④ 주의점

이 치료의 위험은 치료자가 환자를 너무 퇴행하게 하고 의존을 강하게 만드는 것이다. 그러므로 치료의 궁극적인 목적은 독립 획득에 있음을 처음부터 치료계획에 포함시켜야 한다. 치료목적은 환자의 정신기능이 도달할 수 있는 최고 상태의 안정성을 획득하는 데 있다.

⑤ 치료기법

가. 보증(안심시킴)

보증은 의사의 권위로 환자를 안심시키는 것이다. 즉 증세에 관해 설명하거나 환경에 대해 불안해할 때 그럴 정도가 아니라고 보증을 하거나 병은 두려워할 것이 아니라는 확신을 주는 등의 재확인을 해준다. 이로써 증세의 악순환을 막는다.

나. 환기

환기는 가정이나 직장생활을 통해 발생한 여러 가지 갈등이나 불안, 의문, 충동성 및 죄악감을 치료자에게 속 시원히 털어놓음으로써 불만이 해소되거나 긴장이 풀리게 하는 치료법이다. 선생님이나 선배와의 우정 어린 대화나 각 종교의식의 기도나 고백행위가 이에 부합된다.

다. 제 반응

제 반응은 무의식 속에 억압된 억울한 기억이나 감정을 터뜨려 표현함으로써 누적

된 스트레스나 긴장을 정화 또는 완화시키는 표현치료법이다. 슬픈 감정, 공포감, 혐오감, 분노 및 적개심 등을 발산시킨다. 고된 시집살이를 하는 며느리가 울면서 하는 넋두리나 상급자에게 수모를 당한 신입사원이 술을 한잔하면서 하소연하는 것, 말로 하는 화풀이 등이 그 실례이다. 이러한 반응은 암시나 최면제 투여로 촉진될 수 있다.

라. 지지

지지는 치료자가 환자의 이야기를 수용하는 태도로 잘 들어줌으로써 불안이나 갈등을 경감시켜 주고 적응능력이나 용기를 증가시켜 주는 것이다. 충고, 설명, 격려, 보증 및 지도 등이 직접적 지지요법이다. 어려운 환경 여건을 개선해 줌으로써 안심하고 적응하도록 해 주는 것이 간접적 지지요법이다.

마. 설득

설득은 충동이나 욕구 불만 및 잘못된 생각이나 습관을 환자의 이성과 의지 및 윤리도덕관에 적극적으로 호소하여 시정하는 요법이다. 강요보다는 치료자를 신뢰하게 하고 권유나 설명을 통해 자기문제를 스스로 비판하고 자아를 강화함으로써 증세를 완화시킨다. 증세를 억압하기도 하고, 좀 더 견디기 쉬운 대상으로 전환하기도 하고 때로는 더 강한 방어기제를 내세우거나 새로운 것으로 대치시키기도 한다.

바. 암시

암시는 겪고 있는 증상이 완화되거나 곧 나을 것이라고 암시해 줌으로써 치료효과를 얻는 요법이다. 치료자가 권위나 신뢰를 유지한 채 피암시성이 강한 환자를 동정적으로 대할 때 자아의 퇴행이나 무의식적 갈등의 표현이 잘되며 암시효과가 높다. 그러나 일시적 효과에 그치기 쉽고 병식의 역동적 접근을 시도하지 않으면 증상의 재발이 잘 일어나므로 재교육치료도 필요하다. 암시는 어린 아이 같이 감정이 미숙하거나 히스테리 경향을 가진 환자, 초발한 전환장애환자, 외상후스트레스장애 등에 효과가 있다.

사. 마취합성

마취합성은 표현하기 곤란한 정신적 문제를 의식적으로 억제하여 긴장이나 증상이 심해질 때 나트륨 아미탈(sodium amytal) 또는 디아제팜(diazepam)과 같은 약물을 사용해 몽롱한 상태나 최면 상태를 유도하는 것이다.

결과적으로 의식적 자제가 완화되거나 제거되면, 무의식 속의 내용이 쉽게 표현된다. 이때 친절한 의사소통을 통해 감정을 정화시켜 주거나 지지나 설득을 시도한다. 치료 대상은 망각이나 둔주 같은 해리성 장애, 초기 외상후스트레스장애, 급성 불안 상태 등이다. 만성적인 경과를 밟는 신경증이나 강박장애에는 큰 효과가 없다.

2) 단기 역동정신치료

최근 들어 상담 및 심리치료 단기화의 필요성에 대한 인식이 증가하는 추세이다. 실제로 대학상담소나 전문상담기관 등 다양한 분야에서 이루어지고 있는 상담은 일반적으로 내담자는 상담의 장기화를 기대하지 않으며 신속한 문제해결을 원하며, 어떤 내담자는 한두 번의 심리치료를 통해 수개월의 치료를 받은 것보다 더 많은 효과를 얻기도 한다(June, Smith, & Elsie, 1983).

(1) 단기 역동정신치료의 특징

단기상담은 장기상담의 시간적인 축소판이 아니며, 제한된 시간 내에 효율적인 성과에 도달하기 위한 독특한 특성과 개입방법을 가지고 있다(이희백, 이현림, 1999). 이러한 단기 역동정신치료의 공통적 특징을 살펴보면 다음과 같다.

① 빠른 핵심문제파악 및 치료계획 수립

- 호소 문제의 본질에 대한 빠른 판단
- 핵심문제를 중심으로 현재 상태에 대한 초기 평가

- 핵심문제에 초점을 맞춘 치료계획수립

② 상담목표의 제한성

- 구체적 행동의 획득 및 소거가 목표가 됨
- 내적 갈등 해소가 목표가 되는 경우라도 구체적
- 행동의 변화가 치료 성공의 준거가 됨

③ 치료적 초점

- 현재의 문제증상 및 반복적으로 문제가 되는 대인관계에 치료적 초점을 둠
- 치료적 초점을 유도하기 위한 상담자의 개입

④ 상담자의 적극적 개입

- 치료의 초점 유지
- 즉각적인 정서적 지원 및 안내
- 과제 할당
- 직접적인 해석
- 내담자가 실천할 행동계획의 수립

⑤ 상담자-내담자의 긍정적 관계를 위한 기법

- 상담에 대한 친절한 구조화
- 정서적 지원 및 내담자의 장점 격려하기
- 직접적인 조언 및 정보제공

⑥ 적합한 내담자 유형

- 환경요인에 의해 급성으로 문제가 발생한 경우
- 이전에 양호한 적응능력을 가진 경험이 있는 경우
- 주요 호소 문제를 구체적으로 표현할 수 있는 경우
- 치료에 대한 동기가 높은 경우

(2) 단기역동정신치료의 치료과정

단기역동정신치료는 내담자가 치료자를 중요한 타인으로 경험하면서 역기능적 패턴을 관계 안에서 재현하고 이를 성공적으로 다루게 하는 교정적 경험을 통해 어린 시절 관계의 결점을 보상하도록 돕는 것으로 시프노스(Sifneos, 1979)는 다양한 단기 정신역동치료에 대한 치료의 5단계를 제시하였고 그 내용은 다음과 같다.

① 내담자-치료자 만남(Patient-therapist encounter)

내담자의 핵심문제를 확인하며 라포를 발달시키고 치료적 동맹을 세운다.

② 초기 치료(Early treatment)

내담자가 가지고 있는 환상적인 사고와 현실을 구별하게 한다.

③ 치료의 절정(Height of treatment)

현재 문제를 과거로 연결한다. 이때 과거에 대한 탐색은 현재의 핵심문제와 관련된 것에만 국한된다. 이때 치료자에 대한 불안이나 저항의 징후가 나타날 수 있으며 이러한 저항이나 불안을 직접적으로 다루게 된다. 또한 치료적 관계를 통해 내담자의 역기능적 패턴을 파악하며 새로운 방식의 상호작용을 통해 교정적 경험을 제공한다.

④ 변화의 증거(Evidence of change)

긍정적인 변화는 증상의 감소, 문제해결의 증진, 관계의 향상을 통해 알 수 있다.

⑤ 종결(Termination)

초기의 목표가 충분히 충족된 경우 종결을 하며, 목표를 확장하거나 성격변화에 영향을 주기 위한 노력을 덧붙이지는 않는다. 이 단계에서는 치료 종결에 따른 상실과 분리의 문제를 다루는 데 치중한다.

(3) 레벤슨(2004)의 TLDP

최근 레벤슨(Levenson, 2004)에 의해 제시된 TLDP는 만성적인 역기능적 대인관계 문제를 가진 내담자에 적절한 접근으로 평가되고 있으며, TLDP의 과정에서 내담자로부터 주기적인 역기능 패턴(Cyclical Maladaptive Pattern: CMP)에 대한 정보를 얻기 위한 단계를 제시하였는데 이를 정리해 보면 다음과 같다(이수민, 2014).

① **내담자 자신에 대한 반응**(사고, 감정, 동기, 인식, 행동)

"저는 사람들이 저와는 어떤 것도 하고 싶어 하지 않는다고 생각해요."(생각)

② **타인의 반응에 대한 내담자의 기대**

"제가 만약 실수하면 사장님이 절 해고할 거예요."

③ **나에 대한 타인의 반응**(타인의 행동은 실제 행동 및 내담자에 의해 해석된 행동을 의미)

"직장에서 제가 실수를 했을 때, 사장님이 저와 마주치지 않으려고 그날 하루 일을 쉬셨어요."

④ **나 자신에 대한 나의 반응**(무의식적인 수용, introject)

"제가 실수를 한 날에는 심하게 자책하고 잠도 잘 못 자요."

3) 정신분석적 치료

정신분석에서는 치료목표를 달성하기 위해 증상 완화와 더불어 환자가 지닌 기본적인 성격 양상과 방어기제의 제거 또는 수정을 두고 있다. 정신분석적 치료에 관해 자세히 살펴보면 다음과 같이 정리할 수 있다(최규련, 2019).

(1) 정신분석적 치료의 인간관

결정론적 측면에서 인간의 행동은 비합리적 힘, 무의식적 동기, 생의 초기 6년 동안의 주요한 심리성적 발달단계에 따라 전개되는 생물학적 본능적 충동에 의해 결정되고, 본능적 측면에서 프로이트가 초기에는 성적 에너지를 리비도라고 불렀지만, 후에는 모든 삶의 본능 에너지를 리비도라고 불렀고, 죽음의 본능이라는 개념으로 인간은 때로는 자신이나 타인을 해치려는 무의식적 소망을 행동으로 나타낸다고 주장하였다.

(2) 정신분석적 치료의 주요개념

- 성격구조-삼원구조론에서 원초아는 심리적 에너지의 원천이자 본능이 자리 잡은 곳, 즉 무의식적 과정이고, 자아는 원초아의 본능과 외부 현실세계를 중재 또는 통제하는 역할을 하며, 초자아는 쾌락보다 완전을 추구, 현실적인 것보다 이상적인 것을 추구한다.
- 자아심리학은 인간 본성의 중심에는 인정 욕구가 있고, 어린 시절에 부모가 아이를 충분히 인정해 주었다면 아이는 안정감이 있고 자율적이며, 자신감이 있는 인성을 형성하여 후일 자신의 배우자와 자녀에게 사랑을 줄 수 있게 된다. 충동심리학은 인간 본성의 중심에는 성적 충동과 공격적 충동이 있고, 근본적인 충동 표현에 불안을 느끼기 때문에 정신적 갈등이 일어난다.
- 저항은 사람들이 자신의 억압된 충동이나 감정들을 깨닫게 되면 불안을 느끼고, 그 불안으로부터 자아를 방어하려고 할 때 나타나는 현상이다.
- 전이는 유년기에 자신의 삶에 중요한 역할을 했던 사람, 특히 부모와의 사이에 있었던 감정이 치료 상황에서 치료자에게 이동하는 것이다.
- 역할 상보성은 역할 상보성에 의해서 가족 통합의 상징은 애정, 관심, 신뢰가 이루어질 수 있다. 이중구속 메시지와 희생양은 역기능적 가족구성원 간에는 서로

이중구속 메시지로 인해 희생양이 생기는데 메시지를 받는 사람은 어떤 식으로 반응을 하던 실패하게 되고, 이중구속 상황에서는 항상 2명 이상의 사람이 있어야 하며, 그중 1명은 '희생양'으로 지정하게 된다.

- 의사 상호성은 관계 속에서 자신의 정체성은 무시한 채 서로가 상대방에게 빠져버린 상태를 의미한다.
- 의사 적대성의 표면적 수준은 분열과 격리의 상태로 표출되지만, 친밀에 대한 욕구와 애정이 숨겨져 있다고 본다.
- 결혼 분열은 부부 각자가 지닌 문제 때문에 가정 내에서 만족할 만한 역할을 창조해 내지 못하는 부조화 상태를 의미한다.
- 결혼 왜곡은 결혼생활에 만족은 없으면서도 어떠한 상황에서도 이혼으로 결혼이 해체되지 않기를 원하는 형식적 결혼 형태에서 나타난다.
- 내사는 내면화의 가장 초기 형태로 대상에 대한 이미지와 대상과 상호작용하는 자아, 그에 관련된 감정의 기억들을 구조화하여 주위 환경과 상호작용하는 패턴을 재생산하고 고정화시키는 것을 말한다.
- 투사는 자신이 스스로 받아들일 수 없는 충동이나 태도 등을 무의식적으로 타인이나 환경의 탓으로 돌리는 행동기제이고, 동일시는 내면화의 가장 높은 수준으로 역할의 내면화 동일시의 결과는 아이가 부모들이 하는 것과 같은 방식으로 어떤 행동과 역할을 취하게 되는 것이며, 투사적 동일시는 상호작용에 의한 과정으로 부모는 아이에게 자신의 불안을 일으키는 측면을 투사하고, 그 아이는 부모의 공포를 충족시키는 방식으로 공모하고 행동하는 것이다.
- 그 밖에 억압, 부인, 투사, 퇴행, 합리화, 승화, 치환, 반동형성 등의 방어기제가 있다.

(3) 치료과정

- 내담자가 갈등, 부정적 감정(불안, 죄의식) 등 도움을 필요로 하는 심리적 불편을 말

하기 시작한다.

- 상담 장면의 행동에서 내담자가 신경증적 증세를 보인다.
- 상담자는 자유연상, 꿈의 분석, 최면 등을 통해 내담자의 신경증적 갈등을 탐색한다.
- 상담자가 내담자의 언어 내용에서 갈등의 핵심, 주제 내용과 관련된 행동측면을 추리한다.
- 상담자는 전이현상(장면)에서 내담자의 갈등이 표면화되도록 한다.
- 상담자는 내담자의 저항적 언어반응을 해석한다.
- 상담자는 그러한 해석에 대한 내담자의 반응 및 수용을 격려한다(종결작업).
- 신경증의 감소 및 제거가 시작된다.
- 내담자의 부정적 감정이 해소되고 정신에너지가 해방된다.
- 내담자에게 보다 적절한 언어반응은 물론이고 자아통찰력이 생긴다.

(4) 치료목표 및 치료기법

정신분석은 무의식적 내면세계의 의식화작업, 치료적 목표는 적응적이고 문제해결적인 자아기능의 강화에 있으며, 자아를 강하게 하여 행동이 본능의 요구보다는 현실에 바탕을 두도록 하는 것이다. 치료기법은 경청, 감정이입(공감적 이해), 감정정화기법, 해석, 꿈의 분석, 자유연상, 저항, 전이, 역전이, 전이적 관계를 훈습, 치료기간 동안 어린 시절 기억을 적극적으로 탐색한다.

2 기타 심리사회적 치료

1) 집단 심리치료

(1) 집단통합예술치료

예술치료는 음악, 미술, 연극, 놀이, 무용, 동작 등의 다양한 예술을 통해 접근하는 심리치료의 한 영역이다. 예술치료는 심리적 정화를 포함한 심층심리적 조화를 통해 나타나는 심리증상을 완화시켜 준다. 예술치료에서 예술은 상징적 비언어적 의사소통의 도구이다. 내담자의 창의성을 자극하여 환경에 대한 다각적인 탐색 및 광범위한 사회적 기술을 습득하게 할 뿐 아니라 인간관계에서 나타나는 문제들을 집단치료의 형식으로 안전하게 남을 이해하고 원만한 성격을 기를 수 있게 한다. 예술치료의 효과는 장애를 겪고 있는 개인의 부족하거나 결여된 부분의 보충은 물론 정상적 개인의 높은 수준과 자아발전으로 이르게 하는 것을 포함한다(홍은주 외, 2017: 19-20).

(2) 집단통합예술치료 영역

예술치료 분야가 전문화되기 이전부터 이미 예술의 영역 안에서는 여러 영역의 예술치료 분야가 기능별로 전문화되어 왔다. 미술치료, 음악치료, 연극치료, 무용동작치료가 새로운 분야로 대두되었으며, 각 예술영역과 심리치료 분야가 통합되면서 활발한 연구성과가 나타나고 있다(박경화, 2013: 7). 미술치료의 학문적 역사는 길지 않지만, 최근의 활발한 연구와 고유한 임상 영역으로 자리를 확장하고 있다(이근매 외, 2006: 16-17).

미술치료는 미술과 치료라는 두 영역의 만남으로 문화적 · 사회적 · 경제적 · 정치적 상황을 반영하여 시대의 역동과 새로운 삶을 위한 비전을 보여준다. 미술을 통한 인간의 창의적 능력과 표현 욕구는 시대적 · 문화적 · 종교적 · 사회적 관계에서 특성을 드러낸다. 미술치료는 비언어적이고 창조적인 측면들은 언어적 치료에서 효과를 보지 못하는 경우에 다양성을 제공한다. 자기표현과 탐구의 수단으로 사용될 수 있으며, 어려운 경험을 표현하는 데 유용하다(최외선 외, 2016: 28-29).

음악치료는 인간의 신체적 · 정신적 · 사회적 · 정서적 장애 극복과 질적 만족을 위한 음악활동이다. 음악치료는 음악을 사용하여 긍정적인 삶을 향유할 수 있도록 도와주는 활동과 음악을 통한 관계를 통해 환자-음악-치료사의 역동적인 변화로 과학적이고 체계적인 치료 작업이다(홍은주 외, 2017: 104-105).

문학치료는 읽기와 쓰기를 통한 치료라고 할 수 있다. 문학치료는 작품의 경험을 체험해가면서 정서적 · 인지적 자극이 생성되고, 자극을 통해 실제 경험과 상호작용하여 내담자를 변화시키는 과정이라고 할 수 있다(홍은주 외, 2017: 146-149).

모래놀이 치료는 물이나 하늘을 상징하는 푸른색으로 칠해진 상자를 사용하며 여기에는 모래가 담겨 있다. 작은 장난감 소품들이 선택되어 사용되기도 하고 사용되지 않은 채 모래로만 세계를 꾸미기도 한다. 꾸며진 모래 세계는 내담자에 의해 분석되며 치료사는 거의 개입을 하지 않는다(이혜란 외, 2017: 286-290).

연극치료는 드라마와 연극이 정서적 · 정치적 · 영적 변화를 유발하는 데 효과적으로 작용할 수 있는 방식에 대한 새로운 통찰이 나타나게 되었다. 연극치료에서 극적 투사는 내담자가 자신의 경험을 연극적 또는 극적 내용이나 실연에 투사함으로써 내적 갈등을 외현화 하는 과정을 말하며, 극적 표현은 내담자의 문제를 새롭게 재현함으로써 변화를 가능하게 하고, 그와 함께 투사된 실연을 통해 탐험과 통찰의 기회를 제공한다. 즉, 투사를 통해 내담자의 내면 상태와 외적 표현 사이에 극적 대화가 일어날 수 있다(김미진, 2016: 15).

심리극은 연극을 통해 인간존재의 진실과 존재에 대한 현실문제 탐구라고 할 수 있다. 심리극은 인지적 · 언어적인 것뿐 아니라 신체 동작에 따른 행동 차원까지 포함하여 인간의 모든 차원을 이용하고 있으며, 자신의 생각이나 느낌을 행위화 하려는 무의식적인 욕구를 충족해 준다. 그리고 인간의 개인성뿐만 아니라 사회성, 집단성을 강조한다.

2) 최면치료

최면은 시술자와 환자 사이에 일어나는 특수상황으로서 전이와 비슷한 상태이며, 시술자의 지시에 따라 행동할 뿐 자기통제력이 상당히 제한된 일종의 해리 상태와도 같다. 독일 의사 프리드리히 안톤 메스머(Friedrich Anton Mesmer, 1734~1815)가 처음 이 용어를 사용하였고 그 후 많은 학자가 동물자기이론을 신경증적 장애치료에 이용했으며, 이와 같은 치료방법을 최면치료라고 한다.

(1) 최면기법

① 전조의 지각

환자는 시술 전부터 시술자에 대한 기대와 신뢰감 등으로 인해, 최면 상태로 들어갈 마음의 준비가 되어 있는 상태이다.

② 정신생리적 강화

시술 전에 미리 환자에게 어떤 생리적 현상이 일어날 것이며, 그것은 시술자의 신호에 따라 일어난다는 것을 강력히 시사한다.

③ 돌입 상태

돌입 상태가 되면 환자는 자기통제력을 잃고 시술자에게 맹목적으로 복종을 하게 된다. 이런 상태에서 치료목적에 적합한 지시를 내린다(이정균, 김용식, 2001).

3) 행동치료

(1) 행동치료의 정의

행동이란 관찰 · 기록 · 측정이 가능한 개인의 어떤 행위 · 동작 · 반응을 가리키는 것으로 개인이 하는 모든 것을 지칭한다. 행동치료는 과대행동에 초점을 맞추는 것이 아니라 어린이가 학교 · 가정 · 사회에서 성공하는 것을 방해하는 어떤 특정한 행동들에 그 초점을 맞춘다. 행동치료의 목적은 잘못 학습된 행동을 학습이론에 따라 체계적으로 교정하여 증상의 해소 및 건설적인 행동으로 다시 학습하는 것이다. 즉, 행동치료는 환자가 건설적으로 사회에 적응할 수 있도록 행동의 변화를 가져오게 하는 데 목적이 있다.

(2) 행동치료의 유형

① 체계적 둔감법

체계적 둔감법은 특정한 상황이나 상상으로 형성된 불안반응을 극복할 때 가치 있는 방법이며, 상상으로 극복한 불안을 실생활에서 처해 보는 단계적 훈련을 병행하면 더욱 효과적이다. 또한, 이 방법은 대인관계 불안, 시험불안, 신경증적 불안, 광장공포증, 일반공포증, 성 불능, 성적 부적응 등을 제거하는 데 매우 효과적이다.

② 토큰경제

토큰활용법은 바람직한 행동을 인정하는 것만으로 효과가 없을 때 치료적으로 바람직하다고 생각되는 행동들을 구체적으로 정한 후 그러한 행동이 나타날 때는 환자가 원하는 보상과 교환할 수 있는 토큰을 주어 환자가 원하는 물건이나 권리와 바꿀 수 있도록 치료하는 것이다.

③ 모방하기 또는 리모델링

모방하기 또는 리모델링은 다른 사람이 행동하는 것을 관찰함으로써 간접적으로 바람직한 행동을 학습하는 것이다. 이 방법은 실제상황 또는 필름을 보여주거나 상사에 의해서 제시하는 등 모방하게 될 행동을 시범자가 노출하는 것이다. 타인의 관찰을 통해서 학습과 행동의 변화를 일으킨다는 의미에서 모델링 관찰학습이라고 한다. 이 절차를 활용해서 치료하는 장애는 야뇨증, 불안, 강박사고와 강박행동, 분노발작, 공격성, 자폐증 등이다.

④ 시행과정

시행과정은 모델의 행동에 주의를 기울여 그 특이성, 복잡성, 일반성, 감정적 유인, 기능적 가치와 관찰자의 특징, 감각능력, 각성 수준, 과거의 강화를 인식하는 과정의 주의집중 과정, 모델의 행동을 회상하거나 그 행동이 적절한 상황에 대한 지식을 어떤 형태로 보유하고 인지적으로 조직하고 상징적으로 부호화하며, 상징적 재현이나 행동재현을 하는 과정의 보유과정, 행동재현하려는 동기를 포함하는 것이다. 선천적 능력, 긍정적인 효력, 재현의 가치관찰, 정확한 피드백 등의 행동적 재현과정, 외적 강화, 대리적 강화, 자기강화, 동기적 강화 등이 있다.

⑤ 자기주장훈련

환자로 하여금 치료 중에 어떤 행동이나 역할을 하도록 하는 것을 자기주장훈련이라고 하는데, 이는 역할연기, 행동시연이라고도 한다. 자기주장훈련은 불쾌한 감정이나 분노를 제대로 표현하지 못하는 사람, 거절을 못 하는 사람, 애정이나 호감을 표현하지 못하는 사람에게 효과가 있다(김윤재 외, 2012).

4) 인지행동치료

(1) 정의

인지행동치료는 인지이론, 사회학습이론, 행동치료 등으로부터 개념과 기법들을 선택적으로 활용하면서 치료의 내용은 인지행동모델에 기반하고 있는 치료모델이다. 지금-여기에 초점을 맞추고, 단기적으로 개입하면서 제한적이고 구체적인 목표를 정하고 치료한다. 치료자는 지시적이며 클라이언트가 제시하는 문제를 중심으로 개입한다.

(2) 인지행동치료의 특성

- 인간의 정서적 반응에 대해서는 인지모델을 기반으로 한다.

- 간결하며 시간이 제한적이다.
- 좋은 치료적 관계가 필요하지만, 그 자체가 초점은 아니다.
- 치료는 치료자와 클라이언트의 협동적인 노력이다.
- 스토아학파의 철학적 기반을 갖는다.
- 소크라테스적 접근방법을 사용한다.

(3) 주요이론(ABCDE 이론)

- A(Activating event): 개인이 정서적 혼란을 갖게 되는 선행사건이다.
- B(Belief system): 어떤 사건이나 행위 등과 같은 환경자극에 대해서 각 개인이 갖는 태도로서, 개인의 신념체계 또는 사고방식을 가리킨다. 신념체계에는 합리적 신념(rB: rational Beliefs)과 비합리적 신념(irB: irrational Beliefs)이 있다.
- C(Consequence): 선행사건을 접했을 때 생겨나는 비합리적인 태도 내지 사고방식으로 그 사건을 해석함으로써 느끼게 되는 정서적 결과이다.
- D(Dispute): 자신이 가지고 있는 비합리적인 신념이나 사고에 대해서 도전해 보고 과연 그것이 합리적인지 논박하는 것이다.
- E(Emotional consequence): 비합리적인 신념을 철저하게 논박함으로써 합리적인 신념을 갖게 된 다음에 느끼게 되는 자기수용적 태도와 긍정적인 감정의 결과나 효과이다.

(4) 인지행동치료의 실제

① 치료기간

치료기간은 일반적으로 3~6개월까지로 정신역동적 이론에 비하면 단기 치료모델로 간주할 수 있다.

② 치료단계

- 1단계: 인지행동치료의 기본철학 및 논리를 클라이언트가 믿도록 설명하고 설득한다.
- 2단계: 클라이언트의 자기보고와 상담자의 관찰을 통해 비합리적인 신념을 발견하고 규명한다.
- 3단계: 클라이언트의 비합리적인 신념에 대한 상담자의 직접적인 논박 및 합리적인 신념의 예를 들어 설명해 준다.
- 4단계: 자신이 동의한 비합리적인 신념을 합리적인 신념으로 바꾸기 위한 인지적 연습을 반복한다.
- 5단계: 합리적 사고와 행동반응을 개발하고 이를 일반화시켜 일상적으로 적용하기 위한 행동적 연습을 한다.

③ 치료기법

가. 인지적 기법

- 합리적 신념에 대한 상담자의 논박: 클라이언트의 비합리적인 신념을 적극적으로 논박하는 기법이다.
- 인지적 과제 부과: 클라이언트의 내면화된 자기언어의 일부인 추상적인 '반드시 ~할 것이다(should)'나 '반드시 ~해야 한다(must)'를 제거하는 기술이다.
- 자신의 비합리적 신념에 대한 클라이언트의 자기논박: 매일 자신의 비합리적인 신념이 약화될 때까지 일정 시간 동안 대표적인 비합리적 신념을 논박하도록 하는 기법이다.
- 새로운 진술문 사용: 클라이언트는 절대적인 '해야 한다(should, must, ought)'를 절대적이 아닌 '하면 좋겠다(preferable)'로 대치함으로써 좀 더 합리적인 사고로 자신을 진술하는 법을 배울 수 있다.

나. 정서적 기법

- 합리적 · 정서적 이미지: 습관적으로 부적절한 느낌이 드는 장면을 생생하게 상상하도록 한다. 그리고 그 장면의 부적절한 행동을 적절한 행동으로 바꾸도록 하는 기법이다.
- 역할놀이: 클라이언트는 문제행동과 관련된 장면에서 어떤 일이 일어나는지 알기 위해 그 장면의 행동을 시도해 보는 기법이다.
- 수치심-대면연습: 주위 사람들이 어떻게 생각할지에 대한 두려움 때문에 못하는 것을 실제로 행동해 보도록 하는 훈련기법이다.
- 무조건적 수용: 클라이언트의 어떤 말이나 행동을 무조건 수용하는 기법이다.
- 시범: 클라이언트가 겪고 있는 정서적 혼란에 대해 그것과 다르게 생각하고 행동하는 사람들의 생각이나 행동을 치료자가 연출해 보여주는 기법이다.
- 유머: 클라이언트에게 혼란을 일으키는 어떤 생각을 줄이기 위해 치료자가 유머를 사용하는 기법이다.

다. 행동적 기법

인지행동치료에서는 행동적 상담기법(조작적 조건화, 자기관리, 체계적 둔감법, 도구적 조건화, 생체 자기제어, 이완 등)을 많이 활용한다. 그러나 전통적 행동주의 기법과의 차이점은 행동의 변화뿐만 아니라 사고, 더 나아가 정서까지도 변화시키려는 데 궁극적인 초점이 있다는 점이다(권진숙 외, 2014).

5) 환경요법

(1) 정의

환경요법(milieu therapy)은 대상자의 증상을 환경에 대한 병적 적응행동으로 보고 그들이 처한 환경을 과학적으로 분석하여 회복을 촉진하는 치료적 환경으로 재구성하는 것이다.

(2) 존스의 치료적 지역사회

병실환경이 대상자들의 치료에 매우 중요함을 인식하고 병원의 비치료적인 요소를 제거하고 개방병동, 평상복 착용, 공동체 모임, 직원 감수성 훈련 등의 치료적 요소를 강조하는 것이다.

(3) 한국의 환경요법 역사

1970년대 중반에 광주광역시에 있는 성 요한병원에서 최초로 환경요법이 시작되었다. 이곳은 아일랜드의 성 요한 수도회에서 운영하는 병원으로 존스(Maxwell Jones)의 치료적 지역사회 이념을 적용하고 있다. 이곳에서는 입원실을 안집, 대상자를 손님이라고 부르며 대상자와 치료팀이 모두 평상복을 착용한다. 대상자에 대한 환대(hospitality)의 철학을 실천한다. 또한, 가정과 같은 분위기를 조성하고, 지역사회로의 빠른 복귀를 위해 낮 병원과 재활센터를 운영하고 있다.

(4) 목적과 기능

대상자에게 물리적 · 정서적으로 안전한 환경을 제공하여 그들이 새로워지고 좀 더 적응적인 행동을 할 수 있도록 하는 것(보호, 지지, 구조, 참여, 타당성)이다(이정숙 외, 2010).

6) 작업요법

(1) 개요

작업요법은 건강을 유지 · 증진하며 불구를 예방하고 독립적인 기능을 증진시키고 발달을 강화한다. 이러한 형태의 치료법은 작업이 급성단계가 지난 정신적 · 신체적 질환 환자들의 회복에 도움이 된다는 인식에서 나왔다. 다른 치료법을 병행해야 하므로 작업요법사가 고안한 치료 프로그램도 의사, 간호사의 치료계획 및 환자를 위한 특수한 프로그램을 작성하는 데 관련된 전문요원이 계획과 조정을 해야 한다.

(2) 역사

환자들은 오랫동안 정신병원에서 잡일들을 하는 데 고용되어 왔다. 19세기 후반과 20세기 초에 정신질환자들을 위해 수공예를 이용하는 실험이 행해졌는데, 이 실험으로 최초의 작업치료실이 생겼으며 작업요법사를 훈련시키는 학교도 생겼다.

(3) 현대의 활동

작업요법은 신체적 기능을 회복하고 환자의 신체활동이 가능한 범위 내에서 먹고, 입고, 쓰는 등의 간단한 기능들을 스스로 할 수 있게 하기 위해 특별히 고안된 치료법이다. 의사가 처방한 것을 수행하기 위해 작업요법사는 치료에 사용되는 기술에 관한 지식은 물론 해부학, 생리학, 내과학, 외과학, 정신과학, 심리학 등에 대해 적절한 지식을 가지고 있어야 하며 일정 기간 임상수련을 해야 한다. 환자가 집에서 일하거나 직장으로 돌아가거나 간에 불구자를 재활시키기 위해서는 그들이 일할 수 있는 능력을 사정하는 것이 필수적이다. 사정방법은 간단한 활동 테스트부터 전면적인 작업 테스트, 심리사정 등에 이르기까지 다양하다. 사정 후에는 작업 전 단계의 훈련과 연습이 필요하다.

7) 기타 심리사회적 요법

(1) 놀이요법

소아정신과에서 주로 하는 놀이요법과는 의미가 다르다. 성인 환자에게 무엇인가 그들이 즐길 수 있는 놀이나 오락을 하게 함으로써 도움을 주는 치료법으로 논다는 것은 쉬운 일 같지만 환자에 따라서는 어려울 수도 있다. 윷놀이나 화투놀이 등 아주 쉬운 놀이도 할 수 없기 때문에 대인관계가 이루어지지 않고 외톨이로 지내야 하는 환자도 많다. 놀이는 인간관계 형성의 가장 기본적인 매개체이다. 놀이를 익히고 흥미를 갖고 참여하여 억압된 감정을 자신도 모르게 자극받아 생기를 돌게 한다(이정균, 김용식, 2001).

(2) 예술요법

그림이나 붓글씨, 조각, 공작, 수예, 목각, 목공 등 손으로 하는 예술 분야가 예술요법에 속한다. 이름이 뜻하는 것과는 달리 예술작품이나 걸작을 만드는 데 목적이 있는 것이 아니라 환자의 증상이나 입원 시기에 따라 다음과 같은 특징적인 반응을 볼 수 있다.

① 제1기

급성기의 환자들은 예술적 활동을 통해 자신의 갈등이나 성적 · 공격적 충동이 직선적으로 표현되는 시기이다.

② 제2기

급성기를 지나 회복기의 환자는 취미나 소질에 따라 한 작품을 완성하는 시기이다.

③ 제3기

퇴원 시기의 환자는 새로운 불안으로 일시적 증상 악화가 오며, 이것이 환자의 작품 속에 민감하게 투사되는 시기이다.

④ 제4기

퇴원하는 날, 환자가 떠나가는 데 대한 반응을 보이며 많은 환자는 작품을 못 끝내고 퇴원하여 외래치료를 받으러 와서 끝내기도 한다(이정균, 김용식, 2001).

(3) 무용요법 및 음악요법

1942년, 체이스(Chace)가 무용치료자로서 엘리자베스(St. Elizabeth) 병원에 정식으로 고용됨으로써 본격화되었다. 신체의 율동적 운동을 통한 자기표현이 주제가 되어 규칙이나 스텝을 강요하지 않고 자유롭다. 신체감각의 인식, 감정표현 그리고 여럿이 함께 율동을 즐김으로써 감정의 소통, 친근감 등을 높이는 데에도 큰 역할을 한다. 여기에 신나는 음악이 더해져 긴장감을 해소시켜 감정의 발산과 상호 간의 친근감을 더해 주는 치료법이다(이정균, 김용식, 2001).

(4) 상호작용 분석법

상호작용 분석법은 미국의 정신과 의사 번(Berne)이 창시한 치료법이다. 그는 인간의 성격은 세 가지의 자아상태, 즉 부모, 성인, 아이의 어느 한 가지로서 서로 소통한다고 하였다. 성인의 자아에서 점잖게 서로 소통하고 있는 것 같지만 사실은 그 밑바닥은 아이의 자아상태일 수도 있다. 이러한 경향을 분석하여 환자에게 이해시킴으로써 선선한 방향으로 대인관계를 할 수 있다는 이론이다(이정균, 김용식, 2001).

(5) 자율훈련법

융이 개발한 상상요법의 이론을 기초로 응용한 기법으로, 체계적으로 공상이나 상상을 하여 이를 여러 가지 방법으로 치료에 응용한다. 다음과 같은 과정으로 진행하여 이것을 환자가 혼자 되풀이하는 동안 치료가 가능하다는 이론이다.

- 우선 환자로 하여금 긴장을 풀고 매우 편한 자세로 있도록 한다.
- 환자에게 어려움을 주는 상황이나 환경을 상상하도록 한다.
- 그 상상에 대해 자신의 반응을 보이게 한다.
- 상상에만 사로잡힌 것이 아니라 거기에서 무엇을 느끼느냐를 의식하게 한다.
- 상상으로 얻은 충격이 어떤 느낌을 주었는가를 분석한다(이정균, 김용식, 2001).

(6) 기타 치료법

인간활동의 모든 것은 치료에 응용할 수 있다. 이것들 이외에도 일상에서 하는 평범한 생활 속에서도 치료적 가치를 발견하여 이를 응용하도록 연구 · 개발해야 한다.

CHAPTER 12 정신건강사업의 이해

1 정신건강사업

1) 우리나라 정신건강사업의 개요

우리나라의 정신건강사업의 개요에 대한 내용은 다음과 같다(보건복지부, 2025).

(1) 국가정신건강증진사업의 방향성

① **비전과 정책목표**: 마음이 건강한 사회, 함께 사는 나라

② **정책목표**

- 전 국민 정신건강증진: 적극적 정신건강증진 분위기 조성, 대상자별 예방 접근성 제고, 트라우마 극복을 위한 대응역량 강화
- 정신의료서비스/인프라 선진화: 정신질환 조기인지 및 개입 강화, 지역 기반 정신응급대응체계 구축, 치료 친화적 환경조성, 집중 치료 및 지속 지원 등 치료 효과성 제고
- 지역사회 기반 정신질환자의 사회통합: 지역사회 기반 재활프로그램 및 인프라 개선, 지역사회 내 자립 지원, 정신질환자 권익 신장 및 인권 강화
- 중독 및 디지털기기 이용장애 대응 강화: 알코올 중독자 치료 및 재활서비스 강

화, 마약 등 약물중독 관리체계 구축, 디지털기기 등 이용장애 대응 강화

- 자살로부터 안전한 사회구현: 자살 고위험군 발굴과 위험요인 관리, 고위험군 지원 및 사후관리서비스 지원체계 개선
- 정신건강정책 발전을 위한 기반 구축: 정책 추진 거버넌스 강화, 정신건강관리 전문인력 양성, 공공자원 역량 강화, 통계 생산체계 정비 및 고도화, 정신건강분야 전략적 R&D 투자 강화

(2) 추진방향

① "정신건강 없이는 개인과 사회의 건강도 없다."라는 문제의식하에 전 국민의 전주기적 건강 관리를 위해 국가 책임을 강화

② 정신건강정책 혁신방안('23.12. 발표): 대통령 주재 정신건강정책 비전선포대회를 통해 10년 내 자살률 50% 감축을 목표로 예방부터 회복에 이르는 전주기 4대 전략을 발표

- 일상적 마음 돌봄 체계 구축
- 정신응급대응 및 치료체계 재정비
- 온전한 회복을 위한 복지서비스 혁신
- 인식개선 및 정신건강 정책 추진체계 정비

(3) 정신건강서비스 전달체계도

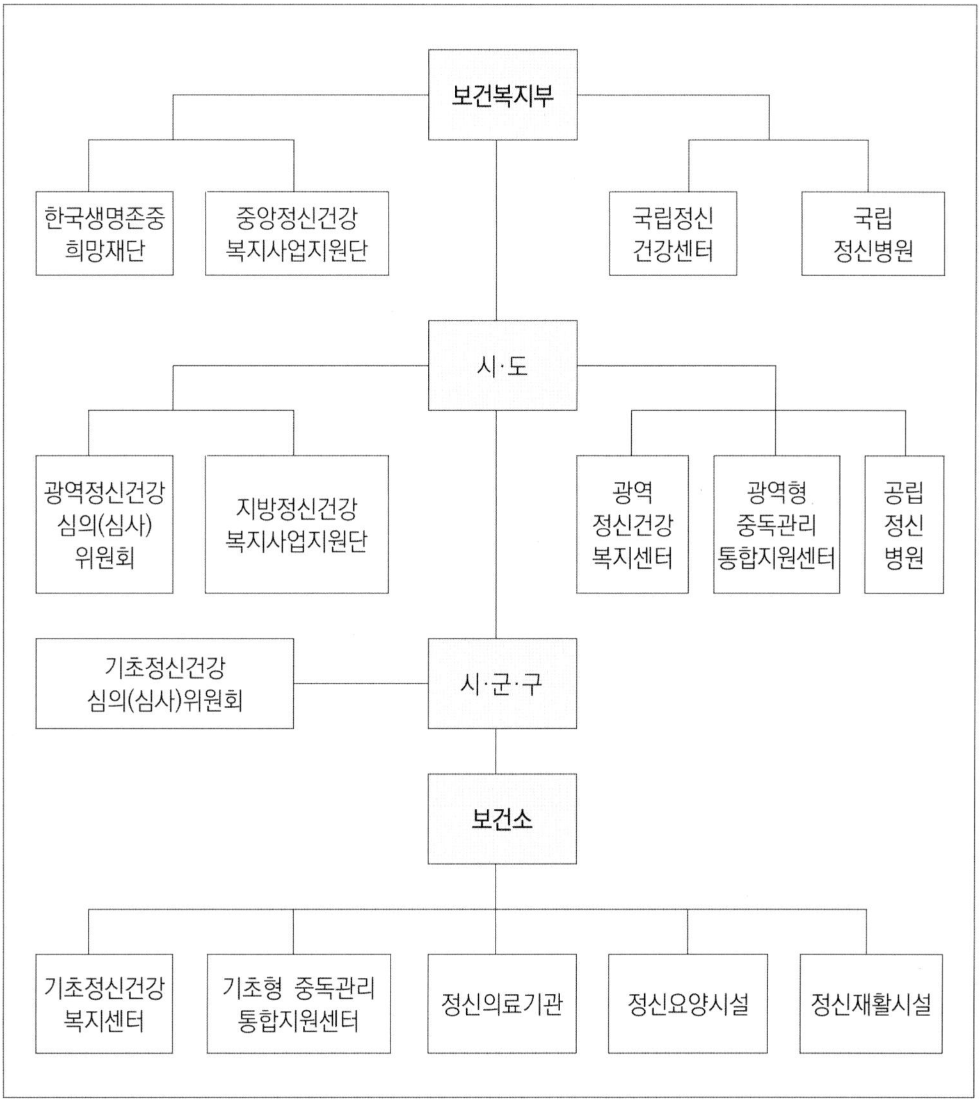

출처: 보건복지부(2025). 2025 정신건강사업안내, p.6.

[그림 12-1] **정신건강서비스 전달체계**

2) 정신건강사업 연혁

〈표 12-1〉 정신건강사업 연혁

연도	내용
1984	보건사회부 정신질환 종합대책 수립(무허가시설 양성화 시작) 정신질환 역학조사
1985	정신보건법안 국회 제출(정부안) 정신요양시설 47개소 운영 지원
1986	제12대 국회 회기 만료로 정신보건법안 자동 폐기, 정신요양시설 52개소 운영 지원
1987	OECF 차관으로 정신병원 건립 지원정신요양시설 65개소 운영 지원
1988	정신질환자 치료유병률 제1차 조사, 정신요양시설 71개소 운영 지원
1989	정신요양시설 73개소 운영 지원
1990	정신요양시설 74개소 운영 지원
1991	보건사회부 질병관리과로 정신보건 업무 이관
1992	정신보건법안 국회 제출(정부안)
1993	정신질환자 치료유병률 제2차 조사
1994	지역사회정신보건사업 연구용역
1995	정신보건법 제정(보건복지위원회 대안), 서울시 지역사회정신보건사업 실시(강남구), 정신요양시설 75개소 운영 지원
1996	경기도 지역사회정신보건사업 실시(수원시, 양평군), 정신요양시설 76개소 운영 지원
1997	정신보건법 시행, 중앙 및 지방정신보건심의위원회 구성, 보건국 정신보건과 신설, 정신보건법안 제1차 개정(정신요양병원제도 폐지), 정신재활시설 2개소 운영 지원, 정신요양시설 78개소 운영 지원
1998	정신보건발전 5개년 계획 수립, 모델형 정신건강복지센터 운영사업 4개소 시작(서울 성동, 서울 성북, 강원 춘천, 울산 남구), 정신재활시설 10개소 설치 · 운영정신요양시설 중 10개소 정신의료기관(9개소) 및 정신재활시설 (1개소)로 전환, 정신요양시설 67개소 운영 지원(1997년 말 1개소 폐쇄조치)
1999	모델형 정신건강복지센터 운영사업 14개소로 확대(서울 성동, 부산 금정, 대구 서구, 인천 중구, 광주 동구, 울산 남구, 경기 부천, 강원 춘천, 충북 청원, 충남 아산, 전북 군산, 전남 영광, 경북 포항, 경남 창원), 지역사회정신보건사업 기술지원단(현. 중앙정신건강복지사업지원단) 운영시작, 정신재활시설 19개소 운영 지원, 정신요양시설 중 4개소 정신의료기관으로 전환, 정신요양시설 63개소 운영 지원, 정신요양시설 제1차 평가, 정신질환 예방 · 홍보사업 실시
2000	모델형 정신건강복지센터 운영사업 16개소로 확대, 정신건강복지법 제2차 개정(행정규제 정비), 정신재활시설 47개소 운영 지원, 정신요양시설 중 8개소 정신의료기관으로 전환, 정신요양시설 55개소 운영 지원, 정신요양시설 제2차 평가, 알코올상담센터 시범사업 4개소 시작

연도	내용
2001	정신건강복지센터 총 64개소(모델형 16개소 및 기본형 48개소)로 확대, 정신질환실태 역학조사, 정신재활시설 64개소 운영 지원, 정신재활시설 제1차 평가, 알코올상담센터 시범사업 9개소로 확대
2002	정신건강복지센터 총 64개소(모델형 16개소 및 기본형 48개소) 지원, 아동청소년정신보건사업 16개소 시작, 알코올상담센터 시범사업 14개소로 확대, 정신재활시설 86개소 운영 지원, 정신요양시설 제3차 평가
2003	정신건강복지센터 운영지원 총 69개소(모델형 16, 기본형 53)로 확대, 아동청소년정신보건사업 16개소 지원, 정신재활시설 90개소 운영 지원, 알코올상담센터 17개소 운영 지원 및 본사업으로 전환, 정신요양시설 2교대제 도입, 정신보건법 개정
2004	정신보건법시행령 및 시행규칙 개정, 정신건강복지센터 운영지원 총 88개소(모델형 23, 기본형 65)로 확대, 아동청소년정신보건사업 24개소로 확대정신재활시설 101개소 운영 지원, 알코올상담센터 17개소 운영 지원, 중앙정신부건사업지원단 법적 기구화
2005	정신건강복지센터 운영지원 총 97개소(모델형 32, 기본형 65)로 확대, 지방비지원 정신건강복지센터 포함 총 126개소 운영, 아동청소년정신보건사업 31개소로 확대, 정신요양시설 및 정신재활시설 운영비 보조 지방이양, 알코올상담센터 20개소 운영 지원, 자살 등 위기 상담전화 운영
2006	정신건강복지센터 운영지원 총 105개소(모델형 40, 기본형 65)로 확대, 아동 · 청소년정신보건사업 강화, 음주폐해예방 및 알코올중독 치료 · 재활지원(알코올상담센터 26개소 운영), 생명사랑 및 자살예방사업 추진, 정신질환자 인식개선 및 권익증진 강화, 지방정신보건사업지원단 구성 · 운영, 정신과 전문의 등 정신보건지도자 교육 · 훈련, 정신질환실태 역학조사
2007	정신건강복지센터 운영지원 총 151개소로 확대, 아동 · 청소년정신보건사업 및 검진사업 강화('07년 16세 청소년 정신건강검진사업 포함), 음주폐해 예방 및 알코올중독 상담 · 재활지원(알코올상담센터 30개소 운영), 생명사랑 및 자살예방사업 추진, 정신질환자 인식개선 및 권익증진 강화, 중앙 및 지방 정신보건사업지원단 연계체계 강화 및 운영 활성화, 5개 국립정신병원의 정신의료기관 및 정신건강 전문요원 수련기관 상시, 지도체계 마련
2008	기본형과 모델형 정신건강복지센터를 표준형으로 통합하고 광역형을 신설(표준형 148개소, 광역형 3개소), 아동 · 청소년정신보건사업 및 검진사업 강화(35개 정신건강복지센터에서 초 · 중 · 고 정신건강검진사업 실시), 음주폐해 예방 및 알코올중독 상담 · 재활지원(알코올상담센터 34개소 운영), 생명사랑 및 자살예방사업 추진(자살예방종합대책 마련 · 발표), 정신질환자 인식개선 및 권익증진 강화(정신보건법 개정, '08.3.21.), 마약류중독자 치료보호 지원('08.9.29., 식약청에서 업무이관), 국립서울병원의 국립정신건강연구원으로의 개편 계획수립 · 추진, 국민건강증진법 개정 추진(금주구역 지정 등), 인터넷중독 폐해예방 및 치료사업 추진, 중앙 및 지방정신보건사업지원단 연계체계 강화 및 운영 활성화, 보건소 정신건강전문요원 양성사업 종료

연도	내용
2009	정신보건법, 시행령, 시행규칙 개정 시행('09.3.22.), 정신건강증진시설 설치 · 운영자, 종사자 인권교육 실시, 정신건강전문요원의 수련과정 등에 관한 규정(고시) 개정, 음주폐해 예방 및 알코올중독 상담 · 재활지원(알코올상담센터 34개소 운영), 국민건강증진법 개정법률안 국회제출(주류판매금지시설 등), 정신건강복지센터 운영지원 총 156개소(표준형 153개소, 광역형 3개소), 생명사랑 및 자살예방사업 추진(자살예방종합대책 실행계획 수립 · 시행, 인터넷 자살유해정보 차단 및 집단자살예방대책 수립), 인터넷중독 폐해예방 및 치료사업 부내 업무이관
2010	정신보건법 전부개정법률안 국회 제출('10.12.), 정신건강복지센터 운영 지원(표준형 158개소, 광역형 5개소), 생명사랑 및 자살예방사업 추진(자살예방종합대책 실행계획 수립 · 시행, 인터넷을 통한 자살유해정보 유통 및 동반자살 차단을 위한 관련 부처 간 협력 강화), 알코올상담센터 41개소 운영, 마약류중독자 치료보호 가이드라인 제작 · 보급
2011	정신건강복지센터 운영 지원(표준형 158개소, 광역형 6개소), 알코올상담센터 43개소 운영 지원, 아동청소년 정신보건사업 지원(42개소), 정신질환실태 역학조사 실시, 자살예방 및 생명존중문화 조성을 위한 법률 제정('11.3.30.), 검찰의뢰 마약류 중독자 치료보호 환자관리 가이드라인 마련 · 배포
2012	정신건강복지센터 운영 지원(표준형 174개소, 광역형 9개소), 지역사회정신보건 시범사업 실시(광주광역시), 아동청소년 정신보건사업 지원(42개소), 정신건강증진 종합대책 발표('12.6.)
2013	정신건강복지센터 운영 지원(기초 189개소, 광역 11개소), 지역사회정신보건 시범사업 실시(광주광역시), 아동청소년 정신보건사업 전담요원 배치(100명), 자살예방 및 정신건강증진사업 전담요원 배치(200명), 정신보건법 전부개정법률안 국무회의 통과('13.12.31.), 응급실 기반 자살시도자 관리사업(전국 25응급의료기관), 지역사회기반 노인자살예방사업(2개소), 알코올 상담센터 50개소 운영('14년 중독관리통합지원센터로 기능 개편)
2014	정신건강복지센터 운영지원(기초 195개소, 광역형 13개소), 사회복지전담공무원 정신건강증진사업 지원(15개 시 · 도), 국가 정신건강 증진 마스터플랜(2016~2020) 계획수립 연구, 중앙심리부검센터 운영 지원, 복지부 평가지표 및 평가체계 개선안 마련
2015	정신건강복지센터 운영지원(기초 209개소, 광역형 15개소), 사회복지전담공무원 정신건강증진사업 지원(15개 시 · 도)
2016	국립정신건강센터 설립 및 국립정신병원 내 정신건강사업과 신설, 정신건강복지센터 운영지원(기초 209개소, 광역형 16개소), 관계부처 합동 정신건강종합대책 수립 · 발표('16.2.25.), 정신건강복지법 전부 개정('16.5.29.)
2017	「정신건강증진 및 정신질환자 복지서비스 지원에 관한 법률」 시행('17.5.30) 응급실 기반 자살시도자 사후관리 사업 확대(27개소 → 42개소)
2018	자살예방정책과 신설('18.2.6), 정신건강전문요원 보수교육 시행('18.4.), 입원적합성심사위원회 운영('18.5.), 정신건강복지법에 국가트라우마센터 설치 운영 근거 신설('18.6.12., '18.12.13. 시행), 정신건강복지법에 중독관리통합지원센터사업 근거 신설('18.12.11., '19.6.12. 시행)

연도	내용
2019	영남권트라우마센터 개소('19.5.), 포항트라우마센터 개소('19.11.), 정신건강복지법에 '정신보건수첩', '퇴원 등 사실의 통보' 등 신설('19.4.23., '19.10.24. 시행)
2020	정신건강정책관 승격('20.9.), 정신건강정책과, 자살예방정책과 통합, 정신건강복지센터 운영지원(기초 244개소, 광역형 16개소), 통합정신건강증진사업('20.) 및 응급개입팀 운영('20.7.), 코로나19 심리지원 시행, 응급실 기반 자살시도자 사후관리사업 확대(63개소 → 88개소)
2021	한국생명존중희망재단 법인 설립허가('21.1.), 정신건강실태조사 실시, 호남권, 강원권, 충청권 트라우마센터 추가 개소('21.6.)
2022	광역 · 기초정신건강복지센터 시범평가 실시,: 14개 광역센터(충북, 전남, 세종 제외) 및 2개 충북 · 전남 산하 기초 · 중독센터, 중독관리통합지원센터 확충(50개소 → 58개소) 청년중독관리사업 실시(8개소)
2023	정신건강정책 비전선포대회(대통령 주재)에서 정신건강정책 혁신방안 발표(12.5), 비자의 입원 정신질환자 이사반영을 지원하는 절차조력인 제도, 성년후견지원, 동료지원인 양성 및 지원, 동료지원쉼터 법제화('23.12.8, 국회본회의 통과), 권역정신응급의료센터 운영 확대(8개소 → 10개소), 중앙정신응급대응협의체 구성 · 운영('23.2~), 정신질환자 지속치료 시범사업* ('20.1월 55개소~ '23.12월 84개소), * 급성기 치료 활성화 + 병원기반 사례관리 + 낮병동 관리료 시범사업, 마약류 중독자 치료보호기관 지정(21개소→25개소), 중독관리통합지원센터 확충(58개소→60개소), 광역 · 기초정신건강복지센터 시범평가 실시,: 16개 광역센터(세종 제외), 기초센터 94개소, 중독센터 50개소, 정신건강복지센터 재난 심리지원 담당인력 지정 및 직무교육 실시('23.下) 제5차 자살예방기본계획 수립 · 발표('23. 4월), 자살예방법 '자살예방교육 의무화' 개정('23.7.11.), 자살실태조사 실시('23.5.2~12.15)
2024	정신건강복지센터 회복지원사업 확대(6개소→9개소), 자살예방 통합 상담번호(109) 도입('24.1.1.), 동네의원 마음건강돌봄 연계 시범사업 개선 모형 적용(부산광역시, '24.4.1.), SNS 기반의 자살예방상담 '마들랜' 개통('24.9.10.)

출처: 보건복지부(2025). 2025 정신건강사업안내, pp.22-27.

3) 정신건강증진기관 및 시설현황

광역정신건강복지센터 17개소, 기초정신건강복지센터 246개소, 중독관리통합지원센터 60개소가 설치 · 운영되고 있으며, 정신건강증진시설로는 정신의료기관 2,202개소, 정신재활시설 357개소, 정신요양시설 59개소가 운영되고 있다. 시 · 도 단위로 보면 정신의료기관은 서울시에 가장 많이 설치되어 있으며, 정신재활시설 또한 서울시에 가장 많이 설치되어 있다.

4) 정신건강전문요원제도 운영

(1) 정신건강전문요원제도

정신질환자의 발견·상담·진료·사회복귀 훈련 및 사례관리와 지역사회 정신건강증진사업추진을 위하여 간호사, 사회복지사, 임상심리사 등 다양한 영역의 전문가 양성 필요에 따라 정신건강전문요원 수련기관 지정 및 양성하고 있다.

① 법적 근거

- 「정신건강증진 및 정신질환자 복지서비스 지원에 관한 법률」 제17조, 제18조
- 「정신건강증진 및 정신질환자 복지서비스 지원에 관한 법률 시행령」 제12조, 제38조
- 「정신건강증진 및 정신질환자 복지서비스 지원에 관한 법률 시행규칙」 제7조, 제8조, 제9조, 제10조

② 정신건강전문요원 자격

- 보건복지부장관은 보건복지부령으로 정하는 수련기관에서 수련을 받고 정신건강 분야에 관한 전문지식과 기술을 갖춘 사람에게 정신건강전문요원 자격을 줄 수 있음
- 정신건강전문요원은 정신건강간호사, 정신건강사회복지사, 정신건강임상심리사, 정신건강작업치료사로 구분

(2) 정신건강전문요원 수련기관 및 수련과정

① 법적 근거

- 「정신건강증진 및 정신질환자 복지서비스 지원에 관한 법률 시행규칙」 제7조 (정신건강 전문 요원의 수련기관 및 수련과정)
- 「정신건강전문요원의 수련 및 보수교육 등에 관한 규정」(보건복지부 고시 제2024-109호) 제2조(수련기관 지정신청), 제3조(수련기관 지정)

(3) 정신건강전문요원 자격심사

① 법적 근거

- 「정신건강증진 및 정신질환자 복지서비스 지원에 관한 법률 시행령」 제12조(정신건강 전문요원의 업무범위 및 자격기준 등)
- 「정신건강증진 및 정신질환자 복지서비스 지원에 관한 법률 시행규칙」 제8조 (자격증의 발급 및 재발급)

② 처리절차

전문요원의 자격증을 발급받으려는 사람은 증빙서류를 포함한 자격증 발급신청서를 국립정신건강센터장에게 제출

(4) 정신건강전문요원 보수교육

① 법적 근거

- 「정신건강증진 및 정신질환자 복지서비스 지원에 관한 법률」 제17조
- 「정신건강증진 및 정신질환자 복지서비스 지원에 관한 법률 시행령」 제13조
- 「정신건강증진 및 정신질환자 복지서비스 지원에 관한 법률 시행규칙」 제9조

② **보수교육 대상 및 시간**

- 보수교육 대상: 정신건강전문요원의 자격을 가지고 해당 자격과 관련된 업무에 종사하고 있는 사람
- 보수교육 시간: 매년 12시간(공통과정 4시간, 개별과정 8시간)

5) 국립정신건강센터

(1) 운영 목적

국가기관으로서 민간의료기관이 기피하는 필수 정신보건서비스 제공기능을 강화하고, 정신건강 정책과 서비스 질 향상을 위한 체계적 연구 및 지원에 대한 선제적 대응을 실시한다. 또한 지역단위의 다양한 정신건강서비스 제공기관 간 유기적 연계를 통해 정신건강서비스 제공 기관의 전달체계 강화하기 위함이다.

(2) 법적 근거

- 「보건복지부와 그 소속기관 직제」 제2조(소속기관), 제19조(직무)

(3) 직무범위

- 정신질환 예방 및 진료
- 정신질환 진료 관련 조사 연구, 지표 및 표준 개발 · 보급
- 국가 정신건강증진기관 간의 정신건강증진사업 수행 관련 총괄
- 정신건강 증진 및 지역사회 정신건강사업 기획
- 중앙정신건강복지사업지원단 업무 지원
- 정신건강 관련 교육 프로그램 개발 · 보급
- 정신건강 관련 전문 인력 양성 및 훈련

- 정신건강전문요원 자격 관리 및 수련기관 관리
- 정신건강 연구·개발 기획, 지원 및 관리
- 정신건강연구 수행 및 성과 확산
- 국제교류 및 협력
- 정신건강증진시설 지도·감독 등 보건복지부장관으로부터 위임받은 업무 수행
- 국가트라우마 설치·운영
- 기타 센터의 목적달성을 위하여 필요한 사항

6) 국가·권역 트라우마센터

(1) 사업목적

재난이나 그 밖의 사고로 정신적 충격을 받은 재난 경험자의 심리적 안정과 사회 적응을 지원하고, 권역별 트라우마센터(수도권·호남권·영남권·강원권·충청권)는 해당 권역 내 재난 발생 시 정신건강복지센터·보건소 등 기관과 상호 협력하여 재난 경험자에 대한 심리지원을 제공한다.

(2) 법적 근거

- 「정신건강 복지법」 제15조의2(국가트라우마센터의 설치·운영)
- 「정신건강 복지법 시행령」 제10조의3(국가트라우마센터의 설치·운영), 제10조의4(권역별 트라우마 센터의 설치·지정 및 운영)

(3) 직무범위

- 재난정신건강서비스 직·간접 지원
- 권역별 재난 심리지원 거버넌스 체계 구축

- 트라우마 치료프로그램 운영 및 보급
- 찾아가는 재난 정신건강서비스 '마음안심버스' 운행
- 재난 정신건강 전문인력교육 및 강사양성
- 재난 정신건강전문인력 소진예방 및 관리
- 트라우마 경험자 연구 및 서비스 개선 연구
- 그 밖에 심리지원을 위하여 보건복지부장관이 정하는 업무

7) 정신건강복지사업지원단

(1) 운영목적

급격한 사회변화에 따라 국민의 정신건강수준이 악화되고 정신질환자의 사회지지체계가 약화되는 상황에서 보다 전문적이고 효과적인 정신건강증진사업을 자문 및 지원하기 위하여 보건복지부에는 중앙정신건강복지사업지원단을 설치 · 운영하며, 각 시 · 도에는 지방정신건강복지사업지원단을 설치 · 운영하도록 한다.

(2) 법적 근거

「정신건강증진 및 정신질환자 복지서비스 지원에 관한 법률」 제12조(국가와 지방자치단체의 정신건강증진사업등의 추진 등)

8) 한국생명존중희망재단

(1) 운영목적

자살예방 정책 및 사업을 종합적이고 효과적으로 수행하여, 국민의 소중한 생명을 보호하고 생명존중문화조성에 기여한다.

(2) 법적 근거

- 「자살예방 및 생명존중문화 조성을 위한 법률」 제12조의4(한국생명존중희망재단의 설립 및 운영)
- 「민법」 제32조(비영리법인의 설립과 허가)
- 「보건복지부 및 질병관리청 소관 비영리법인 설립 및 감독에 관한 규칙」 제4조 제2항(설립허가)

(3) 직무범위

- 자살통계 데이터 구축 · 분석 및 품질 관리와 자살예방 연구 · 개발 등을 통한 자살예방 정책 수립을 위한 자료 개발 및 정책 분석 수행
- 자살실태조사 지원과 생애주기별 취약대상자 관리 · 지원 등, 자살예방 홍보 및 교육, 언론 · 미디어 자살유발 · 유해정보 예방 및 차단, 자살시도자 사후관리, 자살예방 통계, 사업, 정책지원 등 정보시스템 구축 및 운영 등을 통한 자살예방 및 생명존중문화 조성에 관한 중장기계획 수립 및 정책 수립 지원
- 심리부검 기획 · 운영, 결과 분석과 자살 관련 상담 및 면담체계 운영, 자살자의 유족지원 및 관리 등을 통한 자살 사후대응 체계 구축
- 지역 자살예방 계획 수립 지원 및 평가 · 컨설팅, 자살예방 전문인력 양성, 지역 자살예방사업 실무자 심리지원 프로그램 개발 · 운영 등을 통한 자살예방센터 등 자살예방 관련 사업 체계화 및 활성화 지원
- 민관협력체계 구축, 사업 기획 · 운영 및 기부금 모집 · 관리와 국제협력 체계 구축 수행

2 정신건강증진시설의 이해

1) 정신재활시설의 이해

정신재활시설, 정신요양시설, 정신의료기관의 내용은 다음과 같다(보건복지부, 2025: 173-254).

(1) 사업목적

정신의료기관에 입원하거나 정신요양시설에 입소하지 아니한 정신질환자 등이 지역사회에서 직업 활동과 사회생활을 할 수 있도록 상담 · 교육 · 취업 · 여가 · 문화 · 거주 · 사회참여 등 각종 재활활동 및 복지서비스를 제공한다.

(2) 법적 근거

「정신건강증진 및 정신질환자 복지서비스 지원에 관한 법률」 제26조(정신재활시설의 설치 · 운영)

(3) 정신재활시설 설치

정신재활시설은 정신질환자 또는 정신건강상 문제가 있는 사람 중 대통령령으로 정하는 사람의 사회적응을 위한 각종 훈련과 생활지도를 하는 시설이다.

정신재활시설의 구체적인 종류 및 사업을 살펴보면 다음과 같다(시행규칙 제19조 관련).

첫째, 생활시설은 가정에서 생활하기 어려운 정신질환자 등에게 주거, 생활지도, 교육, 직업재활훈련 등의 서비스를 제공하며, 가정으로의 복귀, 재활, 자립 및 사회적응을 지원하는 시설이다. 둘째, 재활훈련시설 중 주간재활시설은 정신질환자 등에게 작업 · 기술지도, 직업훈련, 사회적응훈련, 취업지원 등의 서비스를 제공하는 시설이고, 공동생활가정은 완전한 독립생활은 어려우나 어느 정도 자립능력을 갖춘 정신질환자 등이 공동으로 생활하며 독립생활을 위한 자립역량을 함양하는 시설이며, 지역사회전환시설은 지역 내 정신질환자 등에게 일시 보호 서비스 또는 단기 보호 서비스를 제공하고, 퇴원했거나 퇴원계획이 있는 정신질환자 등의 안정적인 사회복귀를 위한 기능을 수행하며, 이를 위한 주거제공, 생활훈련, 사회적응훈련 등의 서비스를 제공하는 시설이다. 또한 직업재활시설은 정신질환자 등이 특별히 준비된 작업환경에서 직업적응, 직무기능향상 등 직업재활훈련을 받거나 직업생활을 할 수 있도록 지원하며, 일정한 기간이 지난 후 직업능력을 갖추면 고용시장에 참여할 수 있도록 지원하는 시설이고, 아동·청소년정신건강지원시설은 정신질환 아동·청소년을 대상으로 한 상담, 교육 및 정보제공 등을 지원하는 시설이다. 셋째, 중독자재활시설은 알코올중독, 약물중독 또는 게임중독 등으로 인한 정신질환자등을 치유하거나 재활을 돕는 시설이다. 넷째, 생산품판매시설은 정신질환자 등이 생산한 생산품을 판매하거나 유통을 대행하고, 정신질환자 등이 생산한 생산품이나 서비스에 관한 상담, 홍보, 마케팅, 판로개척, 정보제공 등을 지원하는 시설이다. 다섯째, 종합시설은 제1호부터 제4호까지의 정신재활시설 중 2개 이상의 정신재활시설이 결합되어 정신질환자 등에게 생활지원, 주거지원, 재활훈련 등의 기능을 복합적·종합적으로 제공하는 시설이다.

시설기준은 「정신건강복지법 시행규칙」 별표 7 '정신재활시설의 시설기준 및 수용인원기준'을 참조한다. 설치자 및 신고구비서류의 경우, 설치·운영자는 「정신건강 복지법」 제26조, 설치신고 시 구비서류의 경우 「정신건강복지법 시행규칙」 제17조에 따른다. 안전관리의 경우, 시설장은 시설유형에 따라 시설 내 주간 및 야간 상시근무자를 지정하여 근무토록 하고, 근무자는 안전관리에 철저를 기하여야 하고, 시설장은 입소·이용자의 자해 및 타해 행위를 예방할 수 있도록 안전설비를 갖추고 안전관리에 철저를 기하여야 하며, 시설장은 대형화재 및 안전사고 예방을 위한 안전설비를 갖추고 동절기·해빙기에는 특히 안전점검을 철저히(보일러·가스·전기 등) 해야 한다. 「정신건강복지법 시행규칙」 별표 10 '정신재활시설의 구체적인 종류 및 사업(제19조 관련)' 참조 또는 국가법령정보센터(www.law.go.kr) 접속 후 '정신건강복지법 시행규칙'을 검색한다.

(4) 정신재활시설의 운영목표 및 방침

운영목표는 정신재활시설 운영의 적정성, 전문성, 투명성 및 효율성을 제고하여 입소·이용자에게 양질의 재활훈련서비스, 자립과 사회참여를 지원 및 제공함으로써 사회복귀 촉진을 도모한다. 운영방침은 정신질환자의 사회적 기능 회복을 위하여 입소·이용 또는 거주할 수 있는 시설이어야 한다. 입소·이용대상은 정신질환자 자신의 건강 또는 안전이나 다른 사람에게 해를 끼칠 위험은 「정신건강 복지법 시행규칙」 제34조 제2항을 참조한다.

(5) 정신재활시설 운영비 지원

① 정신재활시설 운영비 지원

인건비(사용자부담금 포함), 관리운영비 및 프로그램 운영비로 구분하여 지원한다. 또한 지역의 수요 및 이용률을 고려하여 시·군·구별 1개소 이상 지원한다. 입소·이용시설 지원권고기준은 '2025년 사회복지생활시설 종사자 수당 기준'을 참고한다.

② 인력관리

인력기준은 「정신건강복지법 시행규칙」 별표 8 '정신재활시설의 종사자의 수 및 자격'을 참고한다. '16.1.1 당시 정신재활시설의 장으로 종사하고 있는 사람은 개정규정의 자격을 갖춘 것으로 보고, 종전의 규정에 따라 전문요원 1명을 둔 것으로 보는 정신재활시설의 장은 '17.1.1까지 전문요원의 수 기준을 갖추어야 한다. 호봉관리는 2025년 사회복지시설관리안내(Ⅱ. 사회복지시설 공통적용사항, 4. 사회복지시설 종사자 호봉 관련, 부록 3. 사회복지시설 종사자 호봉의 획정 및 승급 등 참조사항)를 참고한다. 기타 시·도 또는 시

·군·구의 지방비 예산, 자부담 등으로 야간근무 등에 대한 별도의 수당지급 가능(사회보험 및 퇴직금의 초과비용은 지방비 예산, 자부담 등으로 지원)하고, 소속법인 이사회의 결의 또는 시설의 규정에 따라 직원의 인건비를 지원권고 기준 이상으로 지급 가능(증액분에 대한 사회보험 등은 시설운영자나 법인에서 부담)하다. 종사자 근무기준은 2025년 사회복지시설관리안내(Ⅱ. 사회복지시설 공통적용사항, 2.사회복지시설 운영 관련 참고사항, 가. 사회복지시설의 시설장 및 종사자의 자격 등)를 참조한다. 기타 행정사항은 통상임금 등 근로기준에 대한 세부적인 사항은 2025년 사회복지시설 관리안내를 참조하되, 세부적인 사항은 노동종합상담센터(1350)로 문의, 유권해석이 필요한 경우 '지방노동관서 근로개선지도과'에 문의한다.

③ 회원관리

회원관리는 「정신건강복지법 시행규칙」 별표 9 '정신재활시설의 이용 및 운영에 관한 기준'을 참고한다.

④ 행정사항

지방자치단체장은 사회복지시설 회계의 투명화를 위하여 회계프로그램(보건복지부 사회복지시설정보시스템, www.w4c.go.kr)을 사용하도록 적극 유도하고, 지도·점검 시 회계프로그램(사회복지시설정보시스템) 활용도 등을 중점 점검항목으로 설정하는 등의 내용을 보완·강화하여야 한다. 2025년 보장시설 수급자 1인당 월 급여 지급기준은 〈표 12-2〉와 같다.

〈표 12-2〉 **2025년 보장시설 수급자 1인당 월 급여 지급기준**

구 분	월평균 급여액
30인 미만 시설	356,568원
30인 이상~100인 미만 시설	323,664원
100인 이상~300인 미만 시설	311,162원
300인 이상 시설	311,139원

출처: 보건복지부(2025. 2025 정신건강사업안내. p. 202.

(5) 후원금관리

후원금은 「사회복지사업법」 제45조, 제58조 및 「사회복지사업법 시행령」 제26조에 근거한 후원금을 「사회복지법인 및 사회복지시설 재무 · 회계규칙」에 맞도록 집행해야 한다.

(6) 문서관리

- 시설장은 정신재활시설 설치 · 운영 관련 장부 등을 비치 · 보존하여야 한다.
  - 시설 설치신고증 및 시설의 연혁에 관한 기록부는 영구 비치 · 보존한다.
  - 재산목록과 그 권리에 관한 증명서 영구 비치 · 보존한다.
  - 입소 · 이용자의 명단, 생활상태, 진료 · 투약, 생활 · 작업훈련 내용에 관한 서류 10년 비치 · 보존한다.
  - 정신재활시설의 장 및 직원의 인사기록부 5년 비치 · 보존한다.
  - 예산 및 물품 관련 서류
- 예산서 및 결산서, 총계정원장 및 수입 · 지출보조부, 금전 및 물품 출납부와 그 증빙서류 5년 비치 · 보존한다.
  - 직업재활활동을 실시하는 경우 임금대장 · 자재(원료)출납부, 제품출납부, 제품매출대장 5년 비치 · 보존한다.
  - 시설 운영일지 3년 비치 · 보존한다.
  - 보고서철 및 관계행정기관과의 수발문서철 3년 비치 · 보존한다.
  - 소속법인의 정관, 직원의 인사복무, 시설운영에 관한 규정 등 관계 서류 3년 비치 · 보존한다.

(7) 안전사고 예방 및 대처

시설장은 사고발생 후 즉시 [별지 제III-2-4호] 서식의 시설안전사고 보고서를 작성하여 시장 · 군수 · 구청장에게 보고하여야 한다.

(8) 지도감독

시 · 도지사 또는 시장 · 군수 · 구청장은 정신재활시설 운영 전반에 대한 지도 · 감독을 연 1회 이상 실시하여야 하고, 진정 · 투서 등이 있을 경우 보건복지부, 시 · 도에서 수시 특별점검을 실시할 수 있다.

(9) 보고

정신재활시설장은 정신재활시설 현황조사표를 매 반기(6월, 12월) 다음달(7월, 1월) 7일까지 [별지 제Ⅲ-1-1호] 서식에 의하여(시장 · 군수 · 구청장을 거쳐) 시 · 도지사에게 보고하여야 하고, 시 · 도지사는 매반기별로 동 현황을 종합하여 다음 반기가 시작되는 달의 10일까지 [별지 제Ⅲ-1-1호]에 의하여 보건복지부 장관에게 보고하여야 한다.

(10) 미인가시설 관리

미인가시설에 정신질환자를 수용하는 것은 「정신건강복지법」 제72조의 규정에 위배되어 처벌 대상이 되므로 지도 · 감독을 강화하여야 한다.

(11) 사망자 유류금품 관리

입소자 본인 사망 등으로 사실상 본인에게 지급이 곤란한 경우 민법 등 관련법령에 따라 적정하게 처리한다(국가법령정보센터, www.law.go.kr 접속 후 '민법' 검색 관련 조문 참조).

(12) 사회재활활동, 직업재활활동 등

① 정신재활시설의 장은 입소 · 이용자가 일상생활을 관리하고 사회생활에 적응하

며, 입소 · 이용자의 정신질환 치유에 도움을 주기 위하여 사회재활활동 및 직업재활활동을 실시하여야 한다.

- 사회재활활동: 사회재활활동이란 정신질환자의 일상생활 관리, 사회 적응능력 향상 또는 대인관계 증진을 위한 개별 또는 집단 활동으로서 다음의 활동을 말한다.
- 직업재활활동: 어느 정도 작업능력이 있는 정신질환자의 작업능력향상과 직업재활을 위하여 정신재활시설 내 · 외부에서 실시하는 활동으로서 다음의 활동을 말한다.

② 정신재활시설의 장은 사회재활활동 또는 직업재활활동을 할 수 있는 사람에게 적절한 활동기회를 제공하여야 한다.

③ 직업재활훈련 중 보호작업이나 근로활동은 정신재활시설에서 실시함을 원칙으로 하되, 훈련 효과의 증진을 위하여 필요한 경우에는 사업장 또는 정신재활시설 외의 훈련기관에 의뢰하여 실시할 수 있다.

④ 정신재활시설의 장은 입소자의 성별, 연령별, 직업별 특성 등을 고려하여 수시로 면담하며 관찰 · 지도를 행하고, 지원 내용을 기록 · 보관하며, 보호의 경과에 따라 퇴소 등의 필요한 조치를 하여야 한다.

⑤ 정신재활시설의 장은 입소 · 이용자의 회복의 정도에 따라 사회복귀를 촉진하기 위한 예방 · 치료 · 재활 프로그램을 개발 · 보급하고, 해당 사업 수행의 적정성 및 효율성을 평가하여 그 개선방안을 마련하여야 한다.

⑥ 정신재활시설의 장은 정신재활시설을 개방하고, 입소 · 이용자 및 그 보호자의 의견을 수렴하여 재활프로그램의 운영에 반영하여야 한다.

⑦ 정신질환자의 재활 및 지역사회와의 친화를 강화하기 위하여 지역사회의 자원봉사활동을 적절하게 활용하여야 한다.

2) 정신요양시설의 이해

(1) 사업의 목적

정신요양시설은 정신질환자를 입소시켜 요양 서비스를 제공하는 시설로써 가족의 보호가 어려운 만성 정신질환자를 정신요양시설에 입소시켜 요양 및 보호함으로써 이들의 삶의 질 향상 및 사회복귀를 도모한다.

(2) 근거 법령

- 「정신건강증진 및 정신질환자 복지서비스 지원에 관한 법률」 제22조(정신요양시설의 설치 · 운영)
- 「정신건강증진 및 정신질환자 복지서비스 지원에 관한 법률 시행규칙」 제14조(정신요양시설의 설치허가 등)

(3) 정신요양시설 설치

입소대상은 정신건강의학과 전문의에 의하여 정신질환자로 진단된 자로서 본인이 당해 시설에 입소하기를 원하는 자, 정신건강의학과 전문의에 의하여 정신질환자로 진단된 자로서 「정신건강복지법」 제39조 제1항의 규정에 의한 보호의무자의 동의를 받아 시설에 입소하고자 하는 자, 정신건강의학과 전문의에 의하여 정신요양시설에 입소가 필요하다고 진단된 정신질환자로서 보호의무자 2명 이상이 시설 입소를 신청한 자이다. 시설기준 및 입소인원은 국가법령정보센터(www.law.go.kr) 접속 '정신요양시설의 설치기준 및 운영 등에 관한 규칙'에 따른다. 인력기준은 「정신건강증진 및 정신질환자 복지서비스 지원에 관한 법률 시행규칙」 별표 5의3 "정신요양시설의 사자의 수 및 자격"에 근거한다.

(4) 정신요양시설의 이용 및 운영

① 운영목표

운영목표는 정신요양시설 운영의 전문성, 투명성, 개방성 및 효율성을 확보함으로써 정신질환자 요양보호 수준의 향상을 도모하는 것이다.

② 입·퇴소 관리

시설장은 입·퇴소신청서, 보호의무자 동의서, 정신건강의학과 전문의 진단서 등 구비서류를 확인하여야 한다.

③ 입소자 인권 및 재산상 권리 보호

시설장은 가족 및 이해당사자 간의 분쟁·위계 등에 의한 강제입소가 발생하지 않도록 하여야 하고, 시설장은 작업치료를 빙자한 강제노역이 발생하지 않도록 하여야 하며, 시설장은 폭행, 협박 등 강압에 의한 입소자관리를 금지하여야 한다. 또한 시설장은 성폭력 또는 성희롱 등의 행위로 피해가 발생하지 않도록 관리·감독하여야 하고, 격리방법의 적법성을 확보하여야 하며, 시설장은 입소자의 인권침해 예방 및 인권보장을 위하여 '인권지킴이단'을 구성하고, 그 운영을 활성화하도록 노력하여야 하는 등의 내용이 있다.

④ 입소자 건강관리

시설장은 입소자가 정신건강의학과 전문의 진료 및 처방 등을 적정하게 받을 수 있도록 조치하여야 한다(진료 및 처방은 정신건강의학과 전문의가 실시).

⑤ 요양보호

시설장은 입소자의 건강유지와 정서함양 및 효과적인 요양을 위하여 일정표에 의한 적절한 운동과 오락 등 규칙적인 생활을 제공하여야 하고, 영양사가 작성한 식단에 따라 적정수준의 급식을 제공하여야 하며, 입소자가 주 1회 이상(6월에서 8월까지 주

2회 이상) 목욕을 실시할 수 있도록 하여야 한다. 또한 가급적 가정적 분위기의 생활환경을 조성하고 시설은 청결하게 유지하여야 하고, 보호 입소자가 외출·외박을 신청하는 경우 정신건강의학과 전문의의 동의를 얻고 외출·외박기록부에 기록하여야 한다.

⑥ 작업요법 및 사회복귀훈련

시설장은 입소자 본인의 신청 또는 동의한 경우에만 정신건강의학과 전문의 또는 정신건강의학과 전문의의 지도를 받은 정신건강전문요원의 지시에 따라 실시하여야 하고, 작업지도원은 작업치료일지를 기록하여야 하고 정신건강의학과 전문의의 확인을 받아야 하며, 작업시간은 1일 6시간, 1주당 30시간을 초과할 수 없고, 시설장은 작업결과 발생한 수익금 중 필요경비를 제외한 전액을 작업자 개인별 예금계좌로 지급하여야 한다.

⑦ 시설 안전관리

시설장은 시설 내 주간 및 야간 상시근무자를 지정하여 근무토록 하고, 근무자는 안전관리에 철저를 기하여야 하고, 입소자의 자해 및 타해 행위를 예방할 수 있도록 안전시설을 완비하여야 하며, 대형화재 및 안전사고 예방을 위해 동절기·해빙기에는 특히 안전점검을 철저히(보일러·가스·전기 등) 하여야 한다.

⑧ 종사자 관리

종사자 관리는 2025년 사회복지시설관리안내(Ⅱ. 사회복지시설 공통적용사항, 2.사회복지시설 운영 관련 참고사항, 가. 사회복지시설의 시설장 및 종사자의 자격 등), 2025년 사회복지시설관리안내(Ⅱ. 사회복지시설 공통적용사항, 3.사회복지시설 종사자 관리), 촉탁의 업무협약서는 [별지 제Ⅲ-2-1호]를 참고한다.

⑨ 회계 및 물품관리

사회복지시설 회계의 투명화를 위하여 회계프로그램(보건복지부 사회복지시설정보시스템 www.w4c.go.kr)을 사용하여야 한다.

⑩ 장부비치 및 기록관리

정신요양시설에는 정신요양시설 설치 · 운영 관련 장부를 비치 · 보존해야 한다.

⑪ 입소료 징수 및 사용

입소비용 수납한도액은 「정신건강복지법」 제81조에 따른다.

⑫ 시설의 개방

시설장은 요양보호에 지장이 없는 범위 안에서 시설을 지역주민 등 누구에게나 개방하여 시설에 대한 주민의식 전환을 유도하여야 하고, 자원봉사자를 발굴하고 적극 활용하여야 한다.

(5) 행정사항

① 지도 · 감독

지도 · 감독의 경우 시 · 도지사 또는 시장 · 군수 · 구청장은 정신요양시설 운영 전반에 대한 지도 · 감독을 연 1회 이상 실시하여야 한다.

② 보고

지도 · 감독 결과 보고의 경우 시장 · 군수 · 구청장은 시 · 도지사에게 반기별 정신요양시설 지도 · 감독 결과를 제출하고, 시 · 도지사는 다음 반기가 시작되는 달의 10일까지 [별지 제III-2-4호] 서식에 의하여 보건복지부 장관에게 보고하여야 한다.

(6) 정신요양시설 운영비 국고보조: 국고환원('15년~)

① 지원 기준

지방이양 이후 발생한 인건비 및 관리운영비 수준격차 해소의 목적이 있다. 인건비 기준은 2025년 정신요양시설 종사자 인건비 기준이다. 인력기준과 정신요양시설 종사자 기본급 기준은 '2025 정신건강사업안내'를 참고한다.

② 국고보조금 교부신청 및 정산

- 예산확정통보(전년도 12월, 복지부 → 시・도): 확정내시 공문 발송 및 D-brain 시스템 통보
- 각 시・도 및 시・군・구 내시 배분(전년도 12월): D-brain 시스템과 e-호조 시스템 매칭 완료한다.
- 보조금 교부 신청(시・도 → 복지부): 교부 차수 전월 말일까지 국고보조금교부신청(정신요양시설운영비) [별지 제Ⅲ-2-6호] 서식에 따라 신청한다.
- 보조금 교부(복지부 → 시・도): 교부 차수 해당 월 10일까지 교부한다.

3 정신의료기관의 이해

1) 사업목적

급성 정신질환자를 정신의료기관에 입원 또는 외래치료함으로써 재활 및 사회복귀를 도모하는 기관이다.

2) 법적 근거

- 「의료법」 제3조(의료기관), 제3조의2(병원 등), 제3조의3(종합병원), 제3조의4(상급종합병원 지정)
- 제3조의5(전문병원 지정)와 「정신건강증진 및 정신질환자 복지서비스 지원에 관한 법률」 제19조(정신의료기관의 개설 · 운영 등)

3) 정신의료기관 설치

「의료법」에 따른 의료기관 중 주로 정신질환자를 치료할 목적으로 「정신건강복지법」상 시설기준 등에 적합하게 설치된 정신병원 · 정신과의원 및 병원급 이상의 의료기관에 설치된 정신건강의학과이다. 설치자는 국가 또는 지방자치단체, 의료법인, 비영리법인, 정부투자기관, 지방공사, 한국보훈복지의료공단 및 의사이다. 허가 · 신고권자는 시 · 도지사(병원급 이상) 또는 시장 · 군수 · 구청장(의원)이고, 입원대상은 「정신건강복지법」 제41조 내지 제44조, 제50조에 의하여 입원이 필요한 자이며, 정신의료기관의 설치 · 규모의 제한 등은 설치의 제한(법 제19조 제2항)과 규모의 제한(법 제19조 제3항) 등을 따른다.

4) 정신의료기관 운영

(1) 목표

급성 정신질환자에 대한 적정진료를 통해 일상생활 유지 및 조기 사회복귀를 도모한다.

(2) 정신의료기관장의 의무

정신의료기관장의 의무(법 제6조)에 따른다.

(3) 입 · 퇴원 관리

정신의료기관의 장은 입 · 퇴원신청서, 입원동의서, 보호의무자 증빙서류 등 입 · 퇴원 요건을 구비하여야 하고, 보호의무자에 의하여 입원된 정신질환자로서 입원연장이 필요한 경우 정신의료기관의 장은 3개월 혹은 6개월마다 계속입원심사 청구를 하여야 한다.

(4) 기록의 보존

정신의료기관의 장은 다음 사항에 관한 기록을 진료기록부 등에 작성 · 보존하여야 하며, 입원 등을 한 사람이 법 제30조 제1항에 따른 기록의 열람 · 사본발급 등 그 내용확인을 요구하면 그 요구에 따라야 하며, 「의료법」 제21조에도 불구하고 보호의무자가 입원 등을 한 사람의 동의서와 보호의무자임을 확인할 수 있는 서류를 제출하고 법 제30조 제1항에 따른 기록의 열람 · 사본발급 등 그 내용확인을 요구하면 그 요구에 따라야 한다.

(5) 환자권익 보호

정신의료기관의 장은 가족 및 이해당사자 간의 분쟁 · 위계 등에 의한 입원이 없도록 철저를 기하여야 한다(법 제72조, 법 제74조, 법 제75조).

(6) 작업치료 실시

정신건강증진시설의 장은 해당 법(법 제69조 제3항, 법 제76조 제2항, 법 제76조, 시행규칙 제52조)을 준수한다.

(7) 시설 안전관리

정신건강증진시설의 장은 해당 법(화재예방, 소방시설 설치 · 유지 및 안전관리에 관한 법률 시행령 제3조 별표1. 소방시설)을 준수한다.

(8) 종사자 관리

정신의료기관의 장은 [별표 제Ⅲ-3-2호] 정신의료기관 종사자의 수 및 자격기준에 따라 정신건강의학과 전문의, 간호사, 정신건강전문요원을 배치하여야 하고, 직무 · 보수교육, 화재 등을 대비한 안전교육, 인권교육 등 종사자에 대한 교육을 실시하여야 한다.

5) 입 · 퇴원절차

(1) 자의입원(법 제41조)

① 입원절차: 입원이 필요하다는 정신건강의학과 전문의 진단([별지 제16호] 진단결과서) 및 자의입원 권장 → 본인이 [별지 제14호] 자의 · 동의입원 등 신청서 제출 → 입원

② 퇴원절차: 본인이 퇴원 신청 → 지체 없이 퇴원

※ 별도의 퇴원신청서 작성 없이 구두로 퇴원을 신청하고 퇴원 가능하다. 다만, 환자가 서류로 신청서를 작성하고자 하거나 병원에서 퇴원신청을 받아놓고자 할 때에는 [참고 서식 제5호] 입원 등 환자 퇴원 등 신청서를 활용할 수 있으며, 서식을 달리하여 사용할 수 있다.

③ 퇴원의사 확인: 정신의료기관 등의 장은 자의입원 환자에 대하여 [참고서식 제4호] 입원 등 환자 퇴원 등 의사확인서를 활용하여 2개월마다 퇴원 등 의사를 확인한다.

(2) 동의입원(법 제42조)

① 입원절차: 입원이 필요하다는 정신건강의학과 전문의 진단([별지 제16호] 진단결과서) → 본인의 신청과 보호의무자 1인의 동의 → 본인이 [별지 제14호] 자의 · 동의 입원 등 신청서 제출 → 입원

② 퇴원절차: 본인이 퇴원 신청 → 지체 없이 퇴원한다.

(3) 보호의무자에 의한 입원(법 제43조)

① 입원절차: 입원이 필요하다는 정신건강의학과 전문의 진단([별지 제16호] 진단결과서) → 보호의무자 2인이 [별지 제15호] 보호입원 등 신청서 및 보호의무자 확인(증명) 서류 제출 → 최초입원(2주 이내) → 두 번째 정신건강전문의 진단(최초 입원 후 2주 이내에 서로 다른 정신의료기관 등에 소속된 2명 이상의 정신건강의학과전문의의 일치된 소견) → 입원유지 → 환자 본인에게 [참고서식 제7호] 입원 등 및 입원 등 기간 연장통지서를 서면 통보한다.

② 퇴원절차: 본인 또는 보호의무자가 퇴원신청 → 지체 없이 퇴원 - 정신의료기관장은 환자를 퇴원을 시켰을 때에는 지체 없이 보호의무자에게 그 사실을 서면으로 통지하여야 하며, 이때 [참고서식 제11호]를 활용 가능하다.

(4) 특별자치시장 · 특별자치도지사 · 시장 · 군수 · 구청장에 의한 입원(법 제44조)

① 입원절차: 정신건강의학과 전문의 또는 정신건강전문요원이 정신질환으로 자신의 건강 또는 안전이나 다른 사람에게 해를 끼칠 위험이 있다고 의심되는 사람 발견 → 정신건강의학과 전문의 또는 정신건강전문요원이 지자체장에게 상기의 사람에 대한 진단과 보호 신청(경찰관은 상기의 사람을 발견한 경우 정신건강의학과전문의 또는 정신건강전문요원에게 그 사람에 대한 진단 및 보호 신청 요청 가능) → 지자체장은 정신건강의학과 전문의에게 진단 의뢰 → 진단의뢰를 받은 정신건강의학과 전문의는

지자체장에게 결과 통지 → 지자체장은 지정정신의료기관에 2주의 범위에서 [참고서식 제14호] 행정입원 의뢰서로 입원 의뢰(진단을 위한 입원) → 2인 이상의 정신건강의학과전문의가 계속 입원이 필요하다고 진단 → 최초 입원일로부터 3개월 이내의 기간 동안 지정 정신의료기관에 [참고서식 제14호] 행정입원 의뢰서로 입원 의뢰(치료를 위한 입원) → 지자체장은 정신질환자 및 보호의무자 또는 보호를 하고 있는 사람에게 계속하여 입원이 필요한 사유 및 기간, 제55조에 따라 퇴원 등 또는 처우개선의 심사를 청구할 수 있다는 사실 및 그 청구 절차를 지체 없이 서면으로 통지한다.

② 입원 해제: 지정정신의료기관장은 행정입원의 필요성이 없는 경우 입원을 의뢰한 지자체장에게 입원해제 권고 → 지자체장은 특별한 사정이 없는 한 입원 기간이 만료되기 전이라도 입원 해제 사실을 지정 정신의료기관장에게 통지 → 지체 없이 퇴원

(5) 응급입원(법 제50조)

① 입원절차: 추정되는 사람으로서 자신의 건강 또는 안전이나 다른 사람에게 해를 끼칠 위험이 큰 사람 발견 → 그 상황이 매우 급박하여 자의입원, 동의입원, 보호의무자에 의한 입원, 특별자치시장 · 특별자치도지사 · 시장 · 군수 · 구청장에 의한 입원을 시킬 시간적 여유가 없을 때에는 의사와 경찰관의 동의를 얻어 [별지 제18호] 응급입원의뢰서를 이용하여 입원 의뢰 → 정신의료기관의 장은 지체 없이 정신건강의학과 전문의가 진단한다.

② 퇴원절차: 정신건강의학과 전문의 진단결과 자 · 타해의 위험 및 경우 즉시 퇴원, 응급입원 후 3일 경과 시 퇴원(공휴일은 제외)

③ 입원형태 전환 절차: 정신건강의학과전문의 진단결과 계속하여 입원할 필요성이 있다고 인정 → 자의입원, 동의입원, 보호입원 또는 행정입원으로 전환한다.

6) 정신건강심의(심사)위원회 운영

(1) 광역정신건강심의위원회의 구성 및 운영(시 · 도)

① 구성

- 시 · 도지사는 정신건강에 관한 중요한 사항을 심의 또는 심사하기 위하여 시 · 도지사 소속으로 광역정신건강심의위원회를 둔다.
- 광역정신건강심의위원회는 10명 이상 20명 이내의 위원으로 구성하며 위원의 임기는 2년으로 한다(연임 가능). 다만, 공무원인 위원의 임기는 그 직위에 재직하는 기간으로 한다.
- 광역정신건강심의위원회의 위원은 시 · 도지사가 임명 또는 위촉한다.
- 광역정신건강심의위원회의 구성 위원은 정신건강의학과 전문의, 판사 · 검사 또는 변호사의 자격이 있는 사람, 정신건강복지센터 소속 정신건강전문요원, 정신질환자의 보호와 재활을 위하여 노력한 정신질환자의 가족, 정신건강에 관한 전문지식과 경험을 가진 사람 각각 1명 이상 포함한다.
- 다만, 정신건강에 관한 전문지식과 경험을 가진 사람 중 법 제53조 제5항 제5호 나목부터 라목까지의 어느 하나에 해당하는 사람의 경우 3명 이상 포함한다.

② 직무

- 정신건강증진시설에 대한 감독에 관한 사항
- 법 제60조에 따른 재심사의 청구
- 법 제7조 제2항에 따른 지역계획의 수립에 관한 사항
- 법 제8조 제2항 본문에 따른 시행계획의 수립에 관한 사항

(2) 광역정신건강심사위원회

광역정신건강심의위원회의 업무 중 심사와 관련된 업무를 전문적으로 수행하기

위하여 광역정신건강심의위원회 안에 광역정신건강심사위원회를 둔다.

(3) 기초정신건강심의위원회의 구성 및 운영(시 · 군 · 구)

① 구성

- 시장 · 군수 · 구청장은 정신건강에 관한 중요한 사항을 심의 또는 심사하기 위하여 시장 · 군수 · 구청장 소속으로 기초정신건강심의위원회를 둔다.
- 기초정신건강심의위원회는 6명 이상 12명 이내의 위원으로 구성하며 위원의 임기는 2년으로 한다(연임 가능).

② 직무

- 법 제43조 제6항에 따른 입원 등 기간 연장의 심사 청구
- 법 제52조 제4항 및 제66조 제8항에 따른 퇴원 등의 사실 통보 여부 심사
- 법 제55조 제1항에 따른 퇴원 등 또는 처우개선의 심사 청구
- 법 제62호 제2항에 따른 입원기간 연장의 심사
- 법 제64조에 따른 외래치료 명령
- 법 제64조에 따른 외래치료 지원 결정, 외래치료 지원 연장 결정
- 법 제8조 제2항 본문에 따라 시장 · 군수 · 구청장이 수립하는 시행계획에 관한 사항

(4) 기초정신건강심사위원회

- 기초정신건강심의위원회의 업무 중 심사와 관련된 업무를 전문적으로 수행하기 위하여 기초정신건강심의위원회 안에 기초정신건강심사위원회를 둔다.
- 기초정신건강심사위원회는 심의위원회의 위원 중 시장 · 군수 · 구청장이 임명한 5명 이상 9명 이내의 위원으로 구성하고 정신건강의학과전문의, 판사 · 검사 또

는 변호사의 자격이 있는 사람, 정신건강복지센터 소속 정신건강전문요원 중에서 각각 1명 이상, 정신건강에 관한 전문지식과 경험을 가진 사람 중 법 제53조 제5항 제5호 나목부터 라목까지의 어느 하나에 해당하는 사람의 경우 2명 이상 포함한다.

(5) 입원 등 연장 청구 등의 심사

심사방법은 다음과 같다.

- 서류검사를 원칙으로 하되 필요에 따라 현장검사를 실시하며, 방문대상기관은 지역 및 청구서 검토를 통하여 매월 선정한다.
- 심사대상이 매우 많을 경우, 심사위원회를 복수로 설지하서나, 심사위원들이 사전에 청구자료를 검토하여 승인 및 불승인(퇴원가능한) 예상자를 선별한 후 정신건강심사위원회에서 검토하여 심사 가능하다.
- 정신건강심사위원회에서는 필요한 경우 심사청구서 이외의 자료를 정신의료기관 또는 보호의무자에게 요구할 수 있으며, 심사청구에 필요한 자료의 예시와 목록을 병원에 사전 통지할 수 있다.
- 심사결과는 다음과 같다.
  - 각 청구인에 대한 심사결과는 법령의 규정에 따른 명령 또는 결정을 하여야 한다.
  - 시장 · 군수 · 구청장은 계속입원치료 및 퇴원 · 처우개선 심사 청구 등에 관련된 기초정신건강 심사위원회의 심사결과 및 조치내용을 환자에게 [별지 제22호] 퇴원 등 또는 처우개선하고, 심사결과 통지서로 청구서 접수일부터 15일 이내에 통지한다.

7) 외래치료 지원

- 청구대상(법 제64조, 시행령 제31조, 제47조의2): 법 제43조(보호의무자에 의한 입원) 및 제44조

(특별자치시장 · 특별자치도지사 · 시 · 군 · 구청장에 의한 입원)에 따른 환자 중 정신병적 증상으로 인하여 입원하기 전 자신 또는 다른 사람에게 해를 끼치는 행동을 하여 정신의료기관에 입원한 사람 또는 외래치료를 받았던 사람으로서 치료를 중단한 자와 자신 또는 다른 사람에게 해를 끼치는 행동을 하는 자이다.

- 지원절차: 정신의료기관의 장 또는 정신건강복지센터의 장은 외래치료 지원을 청구하는 경우 외래치료 지원 청구서[정신건강복지법 시행규칙 별지 제24호, 제25호 서식]에 정신건강의학과 전문의 소견서나 정신건강전문요원 또는 관할 보건소장의 의견서를 첨부하여 해당 정신의료기관 또는 정신건강복지센터의 소재지를 관할하는 지자체장에게 제출

8) 행정사항

(1) 기관 운영 지도 · 감독

- 시 · 도지사 또는 시장 · 군수 · 구청장은 정신의료기관 운영전반에 대한 지도 · 감독을 연 1회 이상 실시하여야 한다. 시 · 도지사 또는 시장 · 군수 · 구청장은 법 제66조 제1항에 따른 지도 감독 결과를 보건복지부 장관에게 보고한다.
- 부적합 기관 행정조치 강화: 단순 · 경미한 사항은 현장에서 시정조치할 수 있다.
- 행정처분에 대한 안내: 보건복지부 장관, 시 · 도지사 또는 시장 · 군수 · 구청장은 「정신건강 복지법」 제19조 제4항의 각 호에 해당하는 경우 1년의 범위 내에서 기간을 정하여 시정명령을 할 수 있다.
- 정신의료기관 상시 지도체계 수립 · 운영: 보건복지부 장관은 법 제44조 제4항에 따라 보건복지부 장관이나 지방자치단체의 장이 지정한 정신의료기관의 입원 등 진단 및 입원에 대한 지도 감독을 국립정신건강센터 · 국립정신병원의 장에게 위임한다.

(2) 보고

시 · 도지사는 반기별로 시 · 군 · 구별 정신의료기관 현황, 입원환자 현황, 지도점검 현황, 정신건강심사위원회 운영 현황 등을 보건복지부장관에게 보고한다.

(3) 정신의료기관 평가 · 인증

- 사업목적: 정신의료기관의 서비스 수준 격차를 해소하고, 정신의료기관 간 상호 경쟁을 통해 국민에게 양질의 정신의료서비스를 제공할 수 있는 환경 조성
- 사업내용: 법적 근거는 「정신건강복지법」 제31조(정신건강증진시설의 평가), 평가 대상은 정신병원, 정신과 입원병상(폐쇄 및 개방병상 포함)을 보유한 '병원급 이상 의료기관에 설치된 정신건강의학과' 및 '정신건강의학과 의원' · '정신병원'은 「의료법」 제58조의4에 따른 의료기관 인증으로 시행한다.
- 사업 현황의 내용은 다음과 같다.
  - 4주기('25~'28) 정신병원 인증 시행
  - 5주기('24~'26) 정신병원 · 병원급 이상 의료기관에 설치된 정신건강의학과 · 정신과의원 평가 시행
  - 인증 및 평가 주기 내에 전체 대상기관에 대한 조사가 완료되어야 하는 점을 감안하여 자율신청에 따라 시행하며, 신청 서류 작성 및 제출은 의료기관평가인증원(www.koiha.or.kr)에서 작성한다.

CHAPTER 13 사회환경과 정신건강

1 지역사회와 정신건강

1) 지역사회 정신의학의 개념

지역사회 정신의학의 개념이 구체화된 것은 제2차 세계대전 때 미 공군의 정신과 의사였던 메닝거(Menninger)가 징집군인 중 정신장애인에 대해 보고하면서부터이다. 그는 정신의학의 새로운 역할로서 가족문제, 산업갈등, 지역사회 갈등들을 포괄적으로 다루어야 한다고 주장하였다.

지역사회 정신의학은 종래의 병원정신의학에서 과감히 탈피하여 지역사회와 밀접한 유기적 연관을 갖고, 일체의 진료 예방교육 등을 통괄하는 사회적 성격을 띠고 있다. 따라서 나라마다 문화적 특징이나 사회구조의 차이에 따라 매우 달라지기 때문에 그 개념을 일원화하기는 어렵다. 그러나 지역성과 공동성이라는 두 가지 요소를 포함하고 있다는 점은 의견이 모두 일치된다.

지역사회 정신의학의 정의는 모두 다르지만 대체로 실천활동, 예방, 후 치료체계의 연속성, 조기중재, 자원활용 등에 중점을 두며, 포함되는 영역은 다음과 같다.

첫째, 지역사회를 기초로 하는 정신병원이다.
둘째, 단기 입원이다.

셋째, 만성적 입원환자를 활성화시켜 다시 지역사회로 돌려보내는 것이다.

넷째, 지역사회의 여러 보건기구의 통합이다.

다섯째, 학교 · 경찰 · 기업 등에서의 카운슬링 및 서비스이다.

여섯째, 정신장애인의 생활을 지역사회 내에 유지시키기 위한 대책 개발이다.

일곱째, 지역사회 정신위생 대책의 재조직과 운영이다.

여덟째, 외래 진료소, 주간 및 야간병원, 가족병원 등 지역사회 정신병원에 대한 보조적 서비스의 개발과 진료계획에 보조적 직원의 참가 · 활용 등을 망라하는 것이다.

따라서 입원치료 중심의 폐쇄적 · 격리적 방향에서 개방적 지역사회 중심의 치료 체제로 전환되어야 한다. 지역사회로부터 환자를 배제하려는 상황에서 벗어나 환자와 사회구조와의 연관성을 파괴하지 않는 상태로 두자는 것이 목적이다(이정균, 김용식, 2001).

(1) 진료권

진료권은 가정의 주치의처럼 한 병원이 특정 지역주민의 정신보건을 진료하는 분담책임 지역이다. 미국의 경우는 인구가 75,000명에서 최고 20만 명을 한 단위로 진료권이 정해져 있다.

(2) 봉사와 연속성

미국의 경우 지역사회 정신의료는 사실상 지역사회 정신보건센터를 중심으로 하고, 의무적 봉사는 다섯 가지로 입원치료, 외래치료, 응급치료, 부분 입원, 지역사회 자문 및 교육이다. 추천기능으로서는 특수진단, 재활주립병원 환자의 입원 전후의 치료, 연구, 교육, 평가, 수련 등이다.

이상적으로는 환자가 어디로 옮기든 같은 치료팀이 진료에 임하는 것이 원칙이지만 이것이 안 되면 서로 진료기록부를 교환하여 일관된 치료를 받을 수 있도록 해야 한다.

(3) 예방정신의학

① 1차 예방

정신장애의 발병을 감소시키는 일, 즉 새로운 환자가 발생하지 않도록 예방하는 것이다.

② 2차 예방

학교나 기업체의 집단 선별검사를 통해 조기 발견하는 것도 하나의 방법이다.

③ 3차 예방

재활요법이 주된 활동으로 빠른 시일 내에 환자가 생산능력을 회복시킴으로써 재발을 방지하는 데 목적이 있다.

(4) 연구

지역사회 정신의학은 의학 단독 분야만의 연구로는 불충분하다. 간호, 심리사회사업, 작업요법 등은 물론이고, 사회 · 정치 · 경제적인 면도 고려해야 한다. 조직, 관리, 운영, 인사, 재정지식의 폭넓은 활용도 있어야 한다.

(5) 평가

지역사회 정신의학은 비교적 새로운 분야이고 각 지역의 특성에 맞게 조절해야 한다. 여러 가지 새로운 시도를 해야 하는 개연성 때문에 프로그램 자체의 장 · 단기 성과를 평가하는 작업은 매우 중요하다.

(6) 지역사회 주민의 참여

이상적으로 그 지역의 모든 주민이 이 계획에 적극 참여하면 그만큼 성과도 좋다. 구체적으로 위원회를 구성할 때 가급적이면 사회 각층의 사람들이 고루 참여할 수 있게 위원을 선정하는 것도 한 방법이다.

(7) 자문

정신과 전문요원의 수는 한정되어 있으므로 일선에서 직접 환자를 접촉하기보다는 각 기관에 자문하는 것이 효과적이다. 직장 내에서의 문제점 발견, 대인관계의 기술적 조정 등 기초적인 지식을 가르치고, 문제가 발생했을 때 어떻게 대처해야 할 것이냐는 그때의 상황에 따라 수시로 자문에 응한다(이정균, 김용식, 2001).

2) 지역사회 정신의학의 역사적 · 이론적 배경

(1) 지역사회 정신의학의 역사적 배경

미국은 1946년에 국가 「정신보건법」이 제정 · 공포되어 1963년에 케네디 대통령의 「지역사회 정신보건법」이 발표되었다. 영국은 1959년에 「정신보건법」이 제정되어 1963년에 지역사회 의료봉사의 개발에 관한 정부 보고서가 발표되었으며, 일본은 1950년에 「정신보건법」이 시행되었다.

우리나라는 1994년에 보건복지부와 서울대학교 지역의료체계 시범사업단이 경기도 연천군에서 연구 · 개발한 프로그램을 이용하여, 1997년 말에 각 보건소와 연계하여 6개소의 정신질환자 사회복귀시설이 운영되었다.

(2) 지역사회 정신의학의 이론적 배경

지역사회 정신의학은 나라마다 그 시대에 따라 다르다. 그리고 한 나라 안에서도 지역의 특징에 따라 달라야 한다. 영국에서는 병원의 장기입원제도에 대한 정신과 의사의 반성에서 출발하였다. 이것이 계기가 되어 메이(May)가 강조하듯이 입원시키지 않고 지역사회 안에서 만성 질환에 대한 완전한 보호와 의료를 시술하는 것이 그 목표가 되었으며, 환자를 지역사회 속으로 재통합하는 데 목적을 두어 병원 외 활동에 대한 지역사회지향적 연구가 이루어졌다. 미국은 정신의료의 주류를 이루고 있는 개인 개업의사가 주로 특정 사회계층만 대상으로 치료하였다. 한편, 주립정신병원은 수용소와 같아서 적절한 치료가 불가능하여 그 중간계층의 요구에 의해 지역사회 정신의학이 출현하였다.

지역사회 정신의학을 뒷받침하는 기초이론은 폴레이(Foley)가 통합한 자아심리학과 위기중재이론이 주목할 만한 이론이다.

자아심리에 대해서는 프로이트, 하트만(Hartman), 페덴(Feden), 미드(Mead) 등의 업적이 크다. 즉, 자아가 성장하는 과정에서 환경적 스트레스가 너무 오래 지속되거나 능력에 비해 감당할 수 없을 정도로 큰 스트레스일 경우 자아는 적응능력을 상실하고 일시적으로 자아가 해체되어 자아경계가 불분명해지면서 적응의 초기 수준으로 퇴행한다. 이럴 때는 그 환자를 가족으로부터 분리해서는 안 된다. 이것이 환자를 입원시키지 않고 집에서 치료하는 것이 이상적이라는 지역사회 정신의학의 기초이론의 하나이다.

또 다른 이론은 린데만(Lindeman), 캐플런 등에 의해 발전된 위기중재이론이다. 위기상황에 놓이면 환자의 인격구조는 방위력이 약화되고 작은 변화에도 흔들린다. 이때 조기에 효과적으로 조정함으로써 환자의 적응능력을 증대시키고 입원에 의한 부작용을 줄일 수 있다(이정균, 김용식, 2001).

3) 지역사회 정신의학과 정신사회 재활

(1) 지역사회 정신의학과 정신사회 재활의 관계

정신사회 재활은 3차 예방으로서 만성 정신질환자가 최상의 가능한 수준으로 회복되도록 돕는 과정이다. 정신사회 재활의 목표는 정신질환으로 인해 무능해진 개인이 독립적으로 생활하고 장애를 극복하며 가능한 한 상위 수준의 안녕을 유지하고 회복하기 위한 생활양식을 갖도록 교육하는 것이다. 이러한 정신사회 재활은 정신의학의 이론과 실제를 정신의료기관이 아닌 독창적으로 만들어 낸 비전통적인 장소나 지역사회에 적용함으로써 만성 정신질환자를 치료하는 학문이다. 따라서 지역사회 정신의학은 정신사회 재활을 통해 그 목표를 달성한다.

(2) 정신사회 재활의 존립 근거

첫째, 약물치료의 한계이다. 최적의 약물치료를 해도 조현병 환자 중 40~60%는 퇴원 후 정신병적 또는 비정신병적 잔존증상을 지속적으로 보이고, 5~25%는 약물치료에 반응하지 않으며, 1년 이내에 약 40%의 환자가 그리고 5년 이내에 약 75%의 환자가 재발한다.

둘째, 정신과 치료의 궁극적인 목표 변화이다. 이전에는 증상의 완화나 감소가 치료목표였지만 현재는 사회적 · 직업적 기능, 학교생활, 가족 내 역할, 독립적인 사회생활 능력을 증진시킴으로써 삶의 질을 향상시키는 것이 정신과 치료의 궁극적인 목표이다.

셋째, 만성 정신질환자는 심한 경제적 의존으로 가족과 국가에 심리적 · 경제적 부담으로 다양한 사회문제를 일으키고 있기 때문에 정신재활을 통해 사회에서 독립적인 생활을 유지할 수 있도록 해야 한다.

(3) 정신사회 재활의 철학

정신사회 재활은 정신의학의 이론과 실제를 정신의료기관이 아닌 독창적으로 만들어 낸 비전통적인 장소나 상황(지역사회)에 적용함으로써 만성 정신질환자를 치료하는 학문이다. 만성 정신질환자들이 자신들이 생활하던 지역사회에서 생활하고, 공부하고, 일할 수 있는 기회를 창출하고자 하는 요구로부터 시작되었다. 따라서 지역사회 정신의학은 정신사회 재활을 통해 그 목표를 달성한다. 정신사회 재활의 철학의 내용은 다음과 같다.

① 개별화 중시: 장기간 정신질환을 앓고 있는 각 개인마다 자신의 능력을 최대한 개발할 수 있도록 돕는다.
② 환경 중시: 장기간 정신질환을 앓고 있는 사람들을 치료하는 데 있어 환경적 요인을 중시한다.
③ 강점 중시: 각 환자의 약점보다는 강점을 개발하는 데 중점을 둔다.
④ 희망 중시: 정신질환으로 인해 사회적 · 직업적 기능 및 자존심 저하를 보이는 환자들에게 희망을 심어 주는 데 노력한다.
⑤ 직업재활 중시: 정신과 환자들의 직업능력에 대해 낙관적으로 생각한다.
⑥ 삶의 질 중시: 만성 정신질환을 앓고 있는 환자들에게 포괄적인 진료를 제공한다.
⑦ 환자 및 가족의 적극적 개입 중시: 환자를 치료와 재활에 적극적으로 개입시킨다.
⑧ 과정 중시: 정신재활을 단 한 번의 치료가 아닌 오랜 시간 동안 진행되는 하나의 과정으로 간주한다.

(4) 정신사회 재활의 이론적 모형

정신사회 재활은 스트레스-취약성-보호인지 모형에 기초하여 손상, 장애, 핸디캡에 대한 중재 노력과 그에 따른 재활결과를 설명한다. 대부분의 정신질환에서 손상, 장애, 핸디캡은 세 가지 요인, 즉 정신생물학적 취약성, 사회환경적 스트레스원, 보호인자 등의 상호작용에 의해 그 정도가 결정된다. 예를 들면, 병에 대한 생물학적 취약성이 크고 동시에 보호인자가 없을 때는 살아가면서 겪게 되는 사소한 도전이나 긴장, 갈등에 의해서도 병이 발생하며 손상 · 장애 · 핸디캡의 정도도 커진다. 그러나 보호인자가 강한 경우에는 병에 대한 생물학적 취약성이나 스트레스원이 크더라도 병의 발생이나 악화를 극복할 수 있으며 나아가 손상 · 장애 · 핸디캡을 최소화할 수 있다. 따라서 정신사회 재활은 보호인자를 강화함으로써 병의 발생과 악화를 막고 손상 · 장애 · 핸디캡을 극소화하며, 사회적 · 기능적 회복을 촉진시킨다.

첫째, 정신생물학적 취약성이란 주요 정신질환을 일으킬 수 있는 위험성을 의미한다. 한 개인이 지속적으로 지니고 있는 유전적 요인과 환경적 요소(자궁 내 바이러스 감염, 출산 합병증)로 정신질환에 대한 취약성을 지닌 사람은 취약성이 없는 사람에 비해 어떤 스트레스가 가해지면 쉽게 증상을 일으킨다. 취약성을 강화시키는 것은 약물치료와 술, 불법 약물 남용을 최소화하는 것이다.

둘째, 사회환경적 스트레스원은 개인에게 부정적인 영향을 미치고, 적응하기 위한 변화를 요구하고 극복기술과 능력을 시험하는 일시적 또는 지속적인 환경적 사건이나 그와 연관된 것을 의미한다. 예를 들면, 살아가면서 겪는 여러 사건이나 정서적으로 부담을 주는 가정환경 또는 사회적 환경 등이다.

셋째, 보호인자란 손상, 장애, 핸디캡을 초래하는 취약성 및 스트레스원의 상호작용으로 인한 충격을 완화시키는 인자로 이를 통해 증상의 심한 정도와 병의 경과를 호전시킬 수 있다. 보호인자는 크게 약물치료, 기술 개발(개인적 요소), 사회적 지지(환경적 요소)가 있다.

넷째, 신체장애인의 손상이란 시력이나 청력 상실, 사지운동 감소, 근력 상실 등을 의미하지만 정신장애인의 재활에서 손상이란 정신병적 증상(양성, 음성증상)과 인지-정서적 결손을 의미한다.

다섯째, 장애란 한 개인이 사회적 상황에서 주어진 역할이나 과제를 해내지 못하거나 수행하는 데 한계를 보이는 것이다. 이것은 정신과적 손상 때문에 발생하며, 장애 정도는 기능평가를 통해 알 수 있다.

여섯째, 핸디캡이란 손상과 장애로 사회에서 다른 사람에 비해 불이익을 받음으로써 정상적인 역할을 하지 못하는 것을 의미한다(김윤희 외, 2001).

(5) 정신사회 재활의 구성요소

만성 질환을 앓고 있는 환자의 사회복귀를 위해 크게 정신과 서비스와 사회적 지지 서비스로 나누며 사례관리가 이를 모두 통합한다.

〈표 13-1〉 **정신사회 재활의 구성요소**

사례관리				
정신과적 서비스		사회지지 서비스		
		거주시설	직업재활	자조모임
입원 병동 부분 입원 병동 지지적 정신치료 환자교육 가족교육 가족치료 사회기술훈련	위기 중재 집단치료 행동치료 인지치료 활동치료 예술치료 가정 방문	집단거주 집 임시거주 집 관리 · 감독 아파트 준독립 아파트	보호작업장 과도취업 직업은행 PACT 구직모임 보호취업	환자 자조모임 가족 자조모임 정신사회 클럽

출처: 김윤희, 이광자, 유숙자, 이소우, 김소야자 외(2001). 정신간호총론, p. 484.

4) 지역사회의 영향력

지역사회는 정신질환자의 재활에 중대한 영향력을 미친다. 지역사회의 돌봄 제공자들은 변화를 가져올 수 있는 지역사회의 효과적이고 적절한 자원에 대해 사정하는 주도적인 역할을 맡아야 하므로 이를 위해 만성 정신질환자의 특징과 행동 그리고 정신질환자의 사회적 지지요구를 살펴보고자 한다.

(1) 만성 정신질환자의 특징과 행동

만성 정신질환자의 지각에 대한 2차적인 증상과 관련하여 확인된 문제는 다음과 같다.

① 만성 정신질환자의 특징

- 낙인, 수치감 또는 질병과 관련된 창피함을 느낀다.
- 낙인과 사회로부터의 고립감을 느낀다.
- 사회적 관계의 상실과 노동의 기회상실을 경험한다.
- 질병의 영향과 고통으로부터 오는 스트레스를 경험한다.
- 자신의 질병 수용과 다른 사람으로부터 인정받는 것이 필요하다.

② 만성 정신질환자의 행동

만성 정신질환자는 일반적으로 실업자, 저학력자, 저소득자이며 친구관계가 적을 확률이 높다. 만성 정신질환자와 관련된 행동은 다음과 같다.

- 일상생활 활동기술 부족: 일상생활활동(ADL)은 독립적으로 생활하는 데 필수적인 기술로 집안일, 장 보기, 음식 준비, 금전관리, 개인위생 등이다.
- 대인관계 위축: 만성 질환자는 무감동하며 위축되어 사회적으로 고립된다.
- 낮은 자아존중감: 만성질환자는 발병 전에 기대했던 미래의 생활사건들을 박탈당한 것처럼 느낀다. 특히, 자신의 질병이 생물학적 장애라기보다는 인격적 결함 때문이라고 믿을 때 자아존중감이 더욱 낮아진다.
- 동기 부족: 실패에 대한 두려움으로 새로운 경험 시도를 꺼린다.
- 희망 부재: 낮은 자아존중감으로 자신은 문제만 있고 강점은 없다고 믿는다.
- 규칙수행의 어려움: 투약 중단이나 재입원이 가장 일반적이다.
- 사회생활 기술 부족: 지역사회에서 살아가기 위한 기술들이 부족하다.

(2) 정신질환자의 사회적 지지 요구

① 정서적 지지: 수용, 헌신, 사회적 참여, 정서적인 것, 상호관계

② 피드백: 확신, 경청, 말하기

③ 정보적 · 인지적 지지: 질병 정보, 행동관리, 대처, 의사결정, 조망

④ 수단적 지지: 자원, 휴식, 돌봄, 후원, 가사(김윤희 외, 2001)

2 지역사회기반의 정신건강서비스 체계 · 운영

지역기반의 정신건강서비스 체계 · 운영내용은 다음과 같다(보건복지부, 2025: 30-112).

1) 정신건강복지센터 설치 · 운영

(1) 목적과 법적 근거

① 운영목적

지역사회 중심의 통합적인 정신질환의 예방 · 치료, 중독관리 체계구축, 정신질환자의 재활과 정신건강 친화적 환경조성으로 국민의 정신건강증진을 도모한다.

② 법적 근거

- 「정신건강증진 및 정신질환자 복지서비스 지원에 관한 법률」
  - 광역정신건강복지센터: 제15조 제2항(정신건강복지센터의 설치 및 운영)
  - 기초정신건강복지센터: 제15조 제3항(정신건강복지센터의 설치 및 운영)
  - 중독관리통합지원센터: 제15조의3(중독관리통합지원센터의 설치 및 운영)

- 「정신건강증진 및 정신질환자 복지서비스 지원에 관한 법률」 및 정신건강사업 안내에서 정하지 아니한 사항은 지방자치단체의 자체 조례 및 지침, 기타 관련 근거 준수 가능

(2) 센터운영

① 기본사업 추진방향

- 지역사회중심의 통합적 정신건강서비스 제공을 위한 기반 구축
- 공적기관으로서 지역사회정신건강증진사업의 기획 · 조정 및 수행
- 지역주민의 욕구에 적합한 예방 · 치료 · 재활서비스가 제공될 수 있도록 정신건강증진시설 간 연계 및 정신건강서비스 제공체계 마련
- 시 · 도 정신건강복지사업지원단과 연계체계 구축

② 운영유형

시 · 도지사 또는 시 · 군 · 구청장은 자치단체 또는 국 · 공립 정신의료기관에 광역 · 기초정신건강복지센터 및 중독관리통합지원센터를 설치하여 직접 운영하거나 민간에 위탁할 수 있다.

(3) 센터운영

① 운영위원회 기능

정신건강복지센터 및 중독관리통합지원센터 사업의 총괄, 조정 등을 위해 전분기의 사업 실적과 2차분기의 사업계획을 검토하고 시 · 도 및 보건소와의 협조사항, 직원경력 산정 등 센터운영 등에 대해 협의한다.

② 운영위원회 운영

분기별 1회 이상 실시하되, 분기별 1회 시행할 경우 해당 지방자치단체와 수시로 업무 회의를 진행해야 한다.

(4) 종사자의 5대 법정의무교육

산업안전보건교육, 직장 내 성희롱 예방교육, 개인정보 보호교육, 직장 내 장애인 인식개선교육, 퇴직연금교육

(5) 행정사항

① 예산관리

- 예산의 편성: 시・도와 시・군・구의 지방비 부담비율은 지역 실정에 알맞게 조정하되, 시・도가 지방비 부담액의 50% 이상 부담 필요
- 예산의 집행: 직영의 경우 보건소상에게 예산집행 책임이 있으며, 위탁운영의 경우 수탁기관장에게 예산집행책임이 있고, 시・도지사 또는 시・군・구 보건소장이 지도・감독한다.
- 회계연도는 정부의 회계연도(1.1.~12.31.)를 기준으로 한다.
- 예산의 전용: 종사자 인건비 안정적 확보를 위해 인건비와 사업비 분리하여 예산체계를 개편함에 따라, 광역・기초정신건강복지센터 인력 및 위기개입팀 인력에 대한 인건비는 '정신건강복지센터 인력지원' 내역으로 예산편성이 필요하다.
- 회계 기록의 작성 및 보관: 예산 계획서 및 정산서는 5년간 보관, 회계장부는: 5년간 보관, 재무회계 관련 공문은 5년간 보관한다.
- 구조개선비 및 비품구입비: 1차 사업년도에는 센터 예산*의 30% 내에서 구조개선비와 비품구입비 배정 가능하며, 2차 사업년도 이후에는 센터 예산*의 10% 내에서 구조개선비와 비품구입비 배정 가능하다.

- 교육비: 종사자의 자격유지를 위한 보수교육에 참여 시 참가비와 여비를 지원하며, 종사자의 정신건강증진관련 워크숍, 세미나, 평가대회 등 외부 교육훈련 프로그램에 참여시 참가비와 여비 지원이 가능하다.

② 안전관리

종사자에 대한 과도한 폭언 및 모욕, 욕설, 협박, 성희롱, 폭행, 스토킹, 센터 기물 파손 등이 발생할 경우, 상담 · 통화 중인 경우 종료를 안내하고 즉시 종료하며, 사례관리 대상자의 행위일 경우에는 가해자와 피해 종사자를 분리한다. 또한, 필요시 증거 수집, 수사 의뢰 및 고소 · 고발 등을 검토한다.

③ 기록물 보호 · 관리

비전자 기록물(기록물, 인쇄물, 서면, 그 밖의 기록 매체)의 폐기 시에는 파쇄 또는 소각 등의 방식으로 처리하며, 전자기록물의 폐기 시에는 복원이 불가능한 방법으로 영구 삭제하고 삭제한 기록물을 복구하여서는 안 된다.

④ 개인정보 보호

정신건강복지센터 및 중독관리통합지원센터는 개인정보를 수집 · 이용 · 처리하는 경우, 개인정보보호법 및 시행령 등 개인정보 보호 규정을 준수하여야 한다.

2) 광역정신건강복지센터

(1) 광역단위 사업기획 및 운영업무

① 지역 정신건강 연구조사 및 확산
② 지역자원 연계 및 협력체계 구축
③ 정신질환 · 정신건강 인식개선 등 홍보 · 캠페인

(2) 기초 · 중독센터 지원업무

① 직원대상 교육 프로그램 운영 및 센터 교육과정 지원
② 지역 맞춤 프로그램 기획 · 개발 및 확산
③ 센터 평가업무 및 컨설팅 지원

(3) 지역사회 정신건강 위기대응사업

① 위기개입팀 운영
② 정신건강 위기대응 지역협의체 구성 · 운영 지원

(4) 재난정신건강서비스 지원업무; 광역단위 재난심리지원업무

재난 발생 시 신속한 심리지원을 통해 개인과 지역사회의 회복을 지원하기 위한 목적으로 정신건강 위기상담전화(1577-0199) 운영, 재난 심리지원을 위하여 2인 이상 지정한다.

(5) 찾아가는 심리지원 사업

지역주민의 정신건강 서비스 이용률 확대 및 정신건강증진을 도모하기 위한 목적이며, 그 대상은 복지 사각지대에서 발굴된 위기가구, 취약지구 아파트 단지 내 취약계층, 상담창구 방문자, 거동이 불편한 노인 · 장애인 시설 등이다.

(6) 청년 정신건강 조기중재사업

청년층 중증정신질환을 조기발견 · 개입하여 빠른 회복 및 만성화 방지 지원을 목적으로 맞춤형 사례관리, 만성화 예방 및 회복촉진 프로그램 등으로 조기개입을 하고 있다.

(7) 중독관리 지원사업

① 지역사회 중독건강실태조사 및 연구조사 확산

② 중독사업 운영 매뉴얼 및 콘텐츠 기획·개발 및 확산

③ 중독예방 인식개선 등 홍보, 교육, 캠페인

④ 지역자원 연계 및 협력체계 구축

⑤ 중독관리통합지원센터 사업 운영지원 및 관리

⑥ 중독 정신건강 인적자원 개발 등

3) 기초정신건강복지센터

(1) 사업대상

등록기준은 정신질환을 갖고 있는 자로, 센터 등록에 동의한 자로 지역사회 내 거주하는 주민이다.

(2) 중증정신질환자 관리사업

① 조기발견

등록 전 대상자의 포괄적 사정을 통해 정신건강복지센터 등록서비스가 필요하다고 판단되는 경우 대면·비대면 접촉하여 증상, 치료 여부 등 파악하고 등록유도

② 사례관리

- 사업목적: 중증·만성질환자의 정신과적 증상관리 및 악화를 방지하고 지역사회 내 안정적 안착과 대상자들의 삶의 질 향상 도모
- 서비스 내용
  - 등록 중증정신질환자의 요구에 따른 개별서비스 계획수립 및 서비스 제공
  - 등록 중증정신질환자에 대한 주기적인 사례회의 실시

- 등록 중증정신질환자에 대해 지역 보건·복지자원연계를 통한 요구도 반영 필요

③ 재활지원

사례관리 기반으로 제공되는 재활서비스 제공

④ 보건복지부 정신질환자 치료비 지원사업

- 발병 초기에 집중적인 치료를 유도하고 응급상황 입원 및 퇴원 후에도 적시에 적절하고 꾸준한 치료를 받을 수 있도록 치료비를 지원
- 지원종류 및 대상: 자·타해 위험이 있는 대상자의 보호 조치 및 치료를 지원하며, 초기 5년간 외래 치료비를 지원한다. 또한, 지자체로부터 외래치료 지원 결정을 받은 대상자에 대한 치료비를 지원하며, 권역정신응급센터를 이용하는 정신응급 환자에게 치료비를 지원

⑤ 정신건강심사위원회 업무지원

- 주요업무: 입원 연장 청구대상자에 대한 면접 평가 지원, 퇴원명령 대상자에 대한 지역사회 연계 및 사례관리, 외래치료 지원 대상자 집중적인 사례관리
- 실적보고: 시·도는 별도 서식에 의하여 해당 분기 시·군·구 정신건강심사위원회 운영실적[별지 제Ⅳ-5-1호]를 취합하여 매 분기말 보건복지부장관에게 보고하여야 하며, 센터는 이를 지원한다.

(3) 지역사회 정신건강 위기대응사업

정신건강 위기개입업무: 24시간 전국 어디든지, 누구나 정신과적 위기상황 시 공통 번호(1577-0199)로 전화 가능하며, 정신건강전문요원을 우선적으로 배치한다. 또한, 대상자의 폭언 등 대처를 위해 녹음 전화 등 운영할 수 있다.

(4) 아동 · 청소년 정신건강사업

정신건강서비스가 필요한 지역 내 만 18세 이하 아동 · 청소년(미취학 아동 포함) 고위험군을 대상으로 지역사회 내 아동 · 청소년기 정신건강문제의 예방, 조기발견 및 상담 · 치료를 통하여 건강한 사회구성원으로의 성장 발달 지원을 목적으로 하는 사업이다. 주요 사업내용으로는 사례관리, 치료연계 및 치료비지원, 교육 및 홍보 등이다.

(5) 청년 정신건강 조기중재사업

19~34세 청년 중 초발정신질환 청년(정신질환 발병 5년 이내), 정신증 고위험군이거나 조기정신증 진단을 받은 청년, 그 외 중증정신질환으로 인해 지역사회 내 정신건강서비스가 필요한 청년을 대상으로 청년층 중증정신질환을 조기발견 · 개입하여 빠른 회복 및 만성화 방지를 지원하는 사업이다.

(6) 찾아가는 심리지원 사업

복지 사각지대에서 발굴된 위기가구, 취약지구 아파트 단지 내 취약계층, 상담창구 방문자, 거동이 불편한 노인 · 장애인 시설 등을 대상으로 지역주민의 정신건강서비스 이용률 확대 및 정신건강증진 도모하기 위한 사업이다. 주요 사업내용으로는 방문상담이나, 출장상담소, 상담창구 개설, 마음안심버스 등이 있다.

(7) 재난정신건강서비스 지원업무; 기초단위 재난 심리지원 업무

재난 발생 시 신속한 심리지원을 통해 개인과 지역사회의 회복 지원을 목적으로, 주요 사업내용으로는 재난 심리지원 담당인력(2인 이상) 지정 및 권역별 트라우마센터에 통보, 재난 발생 시 재난 심리지원 계획 수립 및 실시, 재난 경험자 사례관리 및 특화프로그램 운영, 지역사회 자원 연계 등이 있다.

(8) 지역사회 정신건강 교육·홍보·협력체계 구축

지역사회 대상 정신건강 교육, 홍보 등을 통해 정신건강·중독문제 관련 편견해소 및 인식 개선 도모, 유관기관 협력을 통한 지역사회 내 정신건강문제 지원 강화를 목적으로 지역주민 대상 정신건강 증진 및 정신질환 예방 및 대처방법 교육, 선별검사 관리안내 교육 등의 시행, 지역사회 정신건강 관련 다양한 매체를 활용한 온·오프라인 홍보·캠페인 수행, 지역사회 내 정신건강문제 관련 유관기관(자원)과의 협력체계 구축하는 등의 사업을 한다.

(9) 중독관리 지원사업

관내 중독관리통합지원센터 운영 시에는 중독관리를 위한 협력체계로서 중독대상자 조기발견 및 의뢰의 사업을 하며, 관내 중독관리통합지원센터가 없는 경우에는 사정평가, 치료연계 및, 모니터링, 사례관리 서비스의 실시 등의 사업을 한다.

4) 사회서비스 전자바우처(보건복지부, 2025)

(1) 장애아동가족지원사업

① 발달재활서비스

- 사업개요: 장애아동의 인지, 의사소통, 적응행동, 감각·운동 등의 기능향상과 행동발달을 위하여 적절한 발달재활서비스를 지원
- 대상: 만 18세 미만(연령은 신청일을 기준으로 판정하되, 지원기간은 대상자로 선정된 장애아동이 만 18세가 되는 달까지로 함)
- 소득기준: 기준중위소득 180% 이하
- 장애유형: 뇌병변, 지적, 자폐성, 청각, 언어, 시각 장애 아동(「장애인복지법」상 등록장애아동에 한함)

② 언어발달지원사업

- 사업개요: 장애 부모의 자녀에게 필요한 언어발달지원서비스를 제공하여 아동의 건강한 성장지원 및 장애가족의 자체 역량 강화
- 대상: 만 12세 미만 비장애 아동과 부모의 장애유형이 한쪽 부모 및 조손가정의 한쪽 조부모가 시각·청각·언어·지적·자폐성·뇌병변 등록장애인
- 소득기준: 기준중위소득 120% 이하
- 서비스 신청서 제출 장소: 서비스 대상자의 주민등록상 주소지 읍·면·동 주민센터

(2) 발달장애인부모 상담지원사업

① 사업개요: 심리·정서적 지원이 필요한 발달장애인 부모에게 전문적인 심리상담 서비스 지원

② 서비스 대상 등록기준: 발달장애인(「장애인복지법」상 지적·자폐성 장애인) 자녀의 부모 및 보호자

③ 서비스 신청서 제출 장소: 서비스 대상자의 주민등록상 주소지 읍·면·동 주민센터

④ 서비스 내용: 발달장애인 부모 및 보호자에게 개별/집단 상담 제공

(3) 아이돌봄지원사업

① 사업개요: 만 12세 이하 아동을 둔 맞벌이 가정 등에 아이돌보미가 방문하여 아동을 안전하게 돌봐주는 아이돌봄 서비스

② 지원대상: 중위소득 150% 이하의 양육공백이 발생하는 가정(취업 한부모, 맞벌이 가정, 다자녀 가정 등)

③ 서비스 신청은 정부 지원 가구의 경우 읍·면사무소, 동 주민센터에 정부지원 신청 및 소득유형 결정 후 지역 서비스 제공기관에 서비스 연계 신청

참 고 문 헌

강경선(2013). 우울증과 예술적 창조성. 인문과학연구. 3, 451.

강상경, 강병철, 권태연, 김남희, 김문근, 김성용, 김혜미, 문영주, 이현주, 유창민, 조상은, 정은희, 하경희(2023). 정신건강론. 학지사.

강경호(2002). 중독의 위기와 상담. 한사랑가족상담연구소.

강문희(1999). 고등학생의 정신건강과 사회적 지지에 관한 연구: 대전광역시와 충남지역 고등학생을 중심으로. 충남대학교 대학원 석사학위논문.

강문희, 장연집, 정정옥(1999). 아동정신건강. 정민사.

강영희(2008). 생명과학대사전. 아카데미.

강정삼(1993). 교사의 직무스트레스와 예방관리전략. 교육학연구, 31, 151-173.

강효림(2007). 탈북청소년의 심리사회적 적응에 관한 연구: 우울불안 중심으로. 명지대학교 대학원 석사학위논문.

고명수, 김용주, 이레지나, 임수선, 성시한(2019). 정신건강론. 정민사.

고재욱, 전선영, 이지복(2021). 정신건강론. 정민사.

고지훈, 윤경란(2007). 청소년의 스트레스와 자살 생각: 자아탄력성의 완충효과. 한국청소년연구, 18(1). 185-212.

교육부(2023). 학교폭력 실태보도자료.

관계부처합동(2023). 제5차 자살예방기본계획('23~'27).

국립특수교육원(2009). 특수교육학용어사전. 하우.

권석만(2008). 인간관계의 심리학. 학지사.

권정혜(2001). 우울증의 인지행동치료. 인지행동치료, 1(1), 1-22.

권정혜, 이정윤, 조선미(1998). 수줍음도 지나치면 병. 학지사.

권준수, 김재진, 남궁기, 박원명, 신민섭, 유범희, 윤진상, 이상익, 이승환, 이영식, 이헌정, 임효 역/APA 집필(2015). 정신질환의 진단 및 통계편람(DSM-5 한국어 번역판). 학지사.

권중돈, 김동배(2005). 인간행동이론과 사회복지실천. 학지사.

권진숙, 김정진, 전석균, 성준모(2014). 정신보건사회복지론. 공동체.

김교헌(2010). 젊은이를 위한 정신건강. 학지사.

김기태(2002). 정신보건복지론. 양서원.

김다정(2020). 임상간호사의 임상경력, 회복탄력성, 간호근무환경과 재직의도와의 관계. 경희대학교 대학원 석사학위논문.

김미진(2016). 대인돌봄 연극치료프로그램이 간호사의 정서지능, 직무스트레스, 삶의 질에 미치는 효과, 단국대학교 박사학위논문.

김민영, 고효정(2000). 남성 실직자의 건강행위와 건강상태에 관한 연구. 대한보건협회, 26(3), 302-313.

김성수, 이영애(2019). 정신건강론. 양서원.

김옥수(2020). 가출청소년의 다중폭력피해경험과 자살생각과의 관계에 관한 연구: 사회적 지지에 따른 내재화·외현화문제의 조절된 매개효과를 중심으로. 연세대학교 사회복지대학원 박사학위논문.

김용분, 이정섭(2003). 자살개념분석. 정신간호학회지, 12(4), 394-401.

김윤재, 김정수, 이임복, 강영숙(2012). 정신건강론. 동문사.

김윤재, 박스잔, 정경, 김연옥(2018). 정신건강론. 정민사.

김윤희, 이광자, 유숙자, 이소우, 김소야자 외(2001). 정신간호총론(上). 수문사.

김이영, 이우언, 김병찬, 박성원, 서민호, 이장희(2019). 정신건강론. 양성원.

김정미, 박희숙, 강인구(2015). 정신건강론. 공동체.

김정진(2023). 정신건강론. 학지사.

김종욱(2019). 청소년의 인터넷 중독이 오프라인 비행에 미치는 영향: 현실지각과 온라인 비행의 매개효과 검증. 성결대학교 일반대학원 박사학위논문.

김주환(2011). 회복탄력성: 시련을 행운으로 바꾸는 유쾌한 비밀. 위즈덤하우스.

김준호, 노성호, 이성식, 곽대경, 이동원, 박철현(2014). 청소년비행론. 청목출판사.

김진숙(1993). 샤머니즘과 예술치료, 64-67.

김혜금, 송영주, 임양미, 김현자, 김진숙(2016). 정신건강론. 정민사.

김혜련, 신혜섭(2001). 정신건강론. 학지사.

김혜정, 조복희(2003). 초등학교 5·6학년 학생의 인터넷 중독과 정신건강과의 관계. 한국교육보건학회, 16(2).

노안영, 강영신(2011). 성격심리학. 학지사.

대한간호학회(1996). 간호학대사전. 한국사전연구사.

맹용길(1998). Christian Ministry for the Elderly. 장로교출판사.

문영희(2007). 청소년의 신체활동 및 운동 실태와 관련 요인. 한국보건간호학회지. 10, 75-84.

문인오, 박숙경, 정정미(2013). 임상간호사의 회복탄력성이 직무열의와 소진에 미치는 영향. 간호행정학회지, 19(4), 525.

민성길, 강홍조, 고경봉, 기선완, 김경희, 김도훈, 김세주 외(2006). 최신 정신의학. 일조각.

박경화(2013). 집단통합예술치료가 초등학생의 자아개념 및 자아효능감, 교우관계에 미치는 영향, 원광대학교 박사학위논문.

박미은, 신희정, 이혜경, 이미림(2015). 가족복지론. 공동체.

박상규, 강성군, 김교헌, 서경현, 신성만, 이형초, 전영민(2009). 중독의 이해와 상담실제. 학지사.

박선환, 박숙희, 신은영, 이주희, 정미경, 김혜숙(2008). 정신건강론. 양서원.

박수병(2014). 사이코드라마의 치료효과에 대한 메타분석 연구. 대전대학교 대학원 박사학위논문.

박아청(2006). 성격심리학의 이해. 학지사.

박정윤(2024). 다문화청소년의 문화적응 스트레스와 사회적 위축이 성취동기에 미치는 영향: 가족지지의 조절된 매개효과. 다문화아동청소년연구, 9(3).

박지웅(2015). 틈새신체활동이 초등학생의 학습태도 및 학교폭력태도에 미치는 영향. 전주교육대학교 교육대학원 석사논문.

박효정, 임선영(2009). 경기지역 여자고등학생의 과민성 장증후군 빈도와 입시 스트레스, 정신건강, 삶의 질에 관한 연구. 대한기본간호학회, 16(2), 171-180.

법률용어사전(2015). 마약류 관리에 관한 법률 제2조3호. 현암사.

법무부(2025). 연도별 인구대비 체류외국인 현황('18~'24년).

보건복지가족부(2012). 정신보건사회사업. 보건복지부자료.

보건복지부(2016). 인터넷 과의존 실태조사. 보건복지부 통계자료.

_________(2017). 정신건강복지법 시행령. 보건복지부자료.

_________(2017). 2017 정신건강사업안내. 보건복지부자료.

_________(2017). 정신보건법. 정신건강증진 및 정신질환자 복지서비스 지원에 관한 법률 시행령. 보건복지부 자료.

_________(2020). 2020 정신건강사업안내. 보건복지부자료.

_________(2025). 2025 정신건강사업안내. 보건복지부자료

_________(2025). 사회서비스 전자바우처.

서강훈(2013). 사회복지용어사전. 이담북스.

서울대학교병원(2017). 서울대학교병원 의학정보.

설진화(2010). 정신건강론. 학현사.

손재석, 황미영, 장경옥, 윤경원(2015). 정신건강론. 정민사.

손정아, 권정혜(2001). 사회공포증이 있는 청소년들의 인지행동집단치료 효과. 한국인지행동치료학회, 1(200), 77-92.

송순택(2014). 다문화가정 청소년의 자아탄력성과 가족기능, 문화적응 스트레스가 정신건강에 미치는 영향. 강남대학교 대학원 박사학위논문.

시사상식편집부(2014). 최신시사상식 핵심 용어사전. 박문각.

신경희, 조상윤(2013). 스트레스의 통합치유. 영림미디어.

신민섭, 오경자, 홍강의(1990). 주의력결핍과잉활동장애 아동의 인지적 특성. 대한소아-청소년정신의학회, 1(1), 55-64.

신의진(2008). 초등학생 심리백과. 갤리온.

안영진(2007). 현대인의 정신건강. 양서원.

양돈규(2000). 청소년의 감각추구성향과 인터넷 중독 경향 및 인터넷 관련 비행간의 상관성. 청소년학연구, 7(2), 117-136.

여성가족부(2019). 2018년 청소년 매체이용 및 유해환경 실태조사.

__________(2020). 2019년 가정폭력실태조사 연구. 한국여성정책연구원. 연구보고 2019-25

__________(2022). 2021년 가정폭력실태조사 연구.

__________(2022). 2021년 전국다문화가족실태조사.

__________(2024). 2024년 청소년 미디어 이용습관 진단조사.

오미경(2015). 아동건강교육. 공동체.

오성배(2005). 코시안 아동의 성장과 환경에 관한 사례연구. 한국교육, 32(3), 61-83.

우종하(2009). 생활 속의 심리. 교육과학사.

원진숙(2009). 초등학교 다문화가정 학생을 위한 언어교육 프로그램. 한국 초등국어교육, 40, 157-188.

원호택, 박현순(1999). 인간관계와 적응. 서울대학교출판부.

위혜숙(2004). 육아 시초로서의 태교 연구. 전남대학교 교육대학원 석사학위논문.

유미녀(2019). 집단통합예술치료가 중년여성의 우울 및 자아정체감, 자아존중감, 삶의 질에 미치는 영향. 국제신학대학원대학교 박사학위논문.

유수현, 천덕희, 성준모, 이종하(2025). 정신건강론. 양서원.

유승호(2014). 일중독과 남성성에 대한 고찰. 인문과학연구, 40, 661-681.

육혜련(2014). 가출청소년의 우울에 영향을 미치는 생태체계 요인. 청소년복지연구, 16(3), 1-24.

윤자영, 채규만(2014). 청소년의 인터넷 게임중독 경향과 학교폭력인식의 관계-현실지각수준을 매개변인으로. 인지행동치료, 14(3), 455-476.

은선경(2010). 다문화가족 자녀의 학교적응에 영향을 미치는 요인에 관한 연구: 가족기능의 조절효과를 중심으로. 숭실대학교 대학원 박사학위논문.

이겨레(2010). 북한이탈청소년의 정신건강에 영향을 미치는 요인에 관한 연구: 문화적응 스트레스의 매개효과를 중심으로. 대구대학교대학원 석사학위논문.

이근매, 최외선, 김갑숙, 최선남, 이미옥(2006). 마음을 나누는 미술치료. 학지사.

이근홍(2012). 인간행동과 사회환경. 공동체.

이미라, 박분희(2017). 청소년의 외현화문제, 내재화문제, 성취가치, 학교생활적응 간의 구조적 관계. 학습자중심교과교육연구, 17, 517-535.

이선규(1991). 업무스트레스 유발요인, 대처전략과 조직구성원의 태도에 대한 실증적 연구. 성균관대학교 대학원 박사학위논문.

이소래(1997). 남한이주 북한이탈주민의 문화적응 스트레스에 관한 연구. 이화여자대학교 대학원 석사학위논문.

이소희(1997). 아동보육론. 대왕사.

이수민(2014). 상담자의 개입방법이 정서 및 상담효과에 미치는 영향: 단기정신역동치료와 해결중심단기치료에 관한 모의상담연구. 한국교원대학교 대학원 석사학위논문.

이영애, 정현희(2015). 청소년 내재화 및 외현화 문제행동의 변화양상과 영향요인. 청소년상담연구지, 23(2), 253-276.

이영주(2007). 다문화가정 아동의 심리사회적 적응에 영향을 미치는 요인에 관한 연구. 공주대학교 대학원 박사학위논문.

이영호(2004). 정신건강론. 현학사.

______(2008). 정신건강론. 공동체.

______(2016). 정신건강론. 공동체.

______(2021). 정신건강론. 공동체.

이은희(2003). 남녀 성별에 따른 고등학교 3학년 수험생의 정신건강수준과 그 결정요인 연구. 정신보건과 사회사업, 10, 35-46.

이은희(2016). 인간행동과 사회환경. 공동체.

이재훈 외 역, 미국정신분석학회 편(2002). 정신분석용어사전. 한국심리치료연구소.

이정숙, 강명옥, 고규희, 고미자, 공수자, 김수지, 김수진, 김은희 외(2010). 정신건강간호학. 현문사.

이정태, 채영래 역, Glen O. Gabbard, M. D 집필(2002). 역동정신의학. 하나의학사.

이종란(2016). 제11차 개정 국제질병분류(ICD-11) 분석 1차 연구. 민족의학신문.

이주희(2008). 인간관계론. 공동체.

이춘재, 곽금주(2000). 집단따돌림 경험유형에 따른 자기개념과 사회적 지지. 한국심리학회지 발달, 13(1), 1229-0718.

이형렬(2012). 요양보호사의 직무스트레스와 직무만족 및 이직의도와의 관계에서 대처전략의 조절효과. 대구한의대학교 대학원 박사학위논문.

이혜란, 김진이, 김소연(2017). 아동과 교사를 위한 정신건강. 학지사.

이흥표(2002). 비합리적 도박신념이 병적 도박에 미치는 영향. 한국심리학회지: 임상, 22(2).

이희백, 이현림(1999). 단기역동상담의 발달과 접근방법에 관한 고찰. 한국진로 상담학회지, 4(1), 83-100.

임용자, 유계식, 안미연(2016). 표현예술치료의 이론과 실제: 몸으로 하는 심리치료. 학지사.

임창재(1997). 심리학의 이해. 형설출판사.

임혁, 채인숙(2011). 정신건강론. 공동체.

장다현(2019). 중년여성의 운동참여에 따른 자아존중감이 신체적 자기개념 및 정신건강에 미치는 영향. 숙명여자대학교 교육대학원 석사학위논문.

장병림(1980). 사회심리학. 박영사.

장연집, 박경, 최순영(1999). 현대인의 정신건강. 학지사.

__________________(2010). 현대인의 정신건강. 학지사.

장인협, 최성재(2006). 노인복지론. 서울대학교출판부.

장재홍, 신효정(2003). 청소년 인터넷 과다사용 예방 프로그램 개발 II. 한국청소년상담복지개발원 연구보고서, 102(0), 1-103.

장휘숙(2007). 중년성인과 노인의 SOC 전략과 생활만족. 한국상담심리학회지, 20(2), 131-144.

______(2011). 스트레스는 나의 힘. 불광출판사.

전경숙, 임양미, 양정선, 이의정(2010). 경기도 다문화가정 청소년의 생활 실태와 지원방안 연구. 경기도가족여성연구원.

전석균(2016). 정신건강론. 공동체.

______(2019). 정신건강론. 공동체.

정여주(2017). 미술치료의 이해. 학지사.

정옥분(2008). 청년발달의 이해. 학지사.

조영달(2006). 다문화가정의 자녀교육 실태조사. 교육정책연구과제 2006- 이슈-3. 교육인적자원부.

조은숙(2000). 현대인의 정신건강. 법문사.

조인희, 김순재, 장은영, 정건, 서동혁(2002). 인터넷 이용 환경, 개인적 스트레스와 대처양식, 가정환경, 부모양육태도가 문제적 인터넷 사용 청소년군에 미치는 영향. 사회정신의학, 7(2), 123-137.

조혜영, 서덕희, 권순희(2008). 다문화가정 자녀의 학업수행에 관한 문화 기술적 연구. 교육사회학연구, 18(2), 105-134.

채구묵(2011). OECD 주요국의 실업급여제도의 유형별 비교. 한국사회학, 45(1), 1-36.

전성웅, 오성아, 박선희, 이승빈, 박주현(2024). 인간행동과 사회환경. 양성원.

채송희(2009). 한국 주재 국제학교 학생들의 이문화수용 스트레스와 지 각된 사회적 지지감, 심리적 부적응의 관계. 이화여자대학교 대학원석사학위논문.

최규련(2019). 가족상담 및 치료. 공동체.

최수민(2020). 초등 교사들의 학교폭력 상황대처 경험을 통한 교육관의 변화. 창원대학교 대학원 박사학위논문.

최현(2008). 한국체류 중국동포의 문화적응 스트레스와 생활만족도에 관한 연구: 사회적 지지의 조절효과를 중심으로. 서울시립대학교 대학원 석사학위논문.

통계청(2020). 2011년 · 2017년 · 2018년 사망원인통계. 자살예방백서.

통계청(2024). 2023년 사망원인통계 결과.

학교폭력 예방 및 대책에 관한 법률(안). (현승일의원 대표발의) 2003.6.23., 의안번호 2403.

학교폭력 예방 및 대책에 관한 법률. [시행 2012.5.1.][법률 제11388호, 2012.3.21., 일부개정]

학교폭력 예방 및 대책에 관한 법률 시행령. [시행 2012.5.1.][대통령령 제23689호, 2012.3.3., 전부개정]

한국교육심리학회(2000). 교육심리학용어사전. 학지사.

한국도박문제예방치유원(2025). 2024년 청소년 도박 실태조사.

한국보건사회연구원(2023). 보건복지포럼[2023. 10.].

한국심리학회(2014). 심리학용어사전(www.koreanpsychology.or.kr/psychology/glossary.asp).

한국정보문화진흥원(2008). 인터넷 중독의 특성 분석 연구(http://www.kodo.or.kr).

한국정신문화연구원(1994). 한국민족문화대백과사전. 상현서림.

한숙자(2001). 단기상담 및 심리치료에 관한 연구. 교수논문집, 5, 299-325.

한인영, 장수미, 최정숙, 박형원, 이소래 공역(2015). 2015 위기개입 워크북. 시그마프레스.

현암사(2015). 법률용어사전. 현암사.

홍나미, 정영순(1999). 청소년의 자살생각 영향 요인분석. 한국사회복지학회지, 37(1), 449-473.

홍순정, 이규미(2009). 정신건강론. 한국방송통신대학교.

홍은주, 박희석, 김영숙(2017). 예술치료의 이론과 실제, 학지사, 17-18. 146-149.

홍창희(2013). 한국심리학회 연차 학술발표 논문집 제1호(2013. 8), 120.

황미영, 윤경원, 이신교, 조재철(2025). 정신건강론. 양서원.

황상민, 한규석(1999). 사이버공간의 심리. 인간적 정보화 사회를 위하여. 박영사.

황진숙, 나영주, 이은희, 고선주(2005). 가족과 학교 관련 요인에 따른 청소년 세분 집단의 신체 이미지와 자아존중감. 한국의류학회지, 29(7), 35.

Allport, G.,(1937). *Letters from Jenny.* New York: Harcourt, Brace & World.

American Psychiatric Association(2000). Diagnostic and Statistical Manual of Mental Disorders, 4th Edition(DSM-Ⅳ-TR) Washington, DC: Author.

American Psychiatric Association(2013). *Diagnostic and Statistical Manual of Mental Disorders,* 5th Edition(DSM-5). Washington, DC: Author.

Ayuso-Mateos, J. L., Vazquez-Barquero, J. L., Dowrick, C., Lehtinen, V., Dalga-rd, O. S., Casey, P., O.(2001). *Depressive disorders in Europe: prevalence figures from the ODIN study.* Br J Psychiatry, 179, 308-316.

Barker, R. L.(1999). *The Social Work Dictionary(4th ed). Washington* DC: NASW Press.

Beck, A. T.(1989). Psychiatry: cognitive therapy for depression and panic disorder. *West J Med, 151*(3), 311.

Berry, J. W., Kim, U., Minde, T., & Mok, D. (1987). Comparative studies of acculturative stress. *International Migration Review, 21*: 491-511.

Bertelsen, A.(1979). *A Danish twin study of manic-depressive disorders.* In M. Schou & E. Stromgren(Eds.), Origin, prevention and treatment of affective disorder, 227-239.

Bloom, B. L.(1984). *Community Mental Health: A general introduction.* Monterey, CA: Brooks/Cole.

Caplan, R. D., Naider, R. K. & Tripathi, R. C(1984). Coping and defence: Constellation vs. Components. *Journal of Health and Social Behavior*(25), 303-320.

Comings, D. E., Rosenthal, R, Lesieur, H. R, Rugle, L., J., Muhleman, D., Chiu, C., Dietz, G., & Gade, R(1996). *A Study of the Dopamine D2 Receptor Gene Pathological Gambling. phatmacogenetics, 6*(3), 223-234.

Davidson, J. R. T., & Foa, E. B.(1991). Rdfining criterial for posttraumatic stress disorder. *Hospital and Community Psychiatry, 42,* 259-261.

Erikson, E. H.(1968). *Identity: Youth and crisis.* New York: Norton.

__________(1968). *Life cycle, In International Encyclopedia of the Social Sciences, 9.* New York: The Free Press.

__________(1982). The Life Cycle Completed. A Review, New York: Freud(1933). *New introductory lectures in psychoanalsys.* New York: Norton. G. Stanley Hall.

Gibson, M. A.(2001). Immigrant adaptation and patterns of acculturation. *Human Development, 44*: 19-23.

Glaser, K.(1981). Psychopathologic patterns in depressed adolescents. *American Journal of Psychotherapy, 35*(3): 368-382.

Goodwin FK, Jamison KR.(1990). *Manic-depressive illness.* New York: Oxford University Press.

Goodwin, F. K., & Ghaemi, S. N.(1999). The impact of the discovery of lithium on psychiatric thought and practice in the USA and Europe. *Australian and New Zealand Journal of Psychiatry,* 33, S54-S64.

Gould, M. S., King, R., Greenwald, S., Fisher, P., Schwab-Stone, M., Kramer, R., ... & Shaffer, D. (1998). Psychopathology associated with suicidal ideation and attempts among children and adolescents. *Journal of the American Academy of Child & Adolescent Psychiatry, 37*(9), 915-923.

Greenberg, J. & Baron, R. A.(1997). *Behavior in Organizations*(6th ed.), Prentice-Hall Inc.

Hirschfeld, R. M.(2001). The Comorbidity of Major Depression and Anxiety Disorders: Recognition and Management in Primary Carc. *Prim Care Companion J Clin Psychiatry, 3*(6), 244-254.

Horowitz, M. J.(1986). Stress-response syndromes: A review of posttraumatic and adjustment disorders. *Hospital and Community Psycbiatry, 37,* 241-249.

Jahoda, M.(1958). *Current Concepts of Positive Mental Health.* New York: Basic Inc.

Janoff-Bulman, R.(1989). Assumptive worlds and the stress of traumatic events: Applications of the schema construct. *Social Cognition, 7,* 113-1136.

June, L. N., & Smith, E. J. (1983). A comparison of client and counselor expectancies regarding the duration of counseling. *Journal of Counseling Psychology, 30*(4), 596.

Kaplan, H. I., Sadock, B. J., & Grebb, J. A.(1994). *Synopsis of Psychiatry*(7th ed). Baltimore, MD: Williams & Wilkins.

Katzer, C., Fetchenhauer, D., & Belschak, F. (2009). Cyberbullying: Who are the victims? A comparison of victimization in Internet chatrooms and victimization in school. *Journal of Media Psychology, 21*(1), 25-36.

Kessler, R. C., Nelson, C. B., McGonagle, K. A., Liu, J., Swartz, M., & Blazer, D. G.(1996). Comorbidity of DSM-III-R major depressive disorder in the general population: results from the US National Comorbidity Survey. *Br J Psychiatry Suppl*(30), 17-30.

Kreitner, R. & Kinicki, A.(2000). *Organizational Behavior*(5), McGraw-Hill.

Layman, E.M. (1960). *Contribution of exercise and sport to mental health and social adjustment*. Science and medicine of exercise and sport, 560-599, New York: Wiely.

Lazarus, R. S. & Folkamn, S.(1984). Stress, *Appraisal, and Coping.* New York: Springer-Verlag.

Lesieur, H. R, & Heineman, M.(1988). Pathological Ganbling among Youthful Multiple Substance Abusers in a Therapeutic Community. *American Journal of Psychiatry, 83*(7), 765-771.

Levenson(2004). *Time-Limited dynamic psychotherapy.* Magnavita, J. J.(Ed.). Handbook of personality disorders: theory and practice (pp254-279). Wiley.com.

Lewinsohn, P. M., Antonuccio, D. O., Steinmetz, J. L., & Terry, L.(1978). *The coping with depression course: a psycho-educational intervention for unipolar depression, Eugene.* OR: Castilia Publishing.

Lewinsohn, P. M., Hops, H., Roberts, R, E., Seeley, J. R., & Andrews, J. A.(1993). Adolesecnt Psychopathology: 1. Prevalence and incidence of depression and other DEM-III disordersin high school students. *Journal of Abnormal Psychology,* 102, 133-144.

Marian Liebman, 집단미술치료, 최외선 외 3인 역(2016), 학지사, 28-29.

Messer. S. B.(2001). What makes brief psychodynamic therapy time efficient. *Clinical*

Psychology. 8(1), 5-22.

Morgan, W. P., & O'Connor, P. J.(1988). Exercise and Mental Health. In R. K. Dishman(Ed.), *Exercise Adherence: Its Impact on Public Health.* Champaigh, Il: Human Kinetics, 91-117.

Newman, B.M., & Newman(1987). *Development through Life,* 438-440.

Nutt, D. J.(2008). Relationship of neurotransmitters to the symptoms of major depressive disorder. *J Clin Psychiatry, 69* Suppl E1, 4-7.

Peck, R. C.(1968). *Psychological development in the second half of life.* In B. L., Neugarten (Ed.). Middle age aging, Chicago: University of Chicago Press.

Preference and the specificity of goals(2007). *Self-construal and the processing of covariation information in causal reasoning.*

Raylu, N., & Oei, T. P. S.(2002). Pathological Gambling: A Comprehensive Review. *Clinical Psychology Review, 22,* 109-1061.

Reich, J., & Yates, W.(1988). Family history of psychiatric disorders in social phobia. *Comprehensive Psychiatry, 29,* 72-75.

Rumbaut, R. G. (1994). The crucible within: Ethnic identity, self estreem, and the segmented assimilation among children of tmmigrants. *International Migration Review, 24*(2): 748-794.

Sadock, B. J., & Sadock, V. A.(2007). *Kaplan & Sadock's synopsis of psychiatry: behavioral scienceldinical psychiatry*(10th ed.). Philadelphia, PA: Lippincott Williams & Wilkins.

Schermerhorn, J. R.(1997). Cross-cultural Leadership Dynamics in Collectivism and High Power Distance Settings. *Leadership and Organization Development Journal, 18.*

Seligman. R. L.(1980). *The growth of interpersonal understanding.* New York: Academic Press.

Selye, H.(1980). *Handbook on Stress and Anxiety.* Washington DC: Jossey-Bass.

Sifneos,P.(1979). *Short-term dynamic psychotherapy*: Evaluation and treatment.

Smart, J & Smart, D.W. (1995). Acculturative stress: The experience of the Hispanics: Loss and challenge. *Journal of Counseling and Development, 73*: 390-396.

Wadeson. H, "Through the Looking Glass: I. When Clients' Tragic Images Illuminate the Therapist's Dark Side," *Art Therapy, 7/3*(1990), 107-110.

Welsh L. A. (1995). *Running for their lives.* New York: Gerland Publishing.

Westermeyer, J., Eames, S. L., & Nugent, S. (1998). Comorbid dysthymia and substance disorder: treatment history and cost. *Am J Psychiatry, 155*(11), 1556-1560.

Yoder, K. A., Hoyt, D. R., & Whitbeck, L. B. (1998). Suicidal behavior among homeless and runaway adolescents. *Journal of Youth and Adolescence, 27*(6), 753-771.

Young, K. S. 1996. Internet Addiction: The Emergence of A New Clinical Disorder. *Cyber Psychology and Behavior, 1,* 237-244.

〈법령〉

「가정폭력 범죄의 처벌에 관한 특례법」 제2조 제1항, 제2항.

「정신보건법」 제13조 및 제52조, 제18조의2

「마약류 관리에 관한 법률」 제2조 제3호, 제40조

〈인터넷 사이트〉

국제질병분류체계(ICD-10)

네이버 국어사전(2019). 2019년 8월 19일 검색 http://www.naver.com.

다음백과사전 http://www.daum.net

닥터코리아 http://www.doctorkorea.com

두산백과사전 http://www.naver.com

마인드플니스 심리상담연구소 http://cafe.daum.net/MBSR.

미래창조과학부 http://www.misp.go.kr.

법무부 https://www.moj.go.kr/moj/2412/subview.do

서울시 자살예방센터 http://suicide.blutouch.net

위키백과사전 https://www.ko.wikipedia.org

인천광역시 자살예방센터 http://www.icmh.or.kr

정보통신윤리위원회 http://www.icec.or.kr

질병관리본부 국가건강정보포털 http://www.health.cdc.go.kr

질병백과, 서울아산병원 http://www.amc.seoul.kr/asan/main.do

참마음심리상담센터 http://www.blog.naver.com

천재학습백과 고등교과서 운동과 건강생활 http://www.koc.chunjae.co.kr/main.do

한국교육개발원 교육통계서비스 https://kess.kedi.re.kr/index

한국생명존중희망재단 https://www.kfsp.or.kr/home/kor/main.do

한국아동청소년심리상담센터 http://www.kccp.kr

한국여성민우회 womenlink.or.kr

한국외국어대학교 성평등센터 http://builder.hufs.ac.kr

한국정보화진흥원 http://www.nia.or.kr.

한국정보화진흥원 스마트쉼센터 http://www.iapc.or.kr

행복한 임신, 건강한 출산 http://100daum.net

http://www.jungsiklee.pe.kr

https://hasaja98.blog.me/220551222937

찾 아 보 기

〈인명〉

〈내용〉

ㄱ

ㄴ

ㄷ

ㄹ

ㅁ

ㅂ

ㅇ

ㅈ

기타

저자소개

■ 김윤재
서울한영대학교 교수, 요양보호사교육원 교수

■ 김진아
안남중학교 교사(역사), 한국복지실천학회 부회장

■ 이승현
서정대학교 사회복지과 교수

■ 양종승
서정대학교 사회복지과 교수

■ 이재근
경북과학대학교 사회복지과 교수

정신건강론

1판 1쇄 인쇄 2025년 8월 25일
1판 1쇄 발행 2025년 8월 30일

저　　자 | 김윤재 김진아 이승현 양종승 이재근
발 행 인 | 박철용
발 행 처 | 양서원
주　　소 | 경기도 파주시 직지길 522 파주출판도시
전　　화 | 031-955-8000(代)
팩　　스 | 031-955-8005
홈페이지 | www.yswpub.co.kr
이 메 일 | yswgroup@naver.com
출판등록 | 1987년 11월 24일 제 406-2003-037 호

ISBN 978-89-994-1581-4

정가 22,000원